HEMATOLOGIA CLÍNICA

Revisão técnica:

Liane Nanci Rotta
Doutora e Mestre em Bioquímica
Especialista em Análises Clínicas
Graduada em Farmácia Bioquímica
Graduada em Biomedicina

H487 Hematologia clínica / Symara Rodrigues Antunes... [et al.] ; [revisão técnica: Liane Nanci Rotta]. – Porto Alegre : SAGAH, 2019.

ISBN 978-65-81492-23-6

1. Hematologia. I. Antunes, Symara Rodrigues.

CDU 616.15

Catalogação na publicação: Karin Lorien Menoncin – CRB 10/2147

HEMATOLOGIA CLÍNICA

Symara Rodrigues Antunes
Doutora e Mestre em Neurociências e Biologia Celular
Graduada em Biomedicina

Laura Silveira Ayres
Doutora em Ciências da Saúde: Ginecologia e Obstetrícia
Mestre em Ciências Biológicas – Fisiologia
Especialista em Diagnóstico Laboratorial
Especialista em Reprodução Humana Assistida
Graduada em Biomedicina

Suelen Santos da Silva
Doutora e Mestre em Patologia Experimental
Especialista em Análises Clínicas
Graduada em Biomedicina

Carla Zanelatto
Mestre em Microbiologia Agrícola e do Ambiente
Especialista em Reprodução Humana Assistida - Módulo Laboratorial
Graduada em Biomedicina

Francine Luciano Rahmeier
Mestre em Patologia
Especialista em Toxicologia Forense
Graduada em Biomedicina

Porto Alegre
2019

sagah

Gerente editorial: *Arysinha Affonso*
Coordenadora editorial: *Maria Eduarda Fett Tabajara*
Colaboraram nesta edição:
Editor: *Ronald Saraiva de Menezes*
Capa: *Paola Manica | Brand&Book*
Editoração: *Kaéle Finalizando Ideias*

Importante

Os *links* para *sites* da Web fornecidos neste livro foram todos testados, e seu funcionamento foi comprovado no momento da publicação do material. No entanto, a rede é extremamente dinâmica; suas páginas estão constantemente mudando de local e conteúdo. Assim, os editores declaram não ter qualquer responsabilidade sobre qualidade, precisão ou integralidade das informações referidas em tais *links*.

Rua Ernesto Alves, 150 – Bairro Floresta
90220-190 – Porto Alegre – RS
Fone: (51) 3027-7000

SAC 0800 703-3444 – www.grupoa.com.br

IMPRESSO NO BRASIL
PRINTED IN BRAZIL

APRESENTAÇÃO

A recente evolução das tecnologias digitais e a consolidação da internet modificaram tanto as relações na sociedade quanto as noções de espaço e tempo. Se antes levávamos dias ou até semanas para saber de acontecimentos e eventos distantes, hoje temos a informação de maneira quase instantânea. Essa realidade possibilita a ampliação do conhecimento. No entanto, é necessário pensar cada vez mais em formas de aproximar os estudantes de conteúdos relevantes e de qualidade. Assim, para atender às necessidades tanto dos alunos de graduação quanto das instituições de ensino, desenvolvemos livros que buscam essa aproximação por meio de uma linguagem dialógica e de uma abordagem didática e funcional, e que apresentam os principais conceitos dos temas propostos em cada capítulo de maneira simples e concisa.

Nestes livros, foram desenvolvidas seções de discussão para reflexão, de maneira a complementar o aprendizado do aluno, além de exemplos e dicas que facilitam o entendimento sobre o tema a ser estudado.

Ao iniciar um capítulo, você, leitor, será apresentado aos objetivos de aprendizagem e às habilidades a serem desenvolvidas no capítulo, seguidos da introdução e dos conceitos básicos para que você possa dar continuidade à leitura.

Ao longo do livro, você vai encontrar hipertextos que lhe auxiliarão no processo de compreensão do tema. Esses hipertextos estão classificados como:

Saiba mais

Traz dicas e informações extras sobre o assunto tratado na seção.

Fique atento

Alerta sobre alguma informação não explicitada no texto ou acrescenta dados sobre determinado assunto.

Exemplo

Mostra um exemplo sobre o tema estudado, para que você possa compreendê-lo de maneira mais eficaz.

Link

Indica, por meio de *links*, informações complementares que você encontra na Web.

https://sagah.com.br/

Todas essas facilidades vão contribuir para um ambiente de aprendizagem dinâmico e produtivo, conectando alunos e professores no processo do conhecimento.

Bons estudos!

PREFÁCIO

A hematologia é a especialidade que estuda as doenças que envolvem o sistema hematopoético, ou seja, tecidos e órgãos responsáveis pela proliferação, maturação e destruição das células do sangue (hemácias, leucócitos e plaquetas), bem como os distúrbios de coagulação.

A análise da quantidade e dos aspectos qualitativos das células sanguíneas fornece informações fundamentais para avaliar as condições de saúde de um indivíduo. A hematologia clínica reúne o estudo de algumas importantes doenças relacionadas ao sangue, como as anemias e as displasias associadas aos leucócitos.

Neste livro, o estudante poderá adquirir conhecimentos a respeito do mecanismo fisiopatológico das principais doenças hematológicas, bem como dos métodos atualizados de diagnóstico, de forma a adquirir as bases científicas necessárias para o diagnóstico e monitoramento confiável de pacientes portadores de hemopatias.

Dra. Liane N. Rotta

SUMÁRIO

Unidade 1

Unidade 2

Morfofuncionalidade e alterações das células sanguíneas

Objetivos de aprendizagem

Ao final deste texto, você deve apresentar os seguintes aprendizados:

- Identificar as características e funções das células sanguíneas.
- Reconhecer as principais alterações numéricas e estruturais das células sanguíneas.
- Associar as principais alterações celulares aos processos patológicos.

Introdução

O sangue é um tecido conjuntivo constituído de diferentes células suspensas em um meio líquido, que tem como função principal o transporte de O_2 e CO_2, a coagulação e a distribuição de nutrientes e células de defesa.

Neste capítulo, você vai compreender quais são as células encontradas no sangue e suas respectivas características morfológicas e funcionais. Também verá como as alterações numéricas e estruturais nos diferentes tipos celulares sanguíneos estão envolvidas nos processos patológicos de anemias, problemas de coagulação, inflamações, alergias ou infecções.

O sangue e seus componentes

O sangue é um tipo especial de tecido conjuntivo, fluido, constituído de diferentes células dispersas em uma matriz extracelular chamada plasma, que circula por todo o organismo em um sistema fechado, o sistema circulatório. Suas funções são transportar nutrientes, produtos de metabolismo, oxigênio (O_2) e gás carbônico (CO_2), intermediar as funções de defesa imunológica, bem como intermediar o processo de coagulação.

O componente líquido do sangue é denominado plasma, que representa 55% do volume sanguíneo total. Apresenta-se como um líquido com viscosidade característica, cujos principais componentes são: água, íons, proteínas, carboidratos e lipídios. É nesta porção acelular que se encontram também as vitaminas, hormônios e anticorpos que serão distribuídos para diversos tecidos e órgãos.

A parte figurada do sangue é representada por diferentes células com estruturas morfológicas e funções variadas, sendo elas:

- hemácias (também conhecidas como eritrócitos ou glóbulos vermelhos);
- leucócitos (também conhecidos como glóbulos brancos);
- plaquetas (também conhecidas como trombócitos).

O termo leucócitos é genérico para células brancas que participam da resposta imunológica e engloba tipos celulares distintos na sua morfologia e função. Os leucócitos presentes no sangue são (LORENZI, 2006; JUNQUEIRA; CARNEIRO, 2007; BAIN, 2016):

- monócitos;
- neutrófilos;
- eosinófilos;
- basófilos;
- linfócitos B, T CD4/TCD8 e NK.

A Figura 1 esquematiza a estruturação sanguínea em suas subdivisões percentuais.

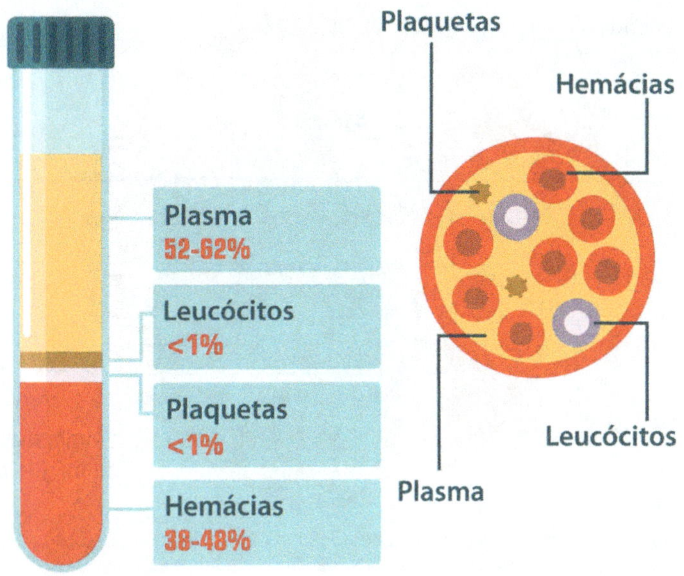

Figura 1. Componentes celulares do sangue.
Fonte: Adaptada de ShadeDesign/Shutterstock.com.

Morfologia e função das hemácias

Hemácias ou eritrócitos são células produzidas na medula óssea em um processo chamado hematopoese (sendo a eritropoiese a produção específica de eritrócitos) a partir de uma célula-tronco hematopoiética. Quando maduras, são liberadas na corrente sanguínea para exercerem sua função no transporte dos gases: oxigênio (O_2) e dióxido de carbono (CO_2), por meio da hemoglobina contida em seu interior.

As hemácias são células anucleadas e sem organelas, com formato bicôncavo e diâmetro aproximado de 8 micrômetros. Perdem o núcleo e suas organelas durante o processo de maturação, quando o espaço interno da célula fica todo disponível para acoplar a hemoglobina. A hemoglobina contida no interior das hemácias é uma metaloproteína composta de quatro moléculas proteicas de estrutura terciária (cadeias de globina) e quatro grupamentos heme que contêm o ferro (Figura 2).

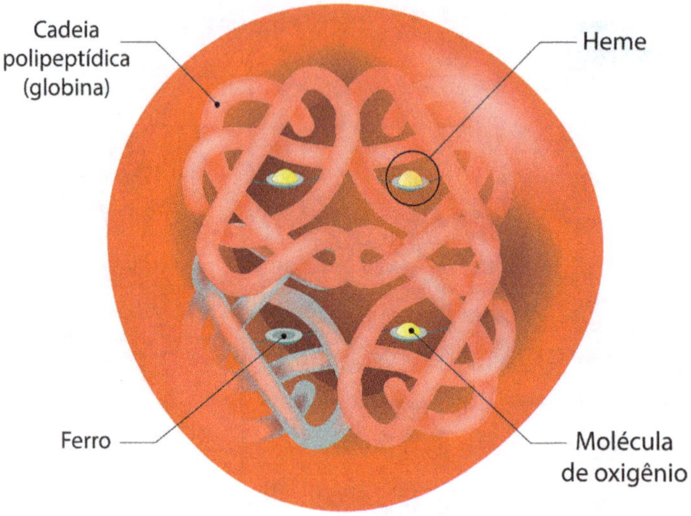

Figura 2. Representação de uma hemoglobina, contida em uma hemácia, e o oxigênio ligado ao ferro no grupamento heme.

Fonte: Adaptada de Designua/Shutterstock.com.

Durante a respiração, a distribuição do oxigênio por todo o organismo ocorre em um processo conhecido por hematose, em que, por processo de difusão, as hemácias recebem os gases que se ligam ao ferro (Fe_2^+ presente no grupamento heme da hemoglobina) e podem ser transportados, de forma que o O_2 é distribuído a todos os tecidos do organismo para provimento das reações metabólicas das células e o CO_2 é levado pelo sangue venoso em direção ao meio externo.

Para desempenhar sua função, as hemácias apresentam membrana delicada e flexível que permite a sua passagem e movimentação por pequenos capilares sanguíneos do sistema circulatório, ficando circulante por cerca de 120 dias. Após esse período, são sequestradas por fagócitos presentes no baço, fígado e medula óssea e passam por um processo de reciclagem de seus componentes úteis e eliminação dos componentes que não úteis ao nosso organismo (LORENZI, 2006; BAIN, 2016; HOFFBRAND; MOSS, 2018).

Link

As hemácias são geradas na medula óssea e, ao longo da sua maturação, perdem a maioria dos seus componentes intracelulares, apresentando uma limitação no seu tempo de funcionalidade. Por apresentarem componentes importantes, quando chegam à senescência, passam por um processo de reciclagem de seus componentes. Acessando o *link* a seguir, você poderá entenda melhor o ciclo de vida das hemácias.

https://qrgo.page.link/VmAkm

Morfologia e função dos leucócitos

Leucócitos, células brancas ou glóbulos brancos compreendem um grande grupo de células que se apresentam com formas, tamanhos, números e funções diferentes e específicas, mas que, em geral, participam da resposta imunológica para defesa do organismo.

São originados de células-tronco linfoide ou mieloide da medula óssea. Após sofrerem a maturação na própria medula óssea, ou em outros órgãos, são liberados na corrente sanguínea, ficando em circulação e a fácil acesso a qualquer parte do organismo, para serem distribuídos aos locais de injúria, onde irão realizar sua função na defesa imunológica.

Em relação à sua morfologia, são classificados quanto à presença ou não de grânulos no citoplasma: quando presentes, chamam-se "leucócitos granulócitos", e quando ausentes, "leucócitos agranulócitos". Além disso, podem ser classificados de acordo com a morfologia do seu núcleo: "mononucleares" são os leucócitos em que o núcleo tende a ser regular sem se segmentar e "polimorfonucleares" (PMN) são os leucócitos em que o núcleo tende a ser irregular e com presença de lóbulos segmentados (HOFFBRAND; MOSS, 2008).

Segundo tais classificações, temos dois grupos principais de leucócitos: monócitos e linfócitos, que são agranulares e mononucleares, e neutrófilos, basófilos e eosinófilos, que são células granulocíticas e polimorfonucleares, como ilustra a Figura 3.

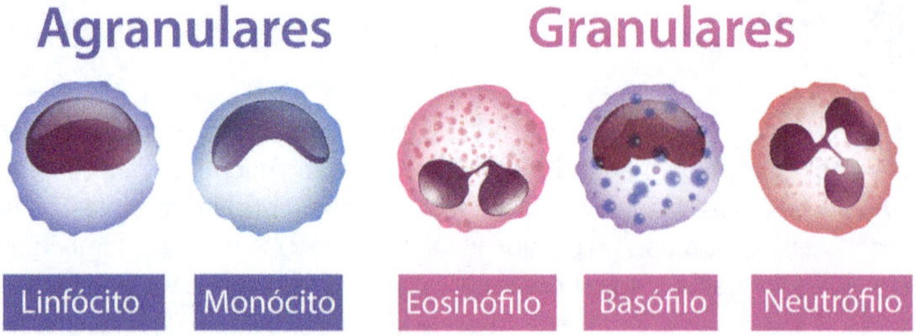

Figura 3. Diferentes leucócitos sanguíneos.
Fonte: Adaptada de Double Brain/Shutterstock.com.

Os leucócitos são de extrema importância para a defesa do nosso organismo, participando de respostas inflamatórias e alérgicas contra diversos microrganismos invasores, como protozoários, bactérias, fungos, vírus e helmintos. Além disso, participam também na identificação e destruição de células cancerosas. De forma geral, todos os leucócitos são capazes de produzir e secretar substâncias reguladoras da proliferação de células pertencentes à resposta imunológica, bem como produzir e secretar substâncias que atuam regulando a resposta imunológica.

Quando o nosso organismo sofre lesão, ameaças ou invasões por microrganismos, as células imunológicas (como mastócitos e células dendríticas) residentes nos tecidos afetados, principalmente em tecido periférico como a pele, emitem alertas em forma de quimiocinas e citocinas/interleucinas que estimulam os leucócitos da circulação sanguínea a migrarem até o local de invasão ou injúria. Este mecanismo de saída dos vasos sanguíneos, que permanecem intactos, recebe o nome de diapedese. Quando chega ao local para o qual foi recrutada, cada célula participa e colabora na manutenção da homeostase e defesa do organismo, com funções específicas que serão descritas a seguir.

Os **monócitos** são células mononucleares, agranulocíticas que se distinguem dos outros leucócitos por serem grandes e apresentarem núcleo reniforme (em formato de rim ou feijão) e grande quantidade de citoplasma. Tais células desempenham sua função principalmente realizando a fagocitose, processo que envolve a ingestão, digestão e morte dos patógenos microbianos por meio de proteínas especiais encontradas no interior de lisossomos ou grânulos.

Outras células também podem participar da resposta imunológica por meio da fagocitose. Dessa forma, apesar do conteúdo de grânulos citoplasmáticos variar nas diferentes células, podemos descrever de forma geral que, no processo de fagocitose após a ingestão do microrganismo, este fica envolto por uma membrana, formando um vacúolo chamado fagossomo. Logo após a formação do fagossomo, as enzimas digestivas dos lisossomos e os conteúdos granulares se fundem a ele (formado os fagolisossomos). Nesta etapa, o microrganismo fagocitado sofre a ação específica de diversos componentes presentes nos grânulos, mas também sofrem a ação do conteúdo dos lisossomos, como espécies reativas de nitrogênio e espécies reativas de oxigênio que são formadas após o que chamamos de explosão ou oxidação respiratória. Tais produtos metabólicos são substâncias altamente lesivas aos microrganismos (HOFFBRAND; MOSS, 2008; CRUVINEL *et al.*, 2010).

Quando os monócitos fazem a diapedese e chegam aos tecidos, modificam algumas de suas características e passam a ser chamados de macrófagos, células-sentinelas que sobrevivem nos tecidos por meses ou anos para desempenhar sua função fagocítica. Os macrófagos também desempenham a função de apresentar antígenos para linfócitos T e B. Ou seja, no processo de fagocitose, além de destruírem microrganismos intracelulares, estas células separam antígenos importantes para apresentação e reconhecimento destes antígenos por linfócitos, funcionando como uma iniciação para as respostas adaptativas.

Linfócitos são células pequenas, mononucleares e agranulocíticas que apresentam núcleo muito grande em relação ao tamanho da célula, tornando o espaço do citoplasma pequeno. Circulam entre o sangue e o tecido linfoide. Os linfócitos se diferenciam em linfócitos B, linfócitos T CD4, linfócitos TCD8 e células matadoras naturais (conhecidas também como *natural killers* [NK]). Variam com relação à sua função, à expressão de receptores e ao grupo de diferenciação (CDs, do inglês *cluster of differentiation,*) que cada um apresenta. No entanto, quando observados ao microscópio, todos os tipos de linfócitos apresentam as mesmas características morfológicas.

Linfócitos B ou células B podem atuar como células apresentadoras de antígeno, mas sua função principal e mais conhecida é a produção de anticorpos (ou imunoglobulinas) que irão atuar nas respostas adaptativas. A produção de anticorpos só ocorre após a identificação e ligação de antígenos (presentes nos microrganismos e que são levados até os linfócitos por células apresentadoras de antígenos) com moléculas de superfície da célula B. Assim, ocorre a ativação dos linfócitos B, que, a partir de então, irão se diferenciar em plasmócitos, que produzem e secretam anticorpos específicos para o antígeno reconhecido.

Linfócitos TCD4 também são conhecidos como linfócitos auxiliares ou *helpers*, por serem capazes de produzir substâncias que auxiliam e regulam a resposta imunológica de todas as outras células. São capazes de reconhecer antígenos estranhos associados a moléculas MHC classe II em células apresentadoras de antígeno, tornando-se assim ativadas e passando a produzir e liberar outras substâncias que ativam as outras células, inclusive o linfócito B, para a produção de anticorpos.

Linfócitos TCD8, ou linfócitos citotóxicos, recebem este nome por reconhecerem células infectadas com microrganismos intracelulares, principalmente por vírus, e os destroem para a consequente eliminação do patógeno intracelular. A ativação destas células ocorre após o reconhecimento de antígenos apresentados por MHC classe I por qualquer tipo celular infectado. Depois de ativadas, respondem liberando perforinas e granzimas, citotoxinas que perfuram a célula e induzem a célula a morrer por apoptose, como forma de eliminar o patógeno que encontra-se em seu interior.

Células *natural killers* (NK) atuam de forma parecida com os LTCD8; a diferença é que não expressam receptores específicos para antígenos e, portanto, fazem parte da resposta imune inata.

Os **neutrófilos** são o tipo mais abundante de leucócitos na corrente sanguínea e são os principais responsáveis pela manutenção das defesas do hospedeiro contra bactérias, fungos, restos celulares e uma variedade de substâncias estranhas. Desempenham sua função principalmente por fagocitose, com atuação de seus grânulos primários e secundários, que apresentam defensinas, mieloperoxidase, quelantes de ferro e enzimas digestivas. Os neutrófilos possuem vida curta, com sobrevida de aproximadamente quatro a cinco dias nos tecidos, permanecendo na circulação sanguínea por aproximadamente 4 a 8 horas. Nos processos infecciosos e inflamatórios, a formação de pus (pústulas brancas) ocorre em contribuição da morte de neutrófilos nestes locais. Especificamente em relação à sua morfologia, os neutrófilos possuem grânulos neutros e delicados que não são muito evidenciados por corantes ácidos ou básicos, podendo se apresentar róseo-avermelhados quando corados com derivados de Romanowsky. Os neutrófilos maduros apresentam segmentos nucleares de dois a cinco lóbulos, que são conectados por finos filamentos, sendo por este motivo muitas vezes designados segmentados. Possuem cromatina nuclear muito condensada. A presença dos filamentos é a base para a distinção entre os segmentados e seus precursores.

Já os **basófilos** são a células em menor quantidade na corrente sanguínea. Apresentam grânulos grandes e densos que se coram em azul (azul púrpura) com corantes básicos. Seu núcleo é grande e de formato irregular, sendo um polimorfonuclear, apesar de muitas vezes não ser possível visualizar completamente a morfologia nuclear, devido à interferência dos grânulos densos. Seus grânulos contêm mediadores inflamatórios, com destaque para heparina (anticoagulante) e histamina (vasodilatador). Apresentam em sua membrana a imunoglobulina E (IgE ou anticorpos tipo IgE) que, quando ativada, promove a degranulação, ou seja, a liberação do conteúdo de seus grânulos para a participação na resposta imunológica, principalmente contra parasitas e atuação nos processos alérgicos.

Em relação às características dos **eosinófilos**, caracterizam-se morfologicamente por apresentar grânulos citoplasmáticos específicos que se coram em vermelho com o corante ácido eosina. Seu núcleo normalmente apresenta dois lobos conectados por um filamento. Participam principalmente de respostas imunológicas relacionadas a infecções por parasitas extracelulares e contribuem para os processos patológicos em doenças alérgicas. Em sua membrana, tais células também contêm anticorpos IgE, que participam dos processos de respostas dos eosinófilos.

Nas respostas parasitárias, principalmente contra helmintos, os eosinófilos, por meio de receptores de superfície, identificam e ligam-se aos parasitas, liberando enzimas hidrolíticas para destruí-los. Em manifestações de alergias e na asma, a participação ocorre por e com liberação de mediadores químicos que destoxificam os agentes atuantes nessas reações (HOFFBRAND; MOSS, 2008; CRUVINEL *et al.*, 2010; MESQUITA JÚNIOR *et al.*, 2010).

Morfologia e função das plaquetas

As plaquetas são fragmentos celulares e, portanto, células incompletas, pois não apresentam material nuclear nem capacidade de replicação. Assim, tais células ficam em circulação por aproximadamente oito a nove dias, até serem removidas por fagócitos do baço. São derivadas de megacariócitos e possuem forma variável e com aspectos poucos precisos. Aparecem como células muito pequenas (menores que as hemácias) que se coram em roxo.

A função das plaquetas consiste em participar do processo de coagulação, no controle de sangramentos após lesão vascular. Sua superfície externa é rica em polissacarídeos e glicoproteínas, que apresentam papel essencial na adesão e agregação plaquetária. Também apresentam grânulos citoplasmáticos que liberam mediadores químicos necessários para o processo de coagulação.

O evento mecânico e bioquímico que ocorre em resposta à lesão de um vaso sanguíneo, com objetivo de parar uma hemorragia, é chamado de hemostasia. A hemostasia é dividida didaticamente em hemostasia primária, secundária e terciária. As plaquetas atuam na hemostasia primária, ao aderirem ao local lesionado, produzindo um tamponamento natural e auxiliando todo o processo hemostático. No entanto, o tamponamento por plaquetas aderidas ao local é temporário, sendo necessário, logo em seguida, iniciar o processo de coagulação, chamado hemostasia secundária, que pode ser descrito basicamente como uma série de reações químicas (cascata de eventos/cascata de coagulação) entre várias proteínas (chamadas de fatores de coagulação), para que a formação do coágulo ocorra. A cascata de coagulação terá início dependente dos componentes na superfície das plaquetas ativadas. Já o processo de hemostasia terciária refere-se à fibrinólise, dissolução do coágulo e reparo da lesão, não sendo dependente diretamente da ação das plaquetas (LORENZI, 2006). A estruturação sanguínea geral está ilustrada na Figura 4.

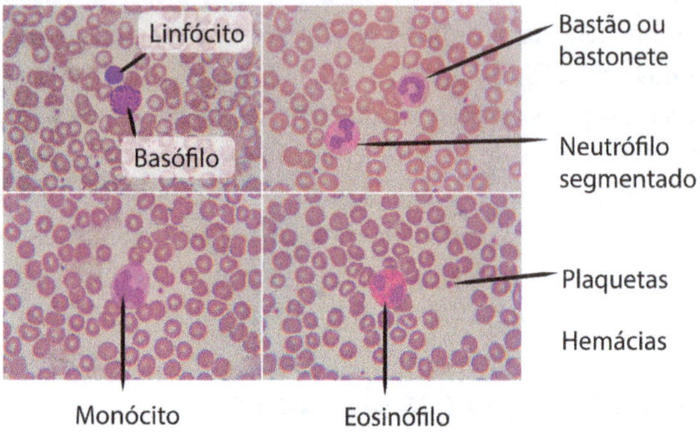

Figura 4. Componentes celulares do sangue observados ao microscópio em aumento de 1.000X.

Fonte: Adaptada de T-Photo/Shutterstock.com.

Alterações numéricas e estruturais das células sanguíneas

Por meio da hematologia clínica, é possível realizar estudo das células sanguíneas. Com a análise da quantidade de células e de sua morfologia, é possível gerar parâmetros e interpretações importantes a partir desses exames laboratoriais. O exame que permite avaliar as alterações numéricas e estruturais das células sanguíneas é o hemograma, que avalia todas as células presentes no sangue: hemácias (eritrograma), leucócitos (leucograma) e plaquetas (plaquetograma), fornecendo informações importantes para a interpretação do estado geral de saúde do paciente.

Alterações eritrocitárias

O exame que avalia as hemácias é chamado de eritrograma e está incluso no exame de hemograma. A análise consiste na quantificação (número) de hemácias presente na amostra e na avaliação da morfologia e da hemoglobina dessas células.

A contagem de hemácias é utilizada para diagnosticar ou monitorar muitos distúrbios que afetam a produção ou a sobrevida das hemácias. Quando a produção de hemácias na medula óssea ou a sua eliminação se altera, pode haver aumento ou diminuição da sua contagem. Hemácias diminuídas, quando comparadas com os valores de referência, recebem o termo anemia e hemácias aumentadas recebem o termo eritrose. Os valores de referência considerados normais para a contagem de hemácias em adulto são:

- para homens: 4,60 a 6,20 milhões/mm^3;
- para mulher: 4,20 a 5,40 milhões/mm^3.

A partir desse padrão, valores menores são classificados como oligocitemia e valores inferiores são considerados eritrocitose. Os valores de referência para crianças e gestantes são diferentes daqueles para indivíduos adultos. Os valores de referência são sempre indicados nos exames e podem sofrer pequenas variações ou mudanças na unidade, de acordo com a metodologia utilizada para a contagem.

Alterações da contagem de hemácias revelam se há um problema na sua produção ou destruição, mas não indicam a causa. Neste caso, são necessárias análises adicionais para esclarecimentos, e um exemplo é a avaliação da hemoglobina. Pacientes com contagem normal de hemácias podem ter redução na quantidade ou tipo de hemoglobina, o que indica uma perda funcional para os indivíduos, mesmo que não apresentem sinais e sintomas clínicos. Na maioria das vezes, as alterações na hemoglobina podem ser visualizadas na morfologia celular, sendo esta um tipo de alteração morfológica. Para este tipo de análise, podemos utilizar basicamente a dosagem de hemoglobina, uma análise bioquímica colorimétrica que quantifica a hemoglobina, bem como a análise microscópica da morfologia celular ou a avaliação de índices hematimétricos, que são gerados por meio de cálculos entre o número de hemácias e a quantidade de hemoglobina e o hematócrito. Tais índices geram informações importantes para o entendimento do estado de anemia do paciente e a forma de tratamento mais adequada. Os principais índices e seus significados são:

- VCM: volume corpuscular médio (tamanho da hemácia);
- HCM: hemoglobina corpuscular média (tamanho da hemácia);
- CHCM: concentração de hemoglobina corpuscular média (cor da hemácia);
- RDW: *cell distribution width* (presença de anisocitose — diferença de tamanho);
- Ht : hematócrito (representa a porcentagem de hemácias em um volume de sangue).

Normalmente, a análise das células no hemograma é realizada por aparelhos automatizados. No entanto, a observação destas células em um microscópio pode fornecer dados que, correlacionados com as informações de índice hematimétricos, direcionam o diagnóstico e, consequentemente, o melhor tratamento para cada paciente.

As alterações morfológicas dos eritrócitos, avaliadas no microscópio, podem ser agrupadas segundo as variações de tamanho (anisocitose), de forma (poiquilocitose) e de cor (anisocromia), conforme apresentado no Quadro 1.

Quadro 1. Classificação de alterações morfológicas dos eritrócitos

Tipos de alterações avaliadas	Termos utilizados na descrição das alterações
Alterações no tamanho celular (anisocitose)	Micrócitos (redução no tamanho) Macrócitos (aumento de tamanho)
Alterações na forma celular (poiquilocitose)	Células-alvo, leptócitos, dacriócitos, esquisócitos, esferócitos, eliptócitos, hemácias falciformes ou drepanócitos, estomatócitos, equinócitos, acantócitos
Alterações na coloração celular	Hipocrômica (reduzida concentração de Hb) Hipercrômica (aumentada concentração de Hb) Normocrômica (sem alteração)
Alterações por inclusões intracelulares	Pontilhados basófilos, Howell-Jolly, anel de Cabot, reticulócitos, parasitas (malária)

Fonte: Adaptado de Naoum e Naoum (2006).

Alterações leucocitárias

O exame que avalia os leucócitos sanguíneos é chamado de leucograma e está incluído nas análises do hemograma. Tais células são avaliadas por contagem global, computando-se o número total de todos os leucócitos presentes na amostra. Além disso, deve ser realizada a contagem relativa dos diferentes tipos de leucócitos. Esta contagem é chamada de contagem diferencial, pois é uma forma de identificar cada um dos diferentes leucócitos e estabelecer a quantidade de cada um, seja por valores percentuais (valor relativo de cada tipo de leucócito) ou em $10^3/mm^3$ (valor absoluto total de leucócitos).

Para a contagem global dos leucócitos (leucometria), os valores de referência são 4.000 a 11.000/mm^3 (valor absoluto), que será correspondente a 100% dos leucócitos do paciente. Em relação à contagem diferencial, os valores normalmente encontrados em humanos adultos (valores de referência) são aqueles apresentados no Quadro 2.

Quadro 2. Valores de referência na composição de um leucograma

Leucograma	Valor percentual	Valor absoluto
Neutrófilos (segmentado)	45% a 65%	1.620 a 7.150/mm^3
Linfócitos típicos	30% a 50%	1.080 a 5.500/mm^3
Monócitos	2% a 8%	72 a 880/mm^3
Eosinófilos	1% a 4%	36 a 440/mm^3
Basófilos	0,5% a 1%	0 a 110/mm^3

Fonte: Adaptado de Naoum e Naoum (2006).

Quando os valores do exame apresentam-se menores que os valores de referência, utilizamos o termo leucopenia; caso os valores dos leucócitos estejam elevados, utilizamos o termo leucocitose. Os termos leucopenia e leucocitose são referentes a alterações em qualquer um dos tipos de leucócitos. Alguns autores sugerem ainda o uso dos termos neutropenia ou granulocitopenia, bem como neutrofilia para especificar alterações em neutrófilos, e linfopenias e linfocitose para especificar alterações em linfócitos. Desta forma, podem também ser usados termos como basofilia, monocitose e eosinofilia, expressando o aumento de basófilos, monócitos e eosinófilos, respectivamente.

Nas análises de leucócitos, também é importante complementar os exames automatizados com a análise microscópica dessas células. Nesse caso, será possível evidenciar alterações morfológicas específicas que auxiliam no diagnóstico. Tais alterações referem-se a evidências encontradas no núcleo e no citoplasma das células, como mostrado no Quadro 3.

Quadro 3. Alterações morfológicas avaliadas em leucócitos

Leucócito	Alterações nucleares	Alterações citoplasmáticas
Neutrófilos	Pelger–Huet	Não apresenta
Neutrófilos	Não apresenta	Vacúolos
Neutrófilos	Hipersegmentação	Não apresenta
Neutrófilos	Macropolicitos	Não apresenta
Neutrófilos	Não apresenta	Granulação tóxica
Linfócitos	Atipias	Atipias
Linfócitos (células de Mott)	Não apresenta	Lipídios

Fonte: Adaptado de Naoum e Naoum (2006).

Para as análises em leucócitos, também pode-se utilizar os termos (LORENZI, 2006; NAOUM; NAOUM, 2006; BAIN, 2016):

- Bicitopenia: diminuição numérica de duas populações celulares.
- Pancitopenia: diminuição numérica das três populações celulares.
- Desvio à esquerda: aumento do número de bastões acima de 5/mm^3, ou presença de outras formas imaturas como mielócitos e metamielócitos.

Alterações plaquetárias

A análise da série plaquetária no sangue é chamada de plaquetograma, exame também incluso no hemograma, em que pode ser avaliado basicamente o número de plaquetas presentes na amostra. Outras análises mais específicas e não tão convencionais podem ser realizadas, como o índice *platelet distribution width* (PDW), que fornece o resultado da amplitude da superfície das plaquetas quantificadas, e o índice *mean platelet volume* (MPV), que indica o volume médio plaquetário.

Os valores de referência para contagem de plaquetas em indivíduos adultos são de 140.000 a 400.000/mm^3. Valores menores que estes são referidos como trombocitopenias e valores maiores indicam trombocitose (Figura 5).

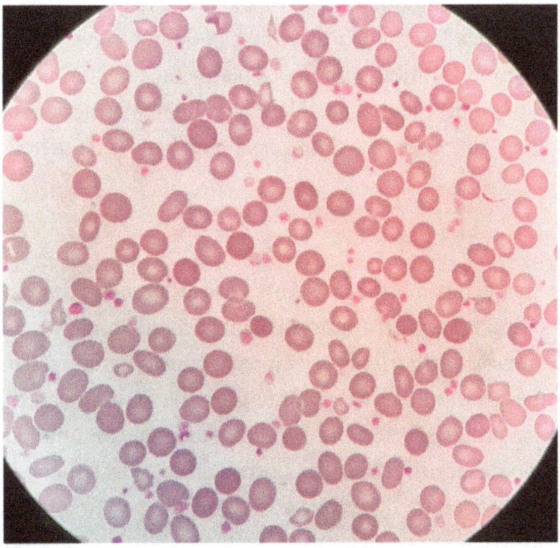

Figura 5. Alteração morfológica de hemácias (hipocrômicas) e alteração numérica em plaquetas (aumento/plaquetocitose/trombocitose), observadas ao microscópio em aumento de 100X.

Fonte: SIRIKWAN DOKUTA/Shutterstock.com.

Alterações celulares aos processos patológicos

Os processos patológicos desenvolvidos em decorrência de alterações morfológicas e numéricas das células sanguíneas estão diretamente ligados à função das células alteradas. Como exemplo inicial, podemos citar que a função das hemácias é transportar oxigênio para os tecidos. Portanto, fisiologicamente, o termo anemia pode ser definido, de maneira geral, como uma redução na capacidade de transporte de oxigênio do sangue, ou seja, uma redução dos limites normais de massa celular eritrocitária total circulante. Consequentemente, a geração energética (produção de ATP) nas mitocôndrias das células de todo organismo, que é dependente de O_2, acaba comprometida. Assim, fica fácil entender os sinais e sintomas apresentados por pacientes com quadros anêmicos, que incluem cansaço, sonolência, palidez, tonturas, falta de ar, fadiga generalizada, dentre outros.

Assim, seguindo o mesmo raciocínio, podemos correlacionar que alterações nos leucócitos estarão associadas ao desenvolvimento de desequilíbrio nas respostas imunológicas, gerando processos patológicos diversos relacionados a este sistema. De modo similar, alterações plaquetárias estarão relacionadas ao desenvolvimento de problemas no sistema de hemostasia, com consequentes problemas de coagulação e vascular, ou sangramentos de difícil contenção.

Anemias

Uma das manifestações mais importantes e mais comuns das doenças hematológicas relacionadas aos eritrócitos é a anemia, que pode ser definida como diminuição da massa eritrocitária, relacionada com a diminuição da quantidade de hemoglobina, diminuição do volume globular ou redução do número de eritrócitos. As anemias são sempre a manifestação de alguma doença básica, responsável pelo desequilíbrio entre a produção e a destruição eritrocitária.

Desta forma, podemos dizer que existem diversos tipos de anemias que podem ser classificadas por sua manifestação clínica ou laboratorial. De maneira geral, as principais anemias são (LORENZI, 2006):

- Hipoproloferativa: produção deficiente das hemácias.
- Aplásica: produção muito deficiente das hemácias.
- Hemolítica: destruição excessiva das hemácias.
- Hemorrágica: perda de sangue.

Distúrbios dos leucócitos

Os distúrbios dos leucócitos podem ser agrupados em duas grandes classes: os proliferativos, caracterizados pelo aumento destas células, e as leucopenias, que são caracterizadas por deficiência de leucócitos. As proliferações de leucócitos e linfonodos podem ser reativas ou neoplásicas e, embora os distúrbios neoplásicos sejam menos frequentes, estes são os mais importantes, devido às consequências que trazem aos pacientes.

Leucocitoses reativas ocorrem por aumento moderado no número de leucócitos em decorrência de infecções, inflamações ou ainda algumas doenças metabólicas. A redução no número de leucócitos circulantes pode representar repercussões graves, porque predispõe o indivíduo a infecções recorrentes, com dificuldades nas recuperações. A seguir, destacamos alguns processos patológicos para fins de correlação com as principais alterações encontradas em leucócitos (LORENZI, 2006).

- Leucopenia: imunodeficiência congênita, imunodeficiência adquirida.
- Leucocitose: queimaduras, infarto agudo do miocárdio, processos alérgicos, asma brônquica, infecções parasitárias, bacterianas, virais e fúngicas.
- Linfadenite: infecções bacterianas.
- Proliferações neoplásicas dos leucócitos: linfomas, leucemias.
- Histiocitose: granulomas.

Trombocitopenias e trombocitoses

Os distúrbios plaquetários podem ser divididos em trombocitopenia (plaquetopenia), trombocitose (plaquetose) e trombocitopatias (plaquetopatias).

As trombocitopenias podem ser decorrentes da diminuição da produção destas células ou decorrentes do aumento da destruição destas células no baço. Podem estar relacionadas a tratamentos (quimioterapia, radioterapia, medicamentos), intoxicações, certos tipos de infecções (HIV, HCV), aplasias, casos de anemia megaloblástica, procedimentos cirúrgicos (circulação extracorpórea), coagulação intravascular disseminada, lúpus eritematoso sistêmico, dentre outros.

Já as trombocitoses se caracterizam quando ocorre o aumento do número de plaquetas acima de $450 \times 10^3/mm^3$. Estão associadas principalmente a processos inflamatórios, anemia ferropriva, anemia hemorrágica, infecções crônicas, leucemias, policitemia vera, artrite reumatoide, pós-operatório e pós-esplenectomia.

Existem ainda as trombocitopatias, que se apresentam como alterações hereditárias ou adquiridas e que afetam a função plaquetária. Neste caso, o número destas células encontra-se normal, mas por alterações estruturais e funcionais, as plaquetas não desempenham sua função na adesão e agregação plaquetária, dificultando o processo de hemostasia (GUERRA; GUERRA, 2009).

Exercícios

1. Os diferentes leucócitos presentes no sangue são classificados de acordo com características presentes no núcleo e no citoplasma. Ao observar uma lâmina de um paciente, você verifica uma célula com as seguintes características: o citoplasma apresenta numerosos grânulos com coloração vermelho-alaranjada, com tamanho uniforme e que não sobrepõem o núcleo. O núcleo apresenta-se segmentado, contendo dois lóbulos separados por um fino filamento. Qual é a célula observada?

a) Monócito.
b) Neutrófilo.
c) Linfócito.
d) Eosinófilo.
e) Basófilo.

2. Observando os resultados de exame de hemograma de um paciente, você verifica uma redução no número de hemácias. Apesar de serem necessários outros exames para complementar o diagnóstico e estabelecer o tratamento, a partir apenas deste resultado, pode-se concluir que:

a) o paciente apresenta algum quadro com processo inflamatório.
b) o paciente está apresentando um quadro infeccioso.
c) o paciente apresenta quadro infeccioso ou inflamatório.
d) o paciente apresenta problemas na coagulação.
e) o paciente apresenta algum quadro de anemia.

3. Nas análises hematológicas, deve ser realizado um esfregaço sanguíneo para a contagem e a identificação de anormalidades nas células do sangue. Sobre os termos utilizados nas alterações das células sanguíneas, assinale a alternativa correta:

a) Leucocitose é o termo utilizado quando ocorre aumento do número das três populações celulares do sangue.
b) O desvio à esquerda refere-se ao aumento do número das três populações celulares do sangue.
c) Pancitopenia é um termo que descreve a diminuição em número das três populações celulares do sangue.
d) Leucopenia é um termo que descreve a diminuição em número das três populações celulares do sangue.

e) Poiquilocitose é um termo que descreve o aumento em número das três populações celulares do sangue.

4. O sangue é um tecido conjuntivo composto por diferentes células que circulam no plasma, em que cada elemento apresenta uma função importante ao organismo. Em relação aos componentes sanguíneos e suas funções, assinale a alternativa correta:

a) As hemácias têm como função o transporte de oxigênio, nutrientes e hormônios.
b) Os linfócitos B são as células de defesa responsáveis por produzir anticorpos após entrar em contato com antígenos.
c) Os linfócitos Tcd4 são as células responsáveis pela fagocitose e reparo de outras células de defesa.
d) Os neutrófilos são as células responsáveis por identificar e destruir células cancerosas.
e) As plaquetas são células completas responsáveis pelo processo de coagulação e derivam dos mielócitos.

5. Durante a análise de um hemograma, você observa alteração no leucograma do paciente, que apresenta eosinofilia e basofilia. Apesar de serem necessários outros exames para o diagnóstico correto, pode-se concluir que esse tipo de alteração está relacionado a quadros de:

a) infecções bacterianas.
b) infecções virais.
c) infecções parasitárias e processos alérgicos.
d) infecções fúngicas.
e) anemias.

Referências

BAIN, B. J. *Células sanguíneas:* um guia prático. 5. ed. Porto Alegre: Artmed, 2016.

CRUVINEL, W. M. *et al.* Sistema imunitário – parte I: fundamentos da imunidade inata com ênfase nos mecanismos moleculares e celulares da resposta inflamatória. *Revista Brasileira de Reumatologia*, v. 50, n. 4, p. 434-461, 2010.

GUERRA, C. C. C.; GUERRA, J. C. Trombocitopenias e trombocitopatias. *In:* JUNQUEIRA, P. C.; HAMERSCHLAK, N.; ROSENBLIT, J. (org.). *Hemoterapia clínica.* 1. ed. São Paulo: Roca, 2009. v. 1.

HOFFBRAND, A. V.; MOSS, P. A. H. *Fundamentos em hematologia de Hoffbrand.* 7. ed. Porto Alegre: Artmed, 2018.

JUNQUEIRA, L. C.; CARNEIRO, J. *Histologia básica.* 11. ed. Rio de Janeiro: Guanabara Koogan, 2007.

LORENZI, T. F. *Manual de hematologia:* propedêutica e clínica. 4. ed. Rio de Janeiro: Guanabara Koogan, 2006.

MESQUITA JÚNIOR, D. *et al.* Sistema imunitário – parte II: fundamentos da resposta imunológica mediada por linfócitos T e B. *Revista Brasileira de Reumatologia*, v. 50, n. 5, p. 552-580, 2010.

NAOUM, F. A.; NAOUM, P. C. *Hematologia laboratorial:* leucócitos. Rio Preto: Academia de Ciência e Tecnologia, 2006. v. 1.

Leitura recomendada

FAILACE, R.; FERNANDES, F. *Hemograma:* manual de interpretação. 6. ed. Porto Alegre: Artmed, 2015.

Diagnóstico laboratorial das anemias hemolíticas e não hemolíticas

Objetivos de aprendizagem

Ao final deste texto, você deve apresentar os seguintes aprendizados:

- Reconhecer as principais características clínicas das anemias hemolíticas e não hemolíticas.
- Identificar as principais características laboratoriais das anemias hemolíticas.
- Descrever as principais características laboratoriais das anemias não hemolíticas.

Introdução

Os diversos tipos de anemias são decorrentes de condições ou doenças diferentes que levam à diminuição da hemoglobina no indivíduo, manifestando-se com sinais e sintomas inespecíficos que podem variar apenas na intensidade. Como a etiologia desencadeante das anemias pode ser variada, existem diferentes critérios clínicos e laboratoriais que se complementam para o estabelecimento da etiopatogenia e do tratamento mais adequado para cada tipo de anemia.

Neste capítulo, você vai compreender como é feita a classificação das anemias e suas características clínicas, bem como quais são os exames e achados laboratoriais para o diagnóstico diferencial das anemias hemolíticas e não hemolíticas.

Classificação das anemias e etiologia

As anemias podem ser definidas como uma condição na qual a capacidade de transportar oxigênio é insuficiente para atender às necessidades fisiológicas do organismo. Nessa vertente, consideramos fator primordial para a definição de anemia a redução na concentração de hemoglobina. Assim, se enquadram nesta condição indivíduos adultos com valores de hemoglobina abaixo de 12 g/dL (mulheres) ou abaixo de 13 g/dL (homens) em nível do mar e com volume de sangue total normal. Tais valores diferem para crianças, mulheres grávidas e em mudanças de condições, como a altitude.

A diminuição na contagem global de hemácias e a diminuição dos valores de hematócrito estão presentes em praticamente todas as anemias. No entanto, por si só, a diminuição no número de hemácias (oligocitemia) não deve ser utilizada para a definição do estado anêmico. Essa afirmação pode ser mais bem entendida quando avaliamos esses dados laboratoriais em diferentes quadros anêmicos, como no Quando 1, a seguir.

Quadro 1. Comparação de resultados laboratoriais nos diferentes tipos de anemia

<table>
<tr><th>Tipo de anemia</th><th colspan="2">Resultados</th></tr>
<tr><td>Anemia microcítica e hipocrômica</td><td>Hemácias: 4.610.000/μL
Hemoglobina: 8,9 g/dL
Hematócrito: 30%</td><td rowspan="3">Valores de referência:
Hemácias: 4.600.000 a 6.200.000/μL
Hemoglobina: 13,5 a 18,0 g/dL
Hematócrito: 40 a 54%</td></tr>
<tr><td>Anemia normocítica e normocrômica</td><td>Hemácias: 3.520.000/μL
Hemoglobina: 10,2 g/dL
Hematócrito: 30%</td></tr>
<tr><td>Anemia macrocítica e normocrômica</td><td>Hemácias: 2.310.000/μL
Hemoglobina:10,3 g/dL
Hematócrito: 30%</td></tr>
</table>

Fonte: Adaptado de Oliveira (2007).

Neste exemplo, fica fácil entender que o fator determinante nas diferentes condições anêmicas apresentadas é a quantidade diminuída de hemoglobina. Na prática clínica, porém, para um diagnóstico diferencial e estabelecimento de tratamento adequado, é necessário, além disso, analisar:

- os valores de contagem de hemácias e hematócritos;
- índices hematimétricos como: volume corpuscular médio (VCM), hemoglobina corpuscular média (HCM), concentração de hemoglobina corpuscular média (CHCM) e *cell distribution width* (RDW);
- parâmetros complementares, como contagem de reticulócitos, dosagens de ferro, transferrina, ferritina, vitamina B12, ácido fólico, estado da medula óssea, dentre outros.

Assim, é importante entender que os quadros anêmicos são decorrentes de alguma doença básica, responsável pelo desequilíbrio entre a produção e destruição eritrocitária, podendo ter diferentes etiologias e necessitando da análise de diferentes critérios laboratoriais e clínicos, complementares para elaboração do diagnóstico e estabelecimento de tratamento eficaz.

Dessa forma, os diferentes tipos de anemias recebem diferentes classificações, em que os critérios mais utilizados se baseiam nas **alterações morfológicas** dos eritrócitos ou nas **alterações fisiopatológicas** envolvidas, fornecendo bases para o entendimento das alterações dos eritrócitos medulares e dos eritrócitos circulantes. Os dois critérios se complementam e são importantes para elaboração do diagnóstico.

De acordo com a classificação **morfológica**, levamos em conta a forma, o tamanho e as características tintoriais dessas células, a partir do que chegamos a três tipos de anemias com características diferentes: macrocíticas e normocrômicas; normocíticas e normocrômicas; e microcíticas e hipocrômicas.

De acordo com os aspectos **fisiopatológicos** envolvidos nas anemias, levamos em conta o critério cinético medular, ou seja, verificamos que a medula (principal local de produção das células sanguíneas na vida adulta) pode responder de forma diferente a diferentes estímulos. Assim, chegamos a dois grupos de anemias: as chamadas anemias não hemolíticas (ou hipoproliferativas, ou ainda arregenerativas) e as anemias hemolíticas (ou regenerativas, ou ainda hiperproliferativas) (LORENZI, 2006; BENOIST *et al.*, 2008; HOFFBRAND; MOSS, 2018). Além dessas classificações podemos acrescentar as anemias por perda sanguínea. A Figura 1 esquematiza a classificação dos diversos tipos de anemia.

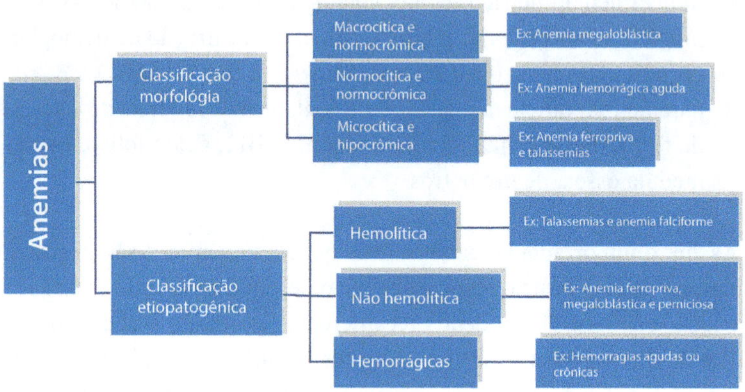

Figura 1. Classificação morfológica e etiopatogênica das anemias.
Fonte: Adaptada de Lorenzi (2006).

Em outras palavras, a atividade da medula óssea pode refletir desequilíbrios nos processos de produção e destruição das hemácias. A destruição dos eritrócitos é chamada de hemólise e ocorre de maneira normal no nosso organismo, via mecanismos intravascular ou extravascular, ocorrendo em média 120 dias após as hemácias estarem maduras e em circulação. Dizemos então que **anemia hemolítica** é um distúrbio no qual as hemácias são destruídas mais rapidamente do que podem ser produzidas, ou seja, em período inferior aos seus 120 dias de vida. Como a contagem de reticulócitos reflete a capacidade regenerativa da medula óssea, quando os reticulócitos de um indivíduo estão superiores a 3% na circulação periférica, isso sugere um excesso de destruição e produção de hemácias, enquadrando-se na classificação de anemias hemolíticas. Já as **anemias não hemolíticas** são caracterizadas quando os reticulócitos de um indivíduo estão inferiores a 2% na circulação periférica e refletem uma falha na produção dos precursores eritrobláticos na medula óssea.

A porcentagem de reticulócitos avaliada no sangue periférico é expressa em relação aos eritrócitos maduros encontrados na mesma amostra. Os reticulócitos são células imaturas, precursoras das hemácias maduras. Tais células encontram-se no estágio final de diferenciação celular da eritropoese, que tem duração de 72 horas, sendo que os três primeiros dias ocorrem na medula óssea e nas últimas 24 horas essas células serão liberadas para a circulação sanguínea. A fase de reticulócitos é o período compreendido entre a perda do núcleo do eritroblasto ortocromático e a perda de organelas, posteriormente evoluindo para eritrócito. Dessa forma, a célula ainda apresenta alguns componentes intracelulares, como porções do complexo de Golgi, mitocôndria e um número variável de mono e polirribossomos (LORENZI, 2006; BENOIST *et al.*, 2008; HOFFBRAND; MOSS, 2018).

Essas células podem ser analisadas microscopicamente em extensões sanguíneas coradas por coloração supravital (quando a célula está sem a ação de fixadores), utilizando-se os corantes azul de cresil brilhante ou azul de metileno (Figura 2). Em sua morfologia, pode ser descrita como uma célula maior que as hemácias, sendo possível evidenciar em seu citoplasma restos de RNA ribossomal (ZAGO; FALCÃO; PASQUINI, 2004).

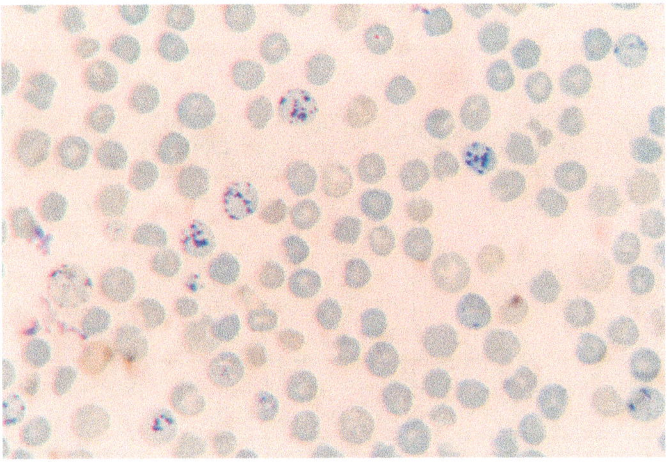

Figura 2. Reticulócitos observados ao microscópio (coloração com azul de metileno).

Fonte: ChadsikanTawanthaisong/Shutterstock.com.

A reticulocitose (porcentagem de reticulócitos aumentada) reflete como está a regeneração medular, para o diagnóstico e tomada de decisão terapêutica sobre a anemia. No entanto, este é um exame realizado em paralelo ao hemograma, normalmente solicitado pelos médicos após a análise dos resultados do hemograma.

De todo modo, é importante entender que alguns dados fornecidos no próprio exame de hemograma podem indicar como está a regeneração medular. Um deles é a presença de policromasia (policromatofilia ou policromatocitose), nomenclatura que se refere aos reticulócitos sem a coloração supravital, em colorações usadas na rotina laboratorial hematológicas, como Panótico Rápido ou Giemsa. Outros desses dados são o volume reticulocitíco médio e a fração reticulocítica imatura, fornecidos pelas análises automatizadas e expressas em números absolutos (FAILACE; FERNANDES, 2015; BAIN, 2016).

Em relação à classificação que leva em conta as alterações fisiopatológicas, nas **anemias não hemolíticas** geralmente ocorre deficiência nutricional, seja provocada pela não ingestão ou problemas na absorção de nutrientes essenciais para o desenvolvimento ou funcionamento celular. As principais anemias classificadas como não hemolíticas estão listadas no Quadro 2, correlacionadas com sua etiologia.

Quadro 2. Etiologia das anemias não hemolíticas

Anemias não hemolíticas	Etiologia
Anemia ferropriva	Depleção de ferro ou problemas na sua absorção.
Anemia megaloblástica	Depleção de vitamina B12 e/ou ácido fólico ou problemas na absorção de vitamina B12 e/ou ácido fólico.
Anemia perniciosa	Ausência de fator intrínseco (necessário à absorção da vitamina B12).

(Continua)

(Continuação)

Quadro 2. Etiologia das anemias não hemolíticas

Anemias não hemolíticas	Etiologia
Anemias aplásticas e refratárias	Autoimunes ou medicamentosas (imunossupressores). Subdivididas em adquirida ou constitucional.
Anemia sideroblástica	Ausência de proteína de transporte mitocondrial de glicina, necessária para a síntese de heme. Subdividida em congênita, adquira ou secundária.
Anemias por doenças crônicas	Doenças inflamatórias, infecciosas e neoplásicas.

Fonte: Adaptado de Lorenzi (2006).

Em relação à anemia ferropriva, podemos dizer que os eventos fisiopatológicos para o desenvolvimento de eritropoese deficiente correspondem aos seguintes nove passos:

1. diminuição de ferro plasmático;
2. diminuição da saturação de transferrina e ferritina;
3. ausência de ferro;
4. aumento intensificado de transferrina livre;
5. diminuição intensificada da saturação de transferrina;
6. diminuição intensificada da ferritina e ferro livre no plasma;
7. ausência de sideroblastos na medula óssea;
8. aumento de protoporfirina nos eritrócitos;
9. instalação da microcitose e da hipocromia por diminuição da síntese de hemoglobina.

Link

A anemia por deficiência de ferro é a carência nutricional mais prevalente em todo o mundo, com consequências importantes nas populações atingidas. Acessando o *link* a seguir, você terá acesso a um artigo científico sobre a anemia ferropriva.

https://qrgo.page.link/tcfVH

Nas anemias megaloblásticas, os eventos fisiopatológicos para o desenvolvimento de eritropoese deficiente são marcados pelos seguintes três passos:

1. redução de folatos e vitamina B12;
2. redução na síntese de DNA, purinas e pirimidinas;
3. como consequência, ocorre uma macroceluridade global (gigantismo celular), com modificações cromatínicas grosseiras e alterações cromossômicas; esta etapa é caracterizada por transformação megaloblástica.

Anemias aplásticas e refratárias apresentam deficiência na formação de precursores eritroblásticos medulares e são caracterizadas pela produção insuficiente de todas as células sanguíneas na medula óssea (eritrócitos, leucócitos e plaquetas).

As anemias sideroblásticas são raras e caracterizam-se pela presença de ferro acumulado ao redor dos núcleos dos eritroblastos, chamados então de sideroblastos (acúmulo de ferro nas mitocôndrias perinucleares dos eritroblastos). As anemias sideroblásticas podem ser adquiridas (medicamentosa ou síndrome mielodisplásica) ou congênitas (mutações autossômicas ligadas ao X). Nesse tipo de anemia, o acúmulo de ferro ocorre também nos macrófagos medulares, promovendo eritropoese ineficiente. O acúmulo de ferro é decorrente de alterações no metabolismo do grupamento heme, por alteração corpuscular, que pode induzir sua hemólise antecipada. Assim, essas anemias também podem ser classificadas como hemolíticas.

Nos quadros de **anemias hemolíticas**, ocorre a diminuição da sobrevida das hemácias por diversos fatores, como: infecções, distúrbios autoimunes (mediados por autoanticorpos), efeitos colaterais de medicações, leucemias e linfomas. Certos problemas genéticos também podem ser os causadores, quando os eritrócitos são produzidos de forma alterada e funcionam inadequadamente. Essas condições podem ser herdadas ou adquiridas. A hemólise pode ser aguda, crônica ou por episódios, e caracterizada como extravascular, intravascular ou ambas (LORENZI, 2006).

As principais anemias classificadas como hemolíticas estão listadas no Quadro 3, correlacionadas com o principal tipo de hemólise associado (extravascular ou intravascular).

Quadro 3. Principais anemias hemolíticas

<table>
<tr><th>Anemias hemolíticas</th><th>Tipos de hemólise</th></tr>
<tr><td>Anemia hemolítica esferocítica</td><td rowspan="11">■ Apresentam hemólise extravascular
■ As anemias são decorrentes de hemácias com defeitos corpusculares (herdados/constitucionais ou intrínsecos)</td></tr>
<tr><td>Anemia hemolítica com células espiculadas</td></tr>
<tr><td>Eliptocitose congênita</td></tr>
<tr><td>Piropoiquilocitose hereditária</td></tr>
<tr><td>Acantocitose congênita</td></tr>
<tr><td>Xerocitose/hidrocitose</td></tr>
<tr><td>Hemoglobinúria paroxística noturna</td></tr>
<tr><td>Anemias hemolíticas enzimopáticas (ex. deficiência de G–6PD)</td></tr>
<tr><td>Hemoglobinopatias (ex. talassemias e anemia falciforme)</td></tr>
<tr><td>Anemias sideroblásticas (congênitas e adquiridas)</td></tr>
<tr><td>Porfirias</td></tr>
<tr><td>Anemias imunológicas:
■ Autoimunes
■ Iso ou aloimunização
■ Provocadas por drogas</td><td rowspan="2">■ Apresentam hemólise intravascular
■ As anemias são decorrentes de hemácias com defeitos extracorpusculares (adquiridos ou extrínsecos)</td></tr>
<tr><td>Anemias mecânicas:
■ Mecânica
■ Tóxica
■ Infecciosa</td></tr>
</table>

Fonte: Adaptado de Lorenzi (2006).

Sinais e sintomas clínicos nas anemias hemolíticas e não hemolíticas

Os sinais e sintomas gerados nas anemias hemolíticas e não hemolíticas são geralmente inespecíficos, mas, mesmo assim, são de extrema importância para elaboração das hipóteses diagnósticas e na estratégia utilizada para realizar os pedidos laboratoriais que auxiliarão no diagnóstico. Assim, os sinais e sintomas mais frequentes para todos os tipos de anemias são: palidez em pele e mucosa, fraqueza e fadiga generalizada, dificuldades nas tarefas do dia a dia, falta de ar, tontura, taquicardia e anorexia.

Em anemias hemolíticas, é comum a associação desses sinais e sintomas com icterícia ou subicterícia, que podem sem observadas na pele ou esclera dos olhos, e também com esplenomegalia, hepatomegalia, adenomegalias, lesões cutâneas, alterações cranianas e febre.

As manifestações clínicas podem ocorrer de maneira súbita ou progressiva. Não deve ser descartada a investigação relacionada à classe social, hábitos alimentares, histórico de doenças autoimunes ou genéticas na família, bem como cor da urina e o aparecimento de púrpuras, petéquias e hemorragias visíveis, mesmo que brandas, como epistaxe, menometrorragia e escarros hemoptóticos (LORENZI, 2006; ZAGO; FALCÃO; PASQUINI, 2013).

Características laboratoriais das anemias hemolíticas

Diferentes exames evidenciam alterações decorrentes de anemias hemolíticas, podendo incluir:

- hemograma (oligocitemia, hemoglobina reduzida e alterações eritrocíticas);
- reticulócitos (reticulocitose);
- mielograma (hiperplasia dos eritroblastos);
- reação de Perls ou azul da Prússia (identifica ferro livre dos eritrócitos-sideroblastos e siderócitos — alterado em talassemias e em envenenamento por chumbo);
- teste de resistência osmótica dos eritrócitos;
- dosagem de bilirrubina (pesquisado no soro e urina — o aumento indica excesso de destruição de hemoglobina);
- urobilinogênio (pesquisado nas fezes e urina — o aumento indica excesso de destruição de hemoglobina);

- determinação de haptoglobina (pesquisado no soro — a diminuição indica hemólise intravascular);
- pesquisa de hemossiderina (pesquisado na urina — o aparecimento é decorrente de hemoglobina liberada na urina durante crise hemolítica);
- teste de Coombs (pesquisado de forma direta ou indireta — quando positivo, indica que anticorpos ou proteínas do complemento estão ligados à superfície das hemácias, com consequente hemólise de origem imunológica);
- dosagem de enzimas eritrocitárias;
- eletroforese de hemoglobina (identifica o tipo de hemoglobina presente no indivíduo);
- teste de HAM ou hemolisina (as hemácias são avaliadas em relação à sua susceptibilidade a hemólise em soro acidificado — é positivo na hemoglobinúria paroxística noturna);
- auto-hemólise (na esferocitose congênita, a hemólise ocorre mais rapidamente);
- meta-hemalbumina no plasma (caracteriza hemólise intravascular);
- corpúsculos de Heinz (presença de inclusões eritrocitárias composta de hemoglobina desnaturada — decorrente de ingestão de drogas ou deficiência de G–6PD);
- dosagem de LDH (lactato desidrogenase — aumentado em crises hemolíticas);
- vida média dos eritrócitos (avalia a duração dos eritrócitos para estabelecer o quadro de anemia por hemólise);
- ferrocinética (em anemias hemolíticas, ocorrem aumento da captação do ferro e aumento da sua incorporação para produção da hemoglobina).

Dentre esses exames, destacamos o hemograma, reticulócitos, teste de Coombs, dosagem de bilirrubina, LDH e haptoglobina sérica, pela facilidade de estarem incluídos na rotina laboratorial na maioria dos laboratórios de análises clínicas e também pela capacidade de apresentarem indícios para a diferenciação das principais anemias hemolíticas.

No hemograma de anemias hemolíticas, são comuns as alterações na diminuição do número de hemácias e diminuição na concentração de hemoglobina, com as manifestações de policromacitose (reticulócitos corados com corantes da rotina hematológica), bem como anisocitose (hemácias circulantes com tamanhos diferentes — RDW aumentado).

A reticulocitose é comum nas anemias hemolíticas, na tentativa da medula de compensar a diminuição da massa eritrocitária circulante. O teste de Coombs torna-se necessário para a diferenciação das anemias hemolíticas de origem imunológica (positivo para anemias imunológicas). A hiperbilirrubinemia indireta no soro e a hemoglobinúria (hemoglobina na urina) são indicativos de excesso de destruição de hemoglobina. Assim, essas alterações laboratoriais nas anemias hemolíticas são decorrentes das consequências do processo de hemólise aumentado (LORENZI, 2006; FAILACE; FERNANDES, 2015).

Como exemplo, explicaremos como ocorrem os quadros de anemia hemolítica em duas hemoglobinopatias importantes e frequentes na população brasileira: anemia falciforme e talassemia.

A anemia falciforme é decorrente de alterações genéticas que promovem uma estrutura alterada das globinas que formam as hemoglobinas. Como consequência da má formação estrutural da hemoglobina, as hemácias circulantes, conforme vão exercendo sua função de transporte de gases, perdem a maleabilidade, tornam-se rígidas e sem o controle da osmolaridade, gerando hemácias drepanocíticas (em formato de foice). Tais alterações promovem a sua hemólise extravascular antecipada, o que está associado ao quadro de anemia hemolítica. Além dos sintomas típicos nesse quadro, como fraqueza, palidez, icterícia e hepatoesplenomegalia, as hemácias em formato de foice impedem o fluxo sanguíneo normal, causando oclusão vascular que resulta em isquemia tecidual, infarto e gera propensão a úlceras em membros inferiores, além de infecções, problemas oculares, cardíacos e pulmonares. A tentativa de reposição celular pela medula óssea pode gerar características clínicas nos ossos, que podem ser observadas ao exame de raios X.

As síndromes talassêmicas promovem quadros de anemia hemolítica, por apresentarem defeitos na quantidade de cadeias de globinas (alfa ou beta) na hemoglobina, decorrentes de alterações nos genes responsáveis pela síntese de globina. Apesar da talassemia receber diversas classificações, de modo geral o que ocorre é que as alterações promovem a precipitação de tetrâmeros de cadeias, que causam instabilidade do citoesqueleto da membrana plasmática do eritrócito, que, como consequência, é hemolisado antecipadamente, causando o quadro de anemia hemolítica. Assim, nas talassemias é comum a observação de aumento de reticulócitos, elevação dos níveis de bilirrubina, ferro e ferritina séricas e prevalência de hemácias microcíticas e hipocrômicas, devido á redução nas cadeias globínicas (LORENZI, 2006).

Características laboratoriais das anemias não hemolíticas

Diferentes exames apresentam alterações nas anemias não hemolíticas, principalmente:

- hemograma (oligocitemia, hemoglobina reduzida e alterações eritrocíticas);
- reticulócitos (baixo, normal ou reticulocitose discreta);
- mielograma (mielodisplasias em anemias aplásticas e refratárias);
- dosagem de ferro sérico (diminuída em anemia ferropriva);
- transferrina saturada (diminuída em anemia ferropriva);
- ferritina (diminuída em anemia ferropriva);
- dosagem de vitamina B12 (diminuída em anemia megaloblástica);
- dosagem de ácido fólico (diminuída em anemia megaloblástica);
- dosagem de fator intrínseco (reduzida na anemia perniciosa);
- dosagem de eritropoietina (investigação de anemias aplástica e refratárias e avaliação da anemia provocada pela insuficiência renal);
- exames de imagem (análise de gastrites ou outros que possam causar sangramento ou má absorção no trato gastrointestinal);
- sangue oculto nas fezes (investigação de hemorragias brandas e crônicas no trato gastrointestinal).

Como as alterações laboratoriais variam de acordo com a anemia, o Quadro 4 e o Quadro 5 apresentam exemplos de como ficam as alterações nos casos de anemia ferropriva e anemia megaloblástica, respectivamente.

Quadro 4. Características dos achados laboratoriais em anemia ferropriva

Anemia ferropriva	
Exame	**Resultado**
Eritrócitos	Pode estar normal ou muito diminuído
Hemoglobina	Diminuído
Hematócrito	Diminuído
VCM	Baixo
CHCM	Baixo
RDW	Aumentado
Reticulócitos	Normal (1–2%) — reticulocitose discreta
Ferro sérico	Baixo (< 100µg/dl)

(Continua)

(*Continuação*)

Quadro 4. Características dos achados laboratoriais em anemia ferropriva

Anemia ferropriva	
Exame	**Resultado**
Transferrina saturada	Baixo (10–20%)
Ferritina	Baixo (< 10μg/l)
Medula óssea	Hiperplasia eritroblástica medular; diminuição de sideroblastos; microeritroblastos
Reação de Perls	Redução ou ausência de hemossiderina

Fonte: Adaptado de Lorenzi (2006).

Quadro 5. Características dos achados laboratoriais em anemia megaloblástica

Anemia megaloblástica	
Exame	**Resultado**
Eritrócitos	Diminuído
Hemoglobina	Diminuído
Hematócrito	Diminuído
VCM	Aumentado
CHCM	Normal
RDW	Aumentado
Reticulócitos	Diminuídos
Homossisteína	Baixo
Ácido metilmalônico (sérico e urinário)	Baixo
B12 sérico	Baixo
Folato sérico	Baixo
Folato eritrocitário	Baixo

Fonte: Adaptado de Lorenzi (2006).

Um detalhe importante é que a anemia megaloblástica causada por dieta inadequada frequentemente pode coexistir com anemia hipocrômica microcítica causada por deficiência de ferro. Em tais casos, micrócitos hipocrômicos também estarão presentes, e o esfregaço sanguíneo é descrito como uma deficiência "mista". Tal fato é verificado por um RDW aumentado (índice eritrocitário que indica a dispersão de tamanho das hemácias).

Os quadros de anemias por hemorragia podem ser decorrentes de perdas agudas ou crônicas de sangue, e podem ser correlacionados ao diagnóstico laboratorial pela caracterização dos eritrócitos. A fase inicial aguda das perdas sanguíneas tende a não promover alterações eritrocíticas, na qual a anemia é normocítica normocrômica do tipo não regenerativa, com hematócrito normal, já que a perda de células é proporcional à perda de plasma.

Com o passar do tempo, a medula óssea começa a compensar a perda dos eritrócitos, sendo possível, nesta fase, observar reticulócitos e hemácias macrocíticas hipocrômicas. Caso persista a perda sanguínea, ocorrerá anemia com diminuição de ferro sérico, transferrina e ferritina, bem como o aparecimento de hemácias microcíticas e hipocrômicas, havendo necessidade de interrupção do processo hemorrágico e terapia para o reestabelecimento do volume sanguíneo adequado (LORENZI, 2006; FAILACE; FERNANDES, 2015).

Exercícios

1. Pacientes submetidos a cirurgia bariátrica normalmente necessitam de acompanhamento médico para adaptação na redução de ingesta e absorção dos alimentos. Considerando essas informações, pacientes que sofreram esse tipo de cirurgia são mais propensos ao desenvolvimento de qual tipo de anemia?

a) Anemia aplástica.
b) Anemias megaloblástica e ferropriva.
c) Anemias hemolíticas autoimunes.
d) Anemia falciforme.
e) Anemia sideroblástica.

2. Pessoas vegetarianas normalmente apresentam deficiências nutricionais que podem levar a anemias hipoproliferativas. Considere um paciente vegetariano com hemograma apresentando hemoglobina diminuída, macrocitose, policromasia, anisocitose, discreta leucopenia e plaquetopenia. Ferritina e ferro sérico estão dentro da normalidade. A hipótese diagnóstica é:

a) anemia ferropriva.
b) anemia aplástica adquirida.
c) anemia megaloblástica.
d) anemia sideroblástica.
e) anemia talassêmica.

3. As hemácias ou eritrócitos são os elementos figurados mais abundantes no sangue. Suas taxas de produção e de destruição devem ser mantidas em equilíbrio. Sobre o ciclo de vida das hemácias, podemos afirma que:

a) as hemácias têm duração média de 50 dias na circulação.
b) as hemácias têm duração média de 80 dias na circulação.
c) as hemácias têm duração média de 120 dias na circulação.
d) as hemácias têm duração média de 150 dias na circulação.
e) as hemácias têm duração média de 180 dias na circulação.

4. Uma das formas de classificação das anemias é quando levamos em consideração as características morfológicas dos eritrócitos. Quando encontramos um quadro de anemia com hemácias normocíticas e normocrômicas, podemos relacioná-lo a qual causa?

a) Hemorragias agudas.
b) Deficiência de ferro.
c) Deficiência de ácido fólico.
d) Talassemia.
e) Deficiência de vitamina B12.

5. O exame da atividade da medula óssea pelo critério da quantidade de reticulócitos torna-se importante para a classificação da anemia. Além do reticulócito e do hemograma, os exames indicados na investigação laboratorial em suspeita de síndrome anêmica hemolítica são:

a) haptoglobina, tipagem ABO e teste de Coombs.
b) haptaglobina, LDH, bilirrubina e teste de Coombs.
c) haptoglobina tipagem ABO, TGO e TGP.
d) haptoglobina, TGO e TGP.
e) haptoglobina e tipagem ABO.

Referências

BAIN, B. J. *Células sanguíneas:* um guia prático. 5. ed. Porto Alegre: Artmed, 2016.

BENOIST, B. *et al.* (ed.). *Worldwide prevalence of Anaemia 1993-2005:* WHO global database on Anaemia. Geneva: WHO Press, 2008. Disponível em: https://apps.who.int/iris/bitstream/handle/10665/43894/9789241596657_eng.pdf. Acesso em: 25 out. 2019.

FAILACE, R.; FERNANDES, F. *Hemograma:* manual de interpretação. 6. ed. Porto Alegre: Artmed, 2015.

HOFFBRAND, A. V.; MOSS, P. A. H. *Fundamentos em hematologia de Hoffbrand.* 7. ed. Porto Alegre: Artmed, 2018.

LORENZI, T. F. *Manual de hematologia:* propedêutica e clínica. 4. ed. Rio de Janeiro: Guanabara Koogan, 2006.

OLIVEIRA, R. A. G. *Hemograma:* como fazer e interpretar. São Paulo: Livraria Médica Paulista, 2007.

ZAGO, M. A.; FALCÃO, R. P.; PASQUINI, R. *Hematologia:* fundamentos e prática. São Paulo: Atheneu, 2004.

ZAGO, M. A.; FALCÃO, R. P.; PASQUINI, R. *Tratado de hematologia*. 6. ed. Rio de Janeiro: Atheneu, 2013.

Hemoglobinopatias

Objetivos de aprendizagem

Ao final deste texto, você deve apresentar os seguintes aprendizados:

- Caracterizar as hemoglobinopatias e seus métodos de diagnóstico.
- Identificar laboratorialmente as doenças falciformes.
- Reconhecer laboratorialmente as síndromes talassêmicas.

Introdução

As hemoglobinas contidas nos eritrócitos são constituídas de grupamento heme e cadeias de globinas. Quando apresentam diferenças na estrutura ou quantidade globínica, são chamadas de hemoglobinas variantes, e passam a não desempenhar sua função adequadamente, gerando quadros de anemias hemolíticas, doenças estas designadas hemoglobinopatias. Seus sinais e sintomas variam conforme a alteração original e, como consequência, apresentam diferentes características clínicas e laboratoriais para o diagnóstico. As hemoglobinopatias mais frequentes são a doença falciforme e as talassemias.

Neste capítulo, você vai conhecer as principais hemoglobinopatias, os métodos laboratoriais para o diagnóstico e as caracterizações laboratoriais da doença falciforme e das síndromes talassêmicas.

Hemoglobinopatias

Hemoglobinopatias é o termo utilizado quando ocorrem alterações na formação das hemoglobinas (Hb), de forma que as tornam disfuncionais, causando como consequências hemólise, policitemia, cianose ou falcização das hemácias. As alterações nas hemoglobinas são decorrentes de mutações genéticas, que podem ser adquiridas ou transmitidas de forma hereditária, ou seja, passadas de pais para filhos em caráter autossômico e recessivo, por um ou os dois progenitores, existindo nas formas heterozigóticas e homozigóticas da doença.

Desse modo, o termo refere-se a um grupo de anemias provocadas por alterações nos genes reguladores da produção de hemoglobina, gerando sinais e sintomas clínicos com gravidade dependente da mutação ocorrida e do tipo de herança. Caso herdada em homozigose, apresenta sintomas mais graves e requer monitoramentos e tratamentos; caso herdada em heterozigose, pode nem apresentar manifestações clínicas.

As principais hemoglobinopatias são: anemia falciforme, talassemias, hemoglobinopatia C, persistência hereditária de hemoglobina fetal, hemoglobinopatia D, hemoglobinopatia E, hemoglobinas com alterações de afinidade por oxigênio, hemoglobinas que produzem meta-hemoglobinemia (HbsM) e hemoglobinas instáveis. Neste capítulo, daremos ênfase às mais frequentes no Brasil e no mundo: **anemia falciforme**, **talassemias** e **hemoglobinopatia C**.

As **hemoglobinas** se formam no citoplasma do eritroblasto, com o auxílio de mitocôndrias para formação do grupamento heme e também por ribossomos específicos no citoplasma para a formação das cadeias de globina. Os genes que contém as informações para a formação das cadeias globínicas estão [contidas no cromossomo 16 (cadeia alfa [α] e zeta [ζ]) e no cromossomo 11 (cadeias beta [β], delta [δ], gama [γ] e épsilon [ε]).

Em humanos adultos e saudáveis, as hemoglobinas são constituídas por quatro cadeias de globina, duas do tipo alfa (α) e duas do tipo não alfa (podendo ser beta [β], delta [δ] ou gama [γ]). São designadas por **HbA1** as hemoglobinas constituídas por duas cadeias alfa e duas cadeias beta ($\alpha 2/\beta 2$), sendo estas as hemoglobinas que aparecem em cerca de 97% no total de hemoglobinas do organismo (Figura 1). A hemoglobina **HbA2** representa cerca de 2% do total no organismo e é composta por duas cadeias alfa e duas delta ($\alpha 2/\delta 2$), já a hemoglobina fetal, **HbF**, apresenta-se como uma fração residual ($< 1\%$) e é constituída por duas cadeias alfa e duas gama ($\alpha 2/\gamma 2$) (SOUSA; ARAÚJO, 2005; LORENZI, 2006; MELO-REIS *et al.*, 2006; HOFFBRAND; MOSS, 2018).

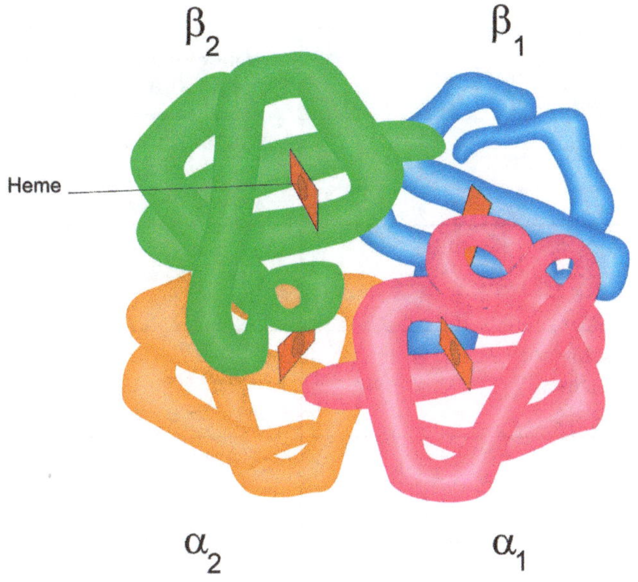

Figura 1. Hemoglobina HbA1, composta por duas cadeias globínicas alfa e duas cadeias globínicas beta.

Fonte: Adaptada de ellepigrafica/Shutterstock.com.

Na fase embrionária e fetal do ser humano, as hemoglobinas predominantes são hemoglobina fetal, HbF (α2γ2); **HbGower1**, composta por duas cadeias zeta (ζ) e duas cadeias épsilon (ε) (ζ2ε2); **Portland**, composta por duas cadeias zeta e duas cadeias gama (ζ2γ2); e **HbGower2**, composta por duas cadeias zeta e duas cadeias alfa (ζ2α2). Cada uma dessas hemoglobinas estará presente em concentrações variadas nos eritrócitos durante as diferentes fases do organismo humano para melhor adequação à função de transporte de oxigênio (O_2) e dióxido de carbono (CO_2) necessária em cada fase. O Quadro 1 exibe os percentuais normais dessas hemoglobinas a cada fase do desenvolvimento humano.

Quadro 1. Hemoglobinas presentes em cada fase no desenvolvimento humano

Fase	Hemoglobina e concentração no organismo
Embrionária	HbGower1 (20–40%) Portland (5–20%) HbGower2 (10–20%)
Fetal	HbF (90–95%) HbA1 (5–10%) HbA2 (traços)
Pós-nascimento (até seis meses)	HbF (40–80%) HbA1 (20–60%) HbA2 (traços)
Pós-nascimento (acima de seis meses)	HbF (0–2%) HbA1 (95–98%) HbA2 (2–3,5%)

Fonte: Adaptado de Lorenzi (2006) e Assis e Pugliese (2012).

Assim, os tipos normais de hemoglobina são HbA1, HbA2 e HF, e hemoglobinas variantes a estas podem se formar por mudanças estruturais ou quantitativas por alteração nos aminoácidos que compõem as diferentes cadeias globínicas.

Mais de 900 variantes de hemoglobinas já foram descritas, sendo que as mais frequentes na população são HbS e HbC, causando anemia falciforme e hemoglobinopatia C, respectivamente. Existe também um conjunto de síndromes relacionadas pela diminuição na velocidade de síntese das cadeias α ou β das globinas, chamadas de talassemias ou síndromes talassêmicas (LORENZI, 2006; MELO-REIS *et al*., 2006; HOFFBAND; MOSS, 2018).

A **doença falciforme** é decorrente de problemas na estrutura da hemoglobina associados ou não a defeitos na sua síntese, sendo uma condição genética autossômica recessiva. A doença caracteriza-se clinicamente por anemia hemolítica crônica com presença de hemácias falciformes (em formato de foice, conforme ilustrado na Figura 2, com nomenclatura de drepanócitos) que contêm **hemoglobina S (HbS)**. Também pode ser designada como anemia falciforme, anemia da HbS, anemia drepanocítica ou meniscocitose. A hemoglobina S se forma como resultado da mutação do gene beta, na posição 6, onde o ácido glutâmico é substituído por valina.

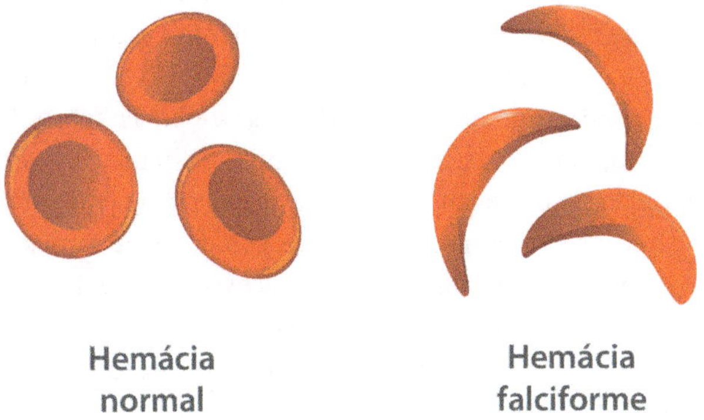

Figura 2. Hemácia normal com hemoglobinas funcionais e hemácia falciforme (formato de foice ou drepanócito) com hemoglobina S (HbS).

Fonte: Adaptada de solar22/Shutterstock.com.

Clinicamente, a anemia falciforme é caracterizada por anemia hemolítica grave, pontuada por crises vasoclusivas, viscerais, aplásticas ou hemolíticas. No entanto, a intensidade e a gravidade podem variar nos pacientes, de forma que alguns chegam a falecer ainda na infância e outros não apresentam as crises (HOFFBRAND; MOSS, 2018). Isso acontece pois os pacientes podem apresentar homo ou heterozigose para a anemia falciforme. Assim, classificamos clinicamente a condição como **traço falciforme** (pacientes em heterozigose — HbAS) ou **anemia falciforme** (pacientes em homozigose — HbSS).

O **traço falciforme** não apresenta alterações hematológicas e, assim, seus portadores só serão detectados caso sejam feitos exames moleculares. A condição heterozigota é decorrente de herança do gene da globina βS por parte de um dos pais, juntamente com o gene da globina βA proveniente do outro genitor. Assim, heterozigotos possuem HbA e HbS; no entanto, a concentração de HbA é sempre mais elevada, o que leva à não geração de sinais e sintomas. Sinais e sintomas leves podem acometer estes pacientes em situações como: excesso de esforço físico, voo em avião não pressurizado, anestesia geral, infecções ou exposição a regiões de grande altitude, situações essas em que pode ocorre a falcização das hemácias que contem HbS (LORENZI, 2006; MANFREDINI *et al.*, 2007).

Já os pacientes com **anemia falciforme** homozigótica apresentam predomínio da geração de hemoglobinas S. Consequentemente, a manifestação clínica da doença se dá por sinais e sintomas claros, sendo muitas vezes graves e com necessidade de monitoramento e tratamento, principalmente por transfusões sanguíneas e uso de hidroxiureia.

As hemoglobinas S apresentam um comportamento diferente das hemoglobinas normais: em estado oxigenado, a molécula de HbS encontra-se "relaxada", conformação estrutural que separa as globinas beta S. No estado desoxigenado, as moléculas de HbS tornam-se esticadas e as globinas beta S ficam mais próximas. Assim, com o passar de um tempo em circulação exercendo sua função e, portanto, se oxigenando e se desoxigenando, a hemoglobina tende a mudar sua estrutura e a deformar o eritrócito, perdendo seu formato discoide e tornando-se alongada e com filamentos na sua extremidade. É isso que gera a chamada hemácia drepanocítica, uma mudança irreversível da forma eritrocitária.

A estrutura alterada promove mudanças na membrana, não permitindo a fosforilação normal e promovendo alterações na osmolaridade, com consequente desidratação. Além disso, as alterações deixam as hemácias mais rígidas, levando-as a se estagnar em órgãos com circulação lenta e a bloquear o fluxo sanguíneo em regiões de bifurcações dos vasos sanguíneos, o que acarreta a formação de trombos e enfarte dos tecidos adjacentes (LORENZI, 2006; MANFREDINI *et al.*, 2007). A Figura 3 resume os principais sintomas da anemia falciforme.

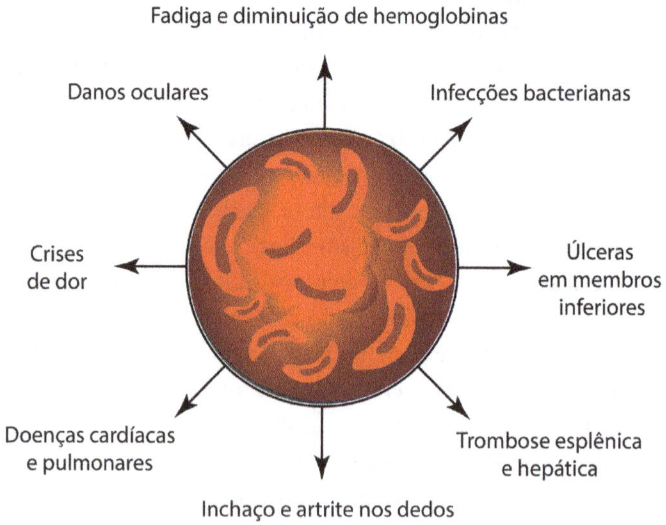

Figura 3. Principais consequências clínicas da anemia falciforme.

Fonte: Adaptada de Timonina/Shutterstock.com.

Link

No *link* a seguir, você encontrará uma leitura complementar sobre o tema: o *Manual de diagnóstico e tratamento de doenças falciformes*, produzido pela Agência Nacional de Vigilância Sanitária (Anvisa).

https://qrgo.page.link/oDPq9

Outra hemoglobina variante é a **hemoglobina** C (**HbC**), que também é derivada de uma condição genética autossômica recessiva, em que o ácido glutâmico é substituído pela lisina na mesma posição 6 do gene beta da globina. Os casos de homozigose, tanto para a HbS quanto para a HbC, promovem nos portadores uma anemia hemolítica crônica de intensidade variável e muitas vezes fatal na infância.

Também pode ocorrer de um indivíduo apresentar as duas alterações de forma concomitante; são os chamados duplos heterozigotos SC, também conhecidos por doença da **hemoglobina C**. Nestes casos, as taxas de HbS e HbC estão próximas uma da outra, não havendo a hemoglobina A1. O curso clínico é similar ao da doença falciforme, com menor intensidade, apresentando crises hemolíticas mais amenas.

Já as **talassemias**, ou síndromes talassêmicas, apresentam diminuição ou ausência na produção de uma ou mais cadeias globínicas (podendo ser α, β, γ e δ) que compõem a hemoglobina, sendo resultantes de mutações por deleção, inserção, substituição ou *crossing over*, que podem ocorrer nos genes localizados no cromossomo 16 e/ou genes presentes no cromossomo 11. Dessa forma, trata-se de um defeito quantitativo, com menor produção ou ausência de cadeias globínicas (MELO-REIS *et al.*, 2006).

As talassemias podem ser classificadas de acordo com a cadeia globínica que sofreu alteração, como pode ser observado no Quadro 2.

Quadro 2. Classificação das talassemias de acordo com as cadeias globínicas mutadas

Classificação	Cadeia globínica afetada	Tipo de mutação
α talassemia	Redução das cadeias alfa (α+) ou ausência da cadeia alfa (α°)	Deleções ou inserções nos genes alfa
β talassemia	Redução das cadeias beta (β+) ou ausência da cadeia beta (β°)	As alterações se processam em genes intactos, ou por substituição
δβ talassemia	Redução ou ausência das cadeias alfa ou beta	*Crossing over*

Fonte: Adaptado de Lorenzi (2006).

A talassemia δβ são raras. Clinicamente, as talassemias alfa ou beta podem apresentar ou não sintomas, dependente da quantidade de produção de hemoglobina. Os casos de **talassemia alfa** ocorrem por não produção ou produção reduzida das cadeias alfa, caracterizando-se por ser do tipo adquirida ou hereditária e autossômica recessiva.

O desenvolvimento das talassemias adquiridas ocorre muito raramente, sendo sua ocorrência, na maioria dos casos já descritos, por associação com doenças hematológicas, entre as quais se destacam a eritroleucemia, doenças linfo e mieloproliferativas crônicas e agudas e anemia sideroblástica.

Como existem quatro genes responsáveis pela síntese dessa globina, clinicamente também existem quatro talassemias alfa diferentes e distintas, referidas como subtipos da doença:

- **Portador assintomático:** quando ocorre a perda de apenas um gene alfa por deleção, não havendo manifestação clínica da doença.
- **Traço alfa talassêmico:** ocorre quando há deleção de dois genes alfas. Nesse caso, os pacientes também são assintomáticos na perspectiva clínica, porém um hemograma provavelmente revelará anemia microcítica.
- **Doença de hemoglobina H:** ocorre quando há perda de três genes alfas por deleção.
- **Hidropsia fetal:** é a forma mais agressiva da doença, quando ocorre deleção dos quatro genes alfa. É um tipo incompatível com a vida, levando a hepatomegalia severa e morte fetal.

Os casos de **talassemia beta** ocorrem por não produção ou produção reduzida das cadeias beta, caracterizando-se por ser hereditária e autossômica recessiva. Existem dois genes responsáveis pela síntese de cadeias betas, que podem sofrer alterações por deleções, RNA não funcional e anormalidades no processamento do RNA, de modo que clinicamente existem três talassemias beta diferentes e distintas:

- **Talassemia menor:** os pacientes são heterozigotos clinicamente assintomáticos que podem ser detectados por alterações laboratoriais caracterizadas como "anemia leve".
- **Talassemia intermediária:** é a forma sintomática menos grave, com níveis de hemoglobina de 8–10 g/dL, em geral não dependente de transfusão, caracterizada como "anemia leve à grave".
- **Talassemia maior:** é a forma grave, correspondente a homozigotos ou heterozigotos compostos (antigamente chamada de anemia de Cooley). Nessa condição, o paciente é dependente de transfusões. Caracterizada como "anemia grave".

Link

No *link* a seguir, você encontrará como leitura complementar o manual *Orientações para o diagnóstico e tratamento das talassemias beta*, produzido pelo Ministério da Saúde.

https://qrgo.page.link/391BX

Diagnóstico das hemoglobinopatias

Para o diagnóstico das hemoglobinopatias, é preciso haver a combinação de diversas técnicas laboratoriais, como hemograma, análise da morfologia eritrocitária, eletroforese de hemoglobina, cromatografia líquida de alta *performance* (HPLC), teste de falcização, teste de resistência osmótica em NaCl 0,36%, contagem de reticulócitos, detecção de inclusões de hemoglobina H, estudo molecular e triagem neonatal com o teste do pezinho.

O hemograma e a análise da morfologia eritrocitária fornecem informações importantes a respeito da estrutura e função dos eritrócitos, por meio da quantificação de hemoglobina no seu interior. Já a eletroforese é uma técnica que, por meio da carga elétrica, consegue separar moléculas e identificá-las de acordo com seu peso molecular. As moléculas de hemoglobina em meio alcalino são carregadas negativamente, migrando ao polo positivo, e o contrário ocorre quando usamos meio ácido; assim, é possível detectar as hemoglobinas que apresentam mobilidade eletroforética diferente das hemoglobinas normais por conta da mutação que altera sua carga elétrica.

A metodologia por HPLC é utilizada na triagem neonatal das hemoglobinopatias e se baseia na separação de compostos em solução, para sua identificação e quantificação por fotometria. Por sua vez, o teste de falcização consiste em utilizar um agente redutor (metabissulfito de sódio a 2%) que reduz a tensão do oxigênio e, quando adicionado ao sangue em lâmina com lamínula vedada, promove a falcização das hemácias que possuem a hemoglobina HbS. Isso ocorre porque a mutação presente nessa hemoglobinopatia gera uma alteração bioquímica nas moléculas de hemoglobina S que, quando são desoxigenadas, se polimerizam no interior do eritrócito, que as transformam em célula falciforme.

A presença de hemoglobina S, C e A2 promove maior resistência globular das hemácias em solução de NaCl 0,36%, comparado com hemácias com outros tipos de hemoglobina. Dessa forma, o teste de resistência osmótica permite avaliar a presença de alterações características de anemia falciforme, hemoglobinopatia C e talassemia beta.

A contagem de reticulócitos é importante nos casos de hemoglobina H e hemoglobinas instáveis. A presença de reticulócitos, que são hemácias imaturas, reflete a atividade da medula óssea para repor estas células perdidas no processo de hemólise. No hemograma, é possível identificar a presença de reticulócitos quando relatada policromasia (em colorações hematológicas com corantes derivados de Romanowsky).

O teste de detecção de inclusões de hemoglobina H é realizado quando há suspeita de hemoglobina H. Baseia-se na incubação das hemácias com o corante azul de cresil brilhante, que cora as hemácias com hemoglobina H, formando inclusões intracelulares com pontos basofílicos.

O estudo molecular permite analisar a organização, estrutura e função dos genes que sintetizam as globinas e identificar de forma muito mais precisa o tipo de hemoglobinopatia. Por sua vez, no teste do pezinho são realizados vários exames para a detecção precoce de fenilcetonúria, hipotireoidismo congênito, fibrose cística e hemoglobinopatias, que são doenças que requerem monitoramento e tratamentos para qualidade de vida dos portadores. Nessa triagem neonatal, é possível identificar as três hemoglobinopatias mais frequentes no Brasil: hemoglobinopatia C, anemia falciforme e talassemia beta (ASSIS; PUGLIESE, 2012).

Achados laboratoriais na anemia falciforme

Os achados laboratoriais característicos da anemia falciforme contêm as seguintes alterações (LORENZI, 2006; NAOUM; BONINI-DOMINGOS, 2007):

- Hemograma com contagem de hemácias e hemoglobinas diminuídas, com células normocíticas. Volume corpuscular médio (VCM) e hemoglobina corpuscular média (HCM) baixos podem ser indício de talassemia α concomitante, uma vez que na talassemia as hemácias são microcíticas. Podem ser visualizadas hemácias falciformes, com extremidades alongadas nos esfregaços sanguíneos.
- Hemácias falciformes serão visualizadas no exame de falcização.
- Reticulocitose.
- Leucocitose e desvio à esquerda.
- As plaquetas geralmente estão aumentadas numericamente (plaquecitose ou trombocitose).
- No mielograma, a medula óssea é hiperplásica, com predominância de normoblastos, mas também pode se tornar aplástica durante as crises falciformes ou durante infecções graves.
- A bilirrubina sérica geralmente encontra-se elevada, e os valores urinários e fecais do urobilinogênio são altos.
- A eletroforese de hemoglobina é útil para diagnóstico de homozigose (quando apresenta somente HbS e quantidade variável de HbF) e heterozigose (quando apresenta mais HbA1 que HbS).
- A associação de alterações genéticas da HbS com outras hemoglobinopatias requer o uso de técnicas como HPLC e moleculares para um diagnóstico mais preciso.

Achados laboratoriais nas síndromes talassêmicas

Os achados laboratoriais característicos das talassemias são (LORENZI, 2006; NAOUM; BONINI-DOMINGOS, 2007):

- Hemograma com contagem diminuída de hemácias e hemoglobina, com eritrócitos microcíticos e hipocrômicos e presença de células em alvo (hemácias), conforme ilustrado na Figura 4. Índices VCM e HCM estão reduzidos.

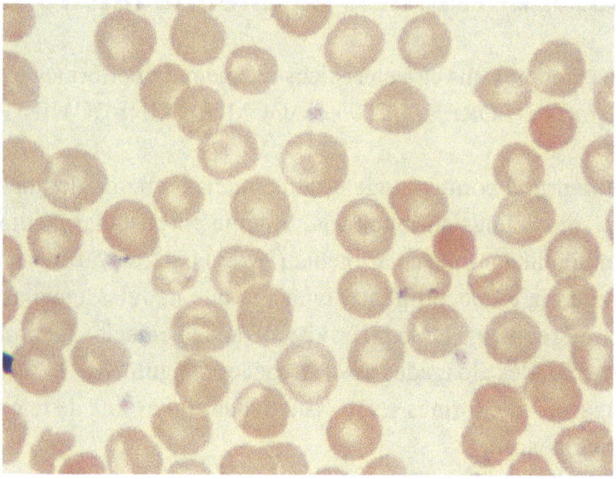

Figura 4. Hemácias em alvo.
Fonte: LindseyRN/Shutterstock.com.

- Ainda no hemograma, a presença de micrócitos, esquisócitos, dacriócitos (hemácias em formato de "lágrima"), hipocromia e pontilhado basófilo e hematócrito elevado é sugestivo de talassemia beta menor.
- Hemoglobinúria e reticulocitose associadas á hepato e esplenomegalia são característicos das síndromes talassêmicas e típicos nos casos de anemia hemolítica por hemólise extravascular.
- Na eletroforese, a presença de HbH é característica laboratorial da talassemia alfa, enquanto a concentração elevada de HbA2 é característica de talassemia beta.

Exercícios

1. A eletroforese de hemoglobina auxilia no diagnóstico de hemoglobinopatias, pois identifica os tipos de moléculas presentes na hemoglobina do paciente. Assinale a alternativa que representa o padrão eletroforético no caso de traço falciforme.

a) Presença de HbH.
b) Presença de HbA1.
c) Presença de HbA1 e HbH.
d) Presença de HbS.
e) Presença das hemoglobinas HbA1 e HbS.

2. A anemia falciforme pode gerar consequências graves ao paciente decorrentes da fisiopatologia da doença. Assinale a alternativa que evidencia os aspectos clínicos que ocorrem com frequência na doença falciforme.

a) Desmaios, tontura, sede, sudorese, pulso rápido e fraco e respiração rápida.

b) Fadiga, perda do vigor, cansaço e febre.

c) Fadiga, icterícia, urina escura e hepatoesplenomegalia.

d) Icterícia, hepatoesplenomegalia, lesões cutâneas ulceradas em membro inferior.

e) Icterícia, hepatoesplenomegalia e alterações ósseas, principalmente cranianas.

3. As anemias recebem diferentes classificações de acordo com sua origem e achados laboratoriais. Assinale a alternativa que apresenta os principais exames laboratoriais que auxiliam o diagnóstico de hemoglobinopatias.

a) Hemograma, contagem de reticulócitos e bilirrubinas.

b) Hemograma, contagem de reticulócitos e dosagem de ferro sérico.

c) Hemograma, contagem de reticulócitos e eletroforese de hemoglobina.

d) Hemograma, contagem de reticulócitos e dosagem de ácido fólico.

e) Hemograma, contagem de reticulócitos, bilirrubinas e vitamina B12.

4. A análise da morfologia do sangue periférico durante o exame de hemograma permite identificar distúrbios na hematopoese e nas células circulantes. Escolha a opção que apresenta os principais achados na anemia por talassemia.

a) Hemácias microcíticas hipocrômicas e em forma de alvo.

b) Hemácias microcíticas hipocrômicas e drepanócitos.

c) Hemácias normocíticas e drepanócitos.

d) Hemácias normocíticas e normocrômicas.

e) Hemácias microcíticas e drepanócitos.

5. As hemoglobinopatias são decorrentes de alterações genéticas que alteram a síntese das hemoglobinas. No ser humano adulto e normal, as hemoglobinas presentes são:

a) HbA1, HbA2 e HbH.

b) HbA1, HbA2 e HbF.

c) HbA1, HbA2 e HbS.

d) HbA1, HbA2 e HbC.

e) HbA1, HbA2 e HbD.

Referências

ASSIS, P. R. G. R.; PUGLIESE, L. Hemoglobinopatias. *In:* PUGLIESE, L. *et al. Hematologia*: análises, coleta, doenças do sangue e tratamentos. São Paulo: DCL, 2012.

HOFFBRAND, A. V.; MOSS, P. A. H. *Fundamentos em hematologia de Hoffbrand*. 7. ed. Porto Alegre: Artmed, 2018.

LORENZI, T. F. *Manual de hematologia:* propedêutica e clínica. 4. ed. Rio de Janeiro: Guanabara Koogan, 2006.

MANFREDINI, V. *et al.* A fisiopatologia da anemia falciforme. *Infarma*, v. 19, n. 1/2, p. 3–6, 2007. Disponível em: http://www.revistas.cff.org.br/?journal=infarma&page=article&op=view&path%5B%5D=216&path%5B%5D=204. Acesso em: 30 out. 2019.

MELO-REIS, P. R. *et al.* A importância do diagnóstico precoce na prevenção das anemias hereditárias. *Revista Brasileira de Hematologia e Hemoterapia*, v. 28, n. 2, p. 149–152, 2006. Disponível em: http://www.scielo.br/scielo.php?script=sci_arttext&pid=S1516-84842006000200017. Acesso em: 30 out. 2019.

NAOUM, P. C.; BONINI-DOMINGOS, C. R. Dificuldades no diagnóstico laboratorial das hemoglobinopatias. *Revista Brasileira de Hematologia e Hemoterapia*, v. 29, n. 3, p. 226–228, 2007. Disponível em: http://www.scielo.br/scielo.php?pid=S1516-84842007000300007&script=sci_abstract&tlng=pt. Acesso em: 30 out. 2019.

SOUSA, F. G. M.; ARAÚJO, T. L. hemoglobinopatias em população infantil de um município Maranhense. *Revista de Enfermagem da UERJ*, v. 13, p. 325–330, 2005.

Anemias autoimunes e hemoparasitoses

Objetivos de aprendizagem

Ao final deste texto, você deve apresentar os seguintes aprendizados:

- Caracterizar as anemias autoimunes.
- Identificar as hemoparasitoses.
- Reconhecer os métodos de diagnóstico das anemias autoimunes e das hemoparasitoses.

Introdução

Anemias hemolíticas decorrentes de autoanticorpos que se ligam aos eritrócitos e os destroem são chamadas de anemias autoimunes. Esse tipo de anemia pode ser induzido por infecções, doenças autoimunes, doenças linfoproliferativas ou medicamentos, ou ainda por causas idiopáticas. São consideradas raras, pela baixa frequência com que afetam a população. No entanto, o conhecimento de seus aspectos clínicos e laboratoriais é de grande importância aos profissionais da saúde.

Neste capítulo, você vai entender como se desenvolve a anemia autoimune e como ocorre a patofisiologia da malária, uma das principais doenças hemoparasitárias no Brasil. Além disso, ficará a par das principais metodologias laboratoriais utilizadas para o diagnóstico dessas doenças.

Anemias autoimunes

Uma **anemia autoimune**, ou **anemia hemolítica autoimune** (AHAI), ocorre quando anticorpos, produzidos pelo sistema imunológico do próprio paciente, se ligam à superfície dos eritrócitos, promovendo sua destruição. O desenvolvimento de autoanticorpos normalmente é decorrente de estímulos por infecções, como mononucleose infecciosa e sífilis, por doenças autoimunes, como lúpus eritematoso sistêmico e artrite reumatoide, por doenças linfoproliferativas, como linfoma, leucemia linfática crônica e macroglobulinemias, pelo uso de certos medicamentos, como penicilina e metildopa, ou ainda por causas idiopáticas (LORENZI, 2006).

Um **anticorpo**, ou imunoglobulina (Ig), é uma molécula de glicoproteína produzida por linfócitos B, quando estes se ligam a antígenos. **Antígenos** são todos os tipos de substâncias ou moléculas normalmente presentes na membrana de patógenos capazes de serem reconhecidas como algo estranho pelas células da resposta imune e capazes de estimular a produção de anticorpos por linfócitos B. Tais anticorpos ficam circulantes no plasma e, ao entrarem novamente em contato com estes antígenos, agem de forma a destruí-los. Assim, as reações antígeno–anticorpo costumam ocorrer com alto grau de especificidade e afinidade, ou seja, cada anticorpo reconhece apenas o antígeno que estimulou a sua própria produção. Esse tipo de resposta imunológica faz parte do que chamamos de "resposta imune adaptativa", resultando em memória imunológica.

As funções efetoras dos anticorpos para o combate aos antígenos ocorrem por neutralização, opsonização e ativação do sistema complemento. A **neutralização** ocorre quando os anticorpos se ligam a antígenos presentes em toxinas, vírus ou bactérias e neutralizam o processo tóxico ou infeccioso (Figura 1a). Já o processo de **opsonização** se dá quando os anticorpos reconhecem os antígenos e se ligam a eles, recobrindo o patógeno e sinalizando às células de resposta imune que realizem a fagocitose de forma mais potente (as células se tornam ativadas para esta atividade) (Figura 1b). Por sua vez, a **ativação de complemento** (via clássica) ocorre quando os anticorpos reconhecem os antígenos e se ligam a eles, formando o complexo antígeno–anticorpo, o qual, na circulação, ativa proteínas presentes no plasma, formando uma cascata de enzimas proteolíticas que leva à geração de um complexo lítico celular (complexo de ataque à membrana) (ABBAS; LICHTMAN; PILLAI, 2013). Este complexo se liga à membrana do patógeno que contém o antígeno e forma um poro que desestabiliza o controle de entrada e saída de componentes e osmolaridade celular, levando à sua destruição por lise celular (Figura 1c).

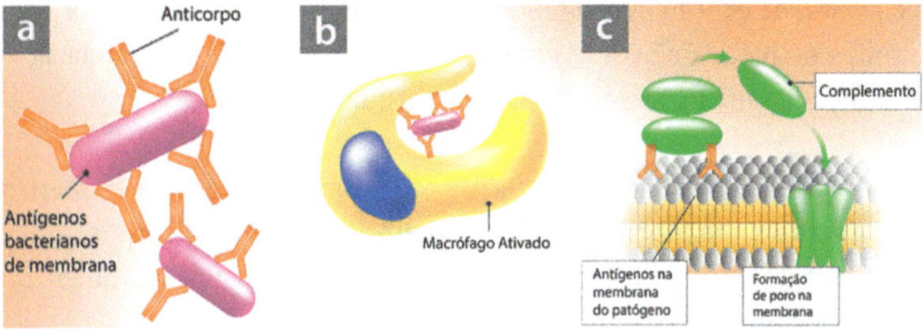

Figura 1. Principais funções efetoras dos anticorpos para o combate ao antígeno: (a) neutralização; (b) opsonização; (c) ativação do sistema complemento, formando o complexo de ataque à membrana.

Fonte: Adaptada de Studio BKK/Shutterstock.com.

Autoanticorpos são anticorpos produzidos por antígenos próprios ou autoantígenos, ou seja, substâncias ou moléculas presentes em nosso organismo que, por um "engano" do nosso sistema imune, são reconhecidas como estranhas. Tal situação ocorre por falha dos mecanismos de autotolerância, levando à chamada autoimunidade, que, como consequência, causa uma variedade de síndromes crônicas classificadas como doenças autoimunes. As **doenças autoimunes** são bastante variadas em termos de gravidade, tecidos afetados e mecanismos efetores. Entre as mais comuns, podemos citar a artrite reumatoide, o diabetes melito tipo 1 e o lúpus eritematoso sistêmico (MURPHY; TRAVERS; WALPORT, 2010; ABBAS; LICHTMAN; PILLAI, 2013).

Outra consequência da autoimunidade pode ser a **anemia hemolítica**, que, como já definida anteriormente, ocorre quando os autoanticorpos reconhecem e destroem as hemácias. Dessa forma, nas **AHAIs**, a hemólise pode ocorrer via sistema complemento ou por opsonização. A ativação do sistema complemento ocorre por anticorpos IgG, que promovem hemólise intravascular, enquanto a opsonização, desenvolvida por anticorpos IgM, promoverá hemólise extravascular, via sistema reticuloendotelial, principalmente do baço.

A classificação das AHAIs pode ser estabelecida de acordo com categorias clínicas, de acordo com a temperatura de reatividade dos anticorpos aos eritrócitos ou ainda de acordo com sua etiologia primária e secundária. Sob esta última classificação, temos (LORENZI, 2006):

- anemias autoimunes primárias — idiopáticas (sem doença sistêmica ou outras condições para explicar a presença de autoanticorpos);
- anemias autoimunes secundárias — doenças infecciosas, doenças autoimunes, doenças linfoproliferativas e fármacos.

Quanto à classificação por temperatura, os casos de AHAI podem ser mediados por autoanticorpos quentes (temperatura ótima de reatividade de 37°C) ou autoanticorpos frios (temperatura de reatividade máxima ocorre a 4°C). A classificação entre a AHAI a quente e a frio é muito importante, pois o curso da doença e as estratégias terapêuticas são diferentes (LORENZI, 2006):

- a quente: IgG (induz hemólise extravascular — esplênica);
- a frio: IgM (induz hemólise intravascular — sistema complemento).

A hemólise induzida por medicamentos como ácido acetilsalicílico, penicilina, cefalosporina e cisplatina tem sido relatada como mecanismo de hapteno, que consiste na produção de anticorpos contra o medicamento, mas que, por reação cruzada, se liga às hemácias, causando sua destruição por sistema complemento ou fagocitose. Já o medicamento metildopa (Figura 2) induz a produção de autoanticorpos por mecanismos ainda não totalmente compreendidos, tendo as seguintes hipóteses (QAHTANI, 2018):

- O medicamento metildopa se liga às hemácias imaturas, altera seu antígeno de membrana e induz a formação de autoanticorpos verdadeiros.
- O medicamento metildopa ou seus metabólitos induzem o comprometimento da tolerância imunológica.

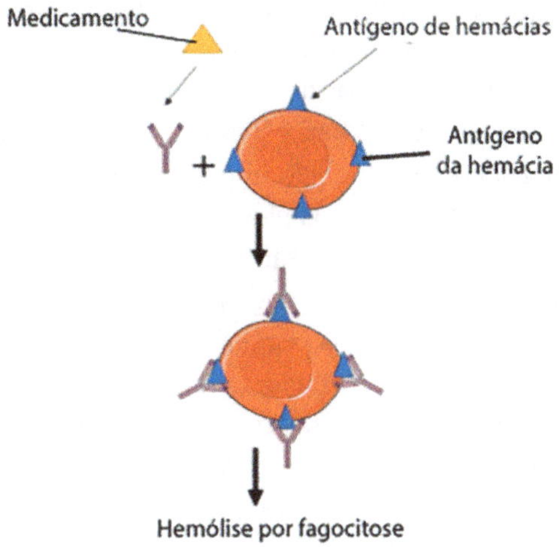

Figura 2. Mecanismo de origem da AHAI induzida pelo medicamento metildopa. O medicamento ou seus metabólitos induzem a formação de autoanticorpos verdadeiros, que reconhecem os antígenos das hemácias, se ligam à elas e induzem a hemólise via fagocitose no baço.
Fonte: Adaptada de Qahtani (2018).

A AHAI apresenta-se com anemia hemolítica de severidade variável, podendo acometer ambos os sexos e qualquer idade. Os principais sintomas clínicos da AHAI são anemia, icterícia e esplenomegalia. Já os sinais e sintomas decorrentes da doença de base podem ser febre (nos casos de infecção), lesões cutâneas (nos casos de sífilis e lúpus eritematoso sistêmico), adenomegalias (infecções e doenças linfoproliferativas) e dores osteoarticulares (doenças reumáticas autoimune).

As características laboratoriais são hemoglobinemia, hemoglobinúria acompanhada de esferocitose e reticulocitose. O mielograma apresenta hiperplasia de precursores eritroblásticos. O teste de Coombs ou antiglobulina (direto ou indireto) é positivo. Quando essas alterações laboratoriais ocorrem associadas à plaquetopenia e hemorragias, caracteriza-se a "síndrome de Evans" (LORENZI, 2006).

Link

Para saber mais sobre a AHAI, leia o artigo disponível no *link* a seguir.

https://qrgo.page.link/2QSLZ

A AHAI é apenas um dos tipos de **anemia imunológica**, havendo também as chamadas anemias **aloimunes** ou **isoimunes**. Nesse caso, ocorre a produção natural (preexistente mesmo que não haja contato) de aloanticorpos, que reconhecem e se ligam a componentes (antígenos) teciduais de outro membro da mesma espécie. Esses aloanticorpos reconhecem principalmente antígenos do grupo sanguíneo e outros antígenos do complexo principal de histocompatibilidade (MHC) polimórficos que podem causar rejeição de órgãos transplantados ou reações importantes em transfusões sanguíneas não compatíveis.

O principal exemplo de anemia hemolítica causada por aloanticorpos é a **doença hemolítica do recém-nascido**, ou **eritroblastose fetal**, que ocorre quando a mãe apresenta Rh sanguíneo negativo e o feto Rh positivo (herdado do pai). Durante o trabalho de parto, o sangue fetal entra em contato com o sangue materno, mesmo que em quantidades mínimas, levando ao desenvolvimento de anticorpos contra o antígeno D (Rh). Em uma segunda gravidez, se o feto for Rh positivo, os anticorpos maternos produzidos na primeira gestação reconhecem e se ligam às hemácias fetais, causando hemólise (Figura 3). Assim, o quadro fetal é de anemia hemolítica com icterícia por hiperbilirrubinemia, com consequente hepato e esplenomegalia, reticulocitose e eritroblastose. Casos severos se caracterizam por hidropsia fetal com prognóstico fatal (LORENZI, 2006).

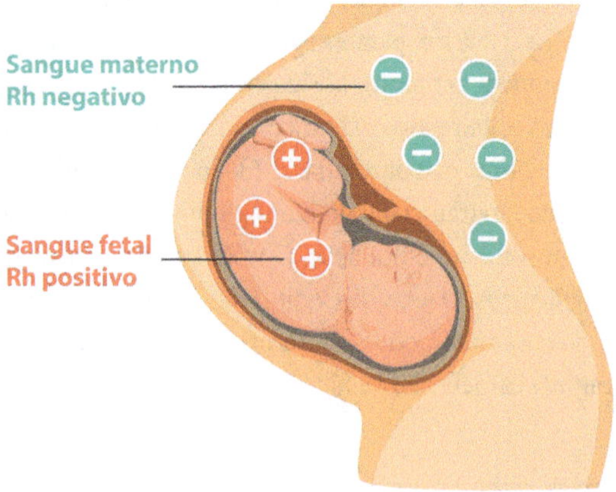

Figura 3. Doença hemolítica do recém-nascido, ou eritroblastose fetal. Tipo de anemia imunológica que se desenvolve quando a mãe Rh negativo produz anticorpos anti-D (antígenos D são encontrados em hemácias de pessoas Rh positivo). Essa condição pode gerar consequências graves ao feto ou recém-nascido.
Fonte: Adaptada de Torrenta Y/Shutterstock.com.

Hemoparasitoses

O termo hemoparasitose refere-se a doenças parasitárias cujo agente etiológico apresenta ciclo de vida heteroxênico, passando pela corrente sanguínea do hospedeiro humano e gerando, como consequência, anemia hemolítica ou outras complicações.

As principais infecções capazes de gerar alterações sanguíneas são provocadas por protozoários parasitas: *Plasmodium ssp.*, *Trypanossoma cruzi*, *Toxoplasma gondii*, *Leishmania ssp.* Além disso, é possível citar as infecções bacterianas por *Clostridium welchi*, *Haemophilus influenzae*, *Mycobacterium tuberculosis*, *Bartonella bacilliformis* e infecção pelo helminto *Wuchereria bancrofti*, causador da filariose linfática (conhecida por elefantíase) (LORENZI, 2006).

A **doença de Chagas** é causada por protozoários *Trypanossoma cruzi*, que são transmitidos pelo inseto hematófago *Triatoma infestans*, conhecido como barbeiro. O protozoário apresenta as fases evolutivas de epimastigota (encontrada no inseto vetor), tripomastigota (encontrada na corrente sanguínea dos hospedeiros vertebrados, como o homem, na fase aguda da doença) e amastigota (forma intracelular, encontrada em tecidos como coração, esôfago e intestino, na fase crônica da doença).

A fase aguda da doença pode ser assintomática, mas quando sintomática inicia-se por manifestações locais, quando *T. cruzi* penetra na conjuntiva (sinal de Romaña) ou na pele (chagoma de inoculação). Essas manifestações podem ocorrer de 4 a 10 dias após a picada do barbeiro. Os principais sinais e sintomas nessa fase são: febre, edema localizado e generalizado, poliadenia, hepatomegalia, esplenomegalia, insuficiência cardíaca e perturbações neurológicas.

A fase crônica da doença pode ser assintomática por cerca de 10 a 30 anos, chamada de forma indeterminada/latente. A fase crônica sintomática pode apresentar lesões cardíacas, com aumento do volume do coração, alterações do ritmo de contração ou ainda comprometimento do sistema digestivo, principalmente esôfago e estômago. Na forma nervosa, a doença promove alterações psicológicas, comportamentais e perda de memória (LANA; TAFURI, 2005).

A **leishmaniose** é causada por protozoários do gênero ***Leishmania***, pertencentes a várias espécies. A transmissão é vetorial por mosquitos flebotomíneos. O protozoário apresenta as fases evolutivas de promastigotas (encontrada no inseto vetor) e amastigota (forma intracelular, encontrada no interior de fagócitos, como macrófago e células dendríticas). A doença apresenta diferentes manifestações clínicas, a depender da espécie do protozoário e do tipo de resposta imunológica que o paciente apresenta, sendo (GENARO; REIS, 2005; MICHALICK; GENARO, 2005):

- leishmaniose cutânea — manifestação clínica por lesões ulceradas na pele;
- leishmaniose mucocutânea — manifestação clínica por lesões em mucosa, principalmente nasal e oral, que podem provocar deformidades nestes locais;
- leishmaniose difusa — lesões do tipo verrucosa, não ulceradas;
- leishmaniose visceral — manifestação clínica se dá principalmente por febre e hepatoesplenomegalia; caso não tratada, a doença é potencialmente fatal.

A **toxoplasmose** é causada por protozoários ***Toxoplasma gondii***, pertencentes ao filo *Apicomplexa*, sendo obrigatoriamente intracelular. O protozoário apresenta as fases evolutivas de oocisto (liberado nas fezes de gatos infectados), taquizoítos (encontrados no interior de células nucleadas durante a fase aguda da doença) e bradizoítos (encontrados em forma de cistos teciduais na fase crônica da doença).

A transmissão da doença pode ocorrer por:

- via fecal-oral — ingestão de oocistos eliminados nas fezes de gatos, presentes na água contaminada, solo, areia, frutas e verduras;
- carnivorismo — pelo consumo de carnes e produtos de origem animal (principalmente de suínos, caprinos e ovinos) crus ou mal cozidos contendo cistos teciduais;
- via transplacentária — via circulação materno-fetal, com a passagem de taquizoítos presentes, em grande número, na circulação materna durante a fase aguda da infecção;
- outras — leite cru de cabra ou humano, sangue em transfusões, em acidentes de laboratório e transplante de órgãos.

Em adultos, normalmente a toxoplasmose cursa de maneira assintomática; no entanto, torna-se grave em indivíduos imunocomprometidos e na infecção congênita. Na toxoplasmose congênita, a doença é resultante da transferência de parasitas para o feto por via transplacentária ou durante o parto, em virtude da infecção primária da mãe, ou por reagudização. As manifestações clínicas para o neonato são principalmente acometimento do sistema nervoso central e/ou comprometimento ocular, podendo ser fatais ou debilitantes, a depender do momento da infecção no estágio de desenvolvimento fetal (BARBOSA *et al.*, 2015).

Hemoparasitose por *Plasmodium spp.*

Os agentes etiológicos da malária são protozoários do gênero *Plasmodium* pertencentes ao filo *Apicomplexa*, com cerca de 150 espécies diferentes. No entanto, apenas as espécies *P. falciparum*, *P. vivax*, *P. malarie* e *P. ovale* parasitam o homem. A Amazônia é a região do Brasil onde ocorrem 98% dos casos de malária (região endêmica) por *P. falciparum*, *P. vivax* e *P. malarie*, enquanto *P. ovale* é o causador da doença na África.

A malária é transmitida ao homem quando fêmeas do mosquito do gênero *Anopheles* inoculam esporozoítos infectantes durante o seu repasto sanguíneo. Os mosquitos se contaminam ao picarem indivíduos infectados, sintomáticos ou assintomáticos, que apresentam formas sexuadas do parasita. O parasita apresenta um ciclo digenético ou heteroxênico, sendo o homem o hospedeiro intermediário e o mosquito *Anopheles* o hospedeiro definitivo.

Após a picada, os parasitas em forma de esporozoíto (forma infectante e móvel liberada das glândulas salivares do mosquito) chegam rapidamente ao fígado, onde se multiplicam de forma intensa e veloz, na chamada fase pré-eritrocítica. A essa altura, começam a se diferenciar em merozoítos, uma forma ovalada e imóvel que circula pela corrente sanguínea e infecta hemácias, multiplicando-se em seu interior, causando hemólise. A partir desse momento, aparecem os primeiros sintomas da doença. Até essa fase, a multiplicação parasitária ocorre de forma assexuada.

Quando merozoítos realizam esquizogonia e evoluem para trofozoítos, começam a se dividir várias vezes, ainda de forma assexuada, o que resulta em uma forma multinucleada chamada esquizonte. O esquizonte rompe-se, liberando merozoítos que podem repetir o processo assexuado ou iniciar o ciclo sexuado. A repetição do ciclo assexuado nas hemácias é chamada de "ciclo eritrocítico", repetindo-se com periodicidade específica de cada espécie e relacionando-se com os períodos das crises febris. No ciclo sexuado, os merozoítos dão origem aos gametócitos masculinos (microgameta) ou femininos (macrogameta), que podem ser ingeridos por um mosquito anofelino (*Anopheles sp.*) (BRAGA; FONTES, 2005). No tubo digestivo do mosquito, ocorre a fecundação, que gera oocistos que posteriormente se diferenciam em esporozoítos (forma infectante que será inoculada pelo mosquito no hospedeiro vertebrado) (Figura 4).

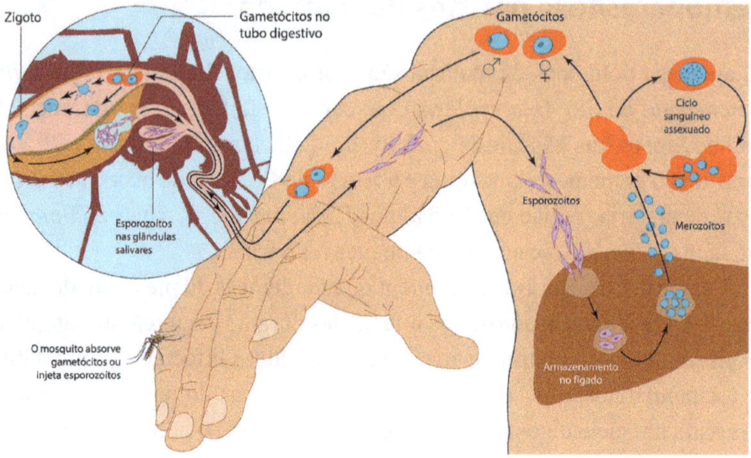

Figura 4. Ciclo de vida do *Plasmodium ssp.*

Fonte: Adaptada de Emre Terim/Shutterstock.com.

Assim, o ciclo apresenta uma sequência de formas e fases evolutivas (BRAGA *et al.*, 1998):

- Fase pré ou exoeritrocítica: é a fase do ciclo processada nos hepatócitos, antes de se desenvolver nos eritrócitos; é também conhecida como fase tissular primária.
- Fase eritrocítica: é a fase do ciclo em que os parasitas invadem e se multiplicam nos eritrócitos.
- Reprodução assexuada ou esquizogonia: ocorre a divisão do núcleo e do citoplasma do parasita, produzindo merozoítos.
- Reprodução sexuada ou esporogonia: ocorre no mosquito, com a fecundação do macrogameta pelo microgameta, produzindo esporozoítos infectantes.

Em relação ao protozoário, as formas evolutivas são:

- esporozoítos (forma infectante transmitida da saliva do vetor para a epiderme do homem);
- forma exoeritrocítica (trofozoíto e esquizonte tissular após os esporozoítos invadirem o hepatócito);
- merozoíto (forma infectante das hemácias);

- formas eritrocíticas (compreendem os estágios intracelulares no eritrócito);
- microgameta (gameta masculino — móvel);
- macrogameta (gameta feminino — imóvel);
- oocineto (formado pela fecundação do macrogameta pelo microgameta);
- oocisto (ovo ou zigoto encistado, fica no sistema digestivo do mosquito e dá origem aos esporozoítos).

Na fase inicial da infecção, a febre é a principal manifestação clínica da malária. É possível a associação da febre com calafrios, tremores, suores intensos, dor de cabeça, dores no corpo, vômitos, diarreia, dor abdominal, falta de apetite, tontura e sensação de cansaço (Figura 5). As manifestações clínicas mais graves são geralmente as provocadas pela infecção por *Plasmodium falciparum*.

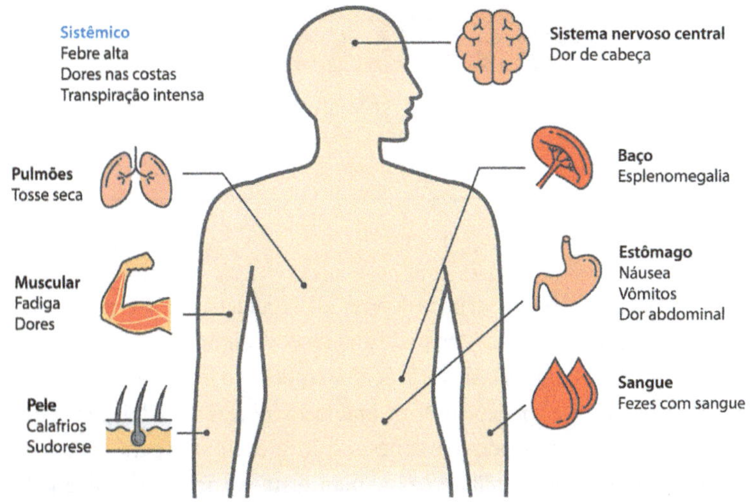

Figura 5. Sinais e sintomas da malária.

Fonte: Adaptada de solar 22/Shutterstock.com.

Em relação à patogenia da malária, é possível afirmar que existem diversos fatores contribuindo para a manifestação da doença, com destaque para causas mecânicas, fagocitose e mecanismos imunológicos. As causas mecânicas ocorrem durante a destruição obrigatória das hemácias que contêm o parasita intracelular. Outra causa de hemólise é a alteração da membrana provocada pela entrada dos parasitas do filo *Apicomplexa*, que utilizam o seu complexo apical para penetrar ativamente nas células. Assim, a alteração na membrana eritrocitária de células parasitadas acelera o processo de reconhecimento por macrófagos para a fagocitose no baço (Figura 6).

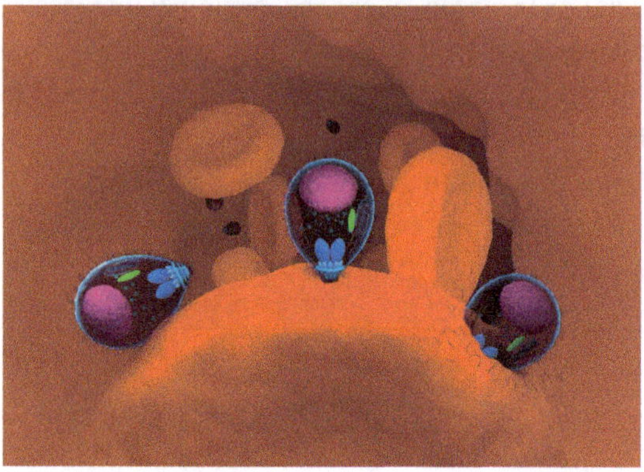

Figura 6. Esquema evidenciando merozoítos de *Plasmodium ssp.* utilizando o complexo apical para penetração ativa nos eritrócitos.
Fonte: Meletios Verras/Shutterstock.com.

Outro processo que também pode ocorrer é o toxicidade, decorrente dos fatores inflamatórios (como citocinas) liberados na resposta imunológica desenvolvida durante a infecção. A agressão aos eritrócitos também pode ser decorrente de anticorpos, principalmente por deposição de imunocomplexos. Nos dois casos, fatores inflamatórios e anticorpos, pode haver destruição de eritrócitos parasitados ou não.

Todos esses fatores contribuem para manifestação de anemia. Além disso, a anemia também pode ocorrer por hipofunção medular, deficiência de folatos, deficiência de ferro, hemólise intramedular, bem como perda de eritrócitos não parasitados (BRAGA; FONTES, 2005; LORENZI, 2006; WHITE, 2018).

Métodos usados no diagnóstico de anemia autoimune e hemoparasitoses

Os exames usados no diagnóstico de anemia autoimune envolvem os testes de rotina hematológica, como hemograma e contagem de reticulócitos, associados a testes que têm como princípio as reações antígeno–anticorpo, sendo o mais conhecido o teste de Coombs, ou teste da antiglobulina. Além disso, pode-se utilizar o teste relacionado ao consumo de anticorpo que fixa complemento, teste de formação de rosetas, teste por radioimunoensaio, teste imunoenzimático (ELISA), método manual direto de brometo de hexadimetrina–TDP (Polybrene) e citometria de fluxo (BRAGA *et al.*, 1998).

A anemia hemolítica promove alterações no hemograma em todas as análises da série vermelha, causando ainda reticulocitose e eritroblastose. Pode ocorrer a formação de *rouleaux* eritrocitário, quando é possível visualizar o empilhamento das hemácias no esfregaço sanguíneo, decorrente principalmente da presença de crioglobulinas (proteínas que precipitam quando resfriadas) — macroscopicamente caracterizamos como hemoaglutinação por anticorpos frios. Outra característica é a hiperbilirrubinemia decorrente do aumento da hemólise e acúmulo de bilirrubina em circulação.

Para distinguir a anemia hemolítica imunológica de outras anemias hemolíticas, utiliza-se principalmente o teste de Coombs. O **teste de Coombs** é muito utilizado na detecção de hemácias sensibilizadas por aloanticorpos, autoanticorpos e/ou componentes do complemento, sendo então importante para o diagnóstico de anemias autoimunes e aloimunes. Consiste em pesquisar anticorpos fixados à hemácia (teste de Coombs direto) ou pesquisar os anticorpos presentes no soro (teste de Coombs indireto) (Figura 7). O teste direto costuma ser utilizado para detectar AHAIs, enquanto o indireto auxilia pacientes que necessitam de transfusão sanguínea e acompanhamento de gestantes Rh negativo e feto Rh positivo. Assim, a interpretação de um teste de antiglobulina positivo exige avaliação em conjunto com os dados clínicos e dos outros exames que caracterizam anemia hemolítica (LORENZI, 2006; VIZZONI; SILVA, 2015).

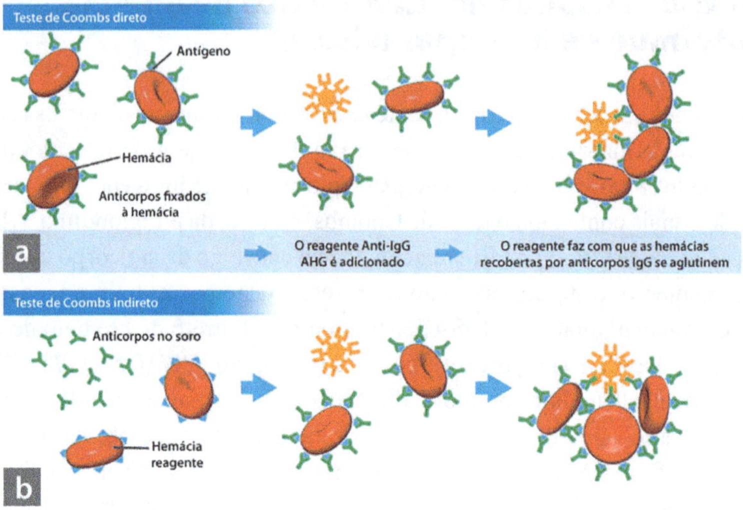

Figura 7. Esquema evidenciando o teste de Coombs: (a) no teste direto, são usadas as hemácias do paciente para verificar se estão sensibilizadas com anticorpos (b) no teste indireto, utiliza-se o soro do paciente para verificar a presença de anticorpos que reconhecem antígenos das hemácias.
Fonte: Adaptada de Aryal (2018).

Nos casos de eritroblastose fetal, é muito importante a determinação do grupo sanguíneo (ABO e Rh) materno e paterno ainda no período pré-natal. Também é necessária a pesquisa de anticorpos irregulares por meio do teste de Coombs indireto (no soro da mãe). A identificação de gestante Rh negativo com Coombs indireto positivo indica que a mãe produziu anticorpos que reconhecem os antígenos D presentes nas hemácias do feto (LORENZI, 2006).

Os testes usados no diagnóstico das hemoparasitoses envolvem análises microscópicas para a identificação do parasita no sangue, mas também devem estar associados a testes que têm como princípio as reações antígeno–anticorpo, como teste rápido (imunocromatografia), imunoenzimático (ELISA) e de imunofluorescência, ou ainda testes moleculares.

Os testes rápidos são bastante utilizados nas áreas endêmicas, sendo que alguns podem distinguir a espécie de *Plasmodium*. Teste imunoenzimático e de imunofluorescência costumam ser usados usados em outras regiões para detecção de casos alóctones (quando a infecção se deu em área endêmica, mas a pessoa viajou e detectou a doença em outro local). O diagnóstico molecular é mais específico, mas é de difícil acesso, pelo custo e disponibilidade nos laboratórios.

Na malária, as principais alterações laboratoriais ocorrem no hemograma, em que serão observados esferócitos, inclusões nas hemácias (encontro de trofozoítos, esquizontes, rosetas e gametócitos) e contagem de reticulócitos aumentada. Também pode ocorrer a granulação de Schüffner nos eritrócitos, que são grânulos de cor rósea surgidos nas hemácias parasitadas pelo *P. vivax* e *P. ovale*, quando coradas pelos corantes hematológicos de Romanowsky.

O diagnóstico de certeza da infecção em regiões endêmicas ocorre pela análise sanguínea em esfregaço sanguíneo corado ou pelo exame da gota espessa (BRAGA; FONTES, 2005). A gota espeça consiste em coleta de sangue por punção digital ou venosa sem anticoagulante. A amostra é então depositada em uma lâmina (uma gota espessa), sendo a gota de sangue distribuída de forma homogênea no centro da lâmina. Espera-se a secagem e realiza-se coloração com algum corante hematológico como: azul de metileno, Giemsa, May–Grünwald–Giemsa ou Wrigth. Já o esfregaço sanguíneo utiliza uma gota menor de sangue, que é distendida pela lâmina. Posteriormente, também recebe algum corante hematológico (Figura 8).

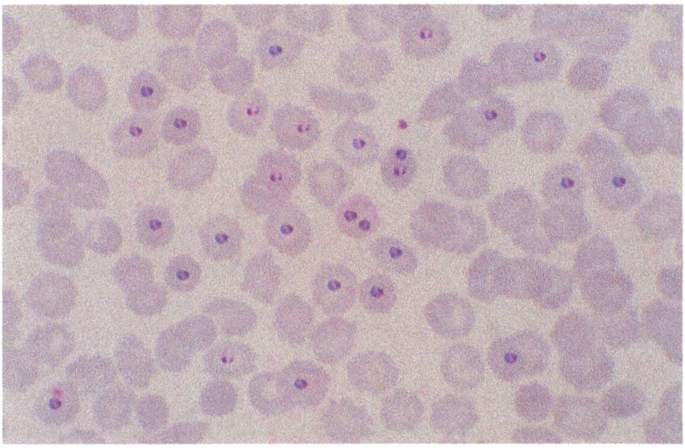

Figura 8. Esfregaço sanguíneo corado apresentando hemácias com *Plasmodium sp.* no estágio de trofozoíto.

Fonte: Schira/Shutterstock.com.

Além disso, por meio da análise microscópica da gota espessa ou do esfregaço sanguíneo, é possível analisar a presença do parasita intracelular nos eritrócitos e até mesmo distinguir a espécie de *Plasmodium* (Figura 9).

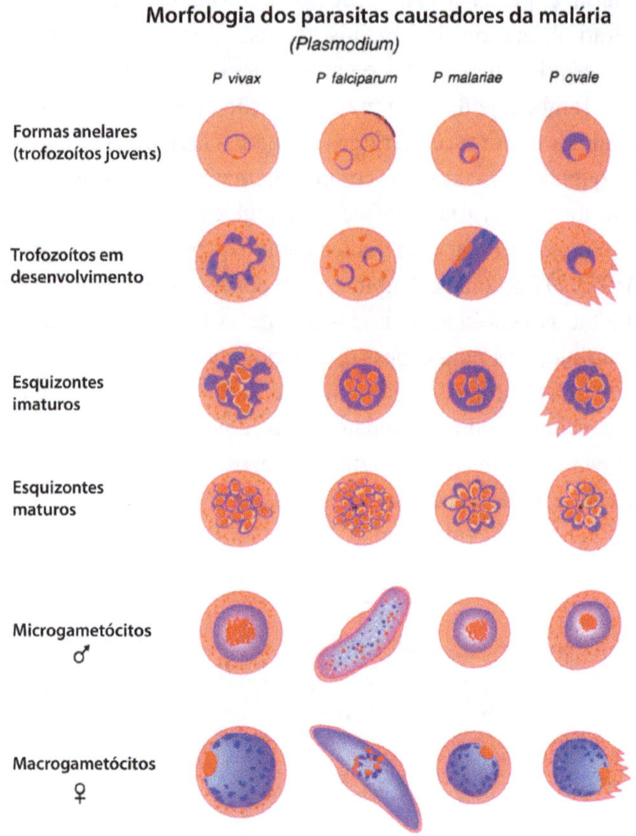

Figura 9 . Esquema evidenciando os diferentes estágios durante a reprodução assexuada de *Plasmodium sp.* no interior das hemácias. É durante este ciclo eritrocítico que o paciente apresenta os sinais e sintomas da doença. A distinção das espécies é importante para o estabelecimento do tratamento específico.

Fonte: Adaptada de Ryan *et al.* (2014).

Link

Acessando o *link* a seguir, você encontrará um material produzido pelo Programa Nacional de Controle da Malária, dirigido pelo Ministério da Saúde, no qual poderá saber mais sobre o teste rápido por imunocromatografia utilizado no diagnóstico da malária.

https://qrgo.page.link/5a8FH

Exercícios

1. A malária é considerada a mais importante das parasitoses nas regiões tropicais e subtropicais do mundo. Em relação a sua transmissão, assinale a alternativa correta.

a) A transmissão da malária ocorre por vetores do gênero *Anopheles ssp.*

b) A transmissão da malária ocorre por vetores do gênero *Plasmosdium ssp.*

c) A transmissão da malária ocorre por vetores *Triatoma infestans.*

d) A transmissão da malária ocorre por vetores flebotomíneos.

e) A transmissão da malária ocorre por vetores *Culex quiquefasciatus.*

2. A malária é uma infecção causada por protozoários do filo *Apicomplexa* e considerada a parasitose tropical mais frequente no mundo. No Brasil, 98% dos casos ocorrem na região amazônica. Em regiões endêmicas com suspeita clínica de malária, qual é o método usado para diagnóstico?

a) O diagnóstico confirmatório da malária é feito pelo exame microscópico do sangue.

b) O diagnóstico confirmatório da malária é feito por testes imunocromatográficos.

c) O diagnóstico confirmatório da malária é feito por teste de Coombs direto e indireto.

d) O diagnóstico confirmatório da malária é feito por teste imunoenzimático.

e) O diagnóstico confirmatório da malária é feito por teste de imunofluorescência.

3. A principal manifestação clínica da malária são os picos de febre, que ocorrem em episódios determinados pelo ciclo evolutivo do parasita. Essa manifestação clinica é decorrente de:

a) reprodução sexuada do protozoário nas células do baço dos pacientes infectados.

b) reprodução sexuada do protozoário nas células do fígado dos pacientes infectados.

c) reprodução assexuada dos esporozoítos nas células do fígado dos pacientes infectados.

d) reprodução assexuada dos merozoítos nos eritrócitos.

e) reprodução sexuada dos merozoítos nos eritrócitos.

4. O teste de Coombs ou antiglobulina é muito utilizado na detecção de anticorpos antieritrocitários. Em relação a esse exame, assinale a alternativa correta.

a) Coombs indireto é utilizado para detectar anticorpos ligados aos eritrócitos.

b) Coombs direto é utilizado para detectar anticorpos ligados aos eritrócitos.

c) Coombs direto é utilizado para detectar anticorpos no plasma.

d) O teste de Coombs indireto positivo afasta a hipótese de anemia hemolítica imunológica.

e) O teste de Coombs direto positivo afasta a hipótese de anemia hemolítica imunológica.

5. As AHAIs podem ser decorrentes de medicação, doenças autoimunes, doenças linfoproliferativas ou infecções. Assinale a alternativa que melhor representa esse tipo de anemia.

a) Anticorpos da classe IgG são os principais responsáveis pelas AHAIs por anticorpos quentes, causando hemólise extravascular.

b) Anticorpos da classe IgG são os principais responsáveis pelas AHAIs por anticorpos quentes, causando hemólise intravascular.

c) Anticorpos da classe IgM são os principais responsáveis pelas AHAIs por anticorpos quentes, causando hemólise extravascular.

d) Anticorpos da classe IgM são os principais responsáveis pelas AHAIs por anticorpos quentes, causando hemólise intravascular.

e) Anticorpos da classe IgM são os principais responsáveis pelas AHAIs por anticorpos frios, causando hemólise extravascular.

Referências

ABBAS, A. K.; LICHTMAN, A. H.; PILLAI, S. *Imunologia básica:* funções e distúrbios do sistema imunológico. Rio de janeiro: Elsevier, 2013.

ARYAL, S. Coomb's test — direct and indirect Coomb's test. *Microbe notes*, 2018. Disponível em: https://microbenotes.com/coombs-test-direct-and-indirect-coombs-test/. Acesso em: 14 nov. 2019.

BARBOSA, M. A. *et al.* Potenciais alternativas terapêuticas em estudo para a toxoplasmose congênita: uma revisão bibliográfica. *Revista de Patologia Tropical*, v. 44, n. 1, p. 1–11, 2015.

BRAGA, E. M.; FONTES, C. J. F. Plamodium-Malária. *In:* NEVES, D. P. *Parasitologia humana.* 11. ed. São Paulo: Atheneu, 2005.

BRAGA, G. W. *et al.* Diagnóstico laboratorial da anemia hemolítica auto-imune: características do teste manual direto do Polybrene. *Revista da Associação Médica Brasileira*, v. 44, n. 1, p. 16–20, 1998. Disponível em: http://www.scielo.br/pdf/ramb/v44n1/2003.pdf. Acesso em: 13 nov. 2019.

GENARO, O.; REIS, A. B. Leishmaniose tegumentar americana. *In:* NEVES, D. P. *Parasitologia humana*. 11. ed. São Paulo: Atheneu, 2005.

LANA, M.; TAFURI, W. L. Trypanossoma cruzi e Doença de Chagas. *In:* NEVES, D. P. *Parasitologia humana*. 11. ed. São Paulo: Atheneu, 2005.

LORENZI, T. F. *Manual de hematologia:* propedêutica e clínica. 4. ed. Rio de Janeiro: Guanabara Koogan, 2006.

MICHALICK, M. S. M.; GENARO, O. Leishmaniose visceral americana. *In:* NEVES, D. P. *Parasitologia humana*. 11. ed. São Paulo: Atheneu, 2005.

MURPHY, K.; TRAVERS, P.; WALPORT, M. *Imunobiologia de Janeway*. 7. ed. Porto Alegre: Artmed, 2010.

QAHTANI, S. A. A. Drug-induced megaloblastic, aplastic, and hemolytic anemias: current concepts of pathophysiology and treatment. *International Journal of Clinical Experimental Medicine*, v. 11, n. 6, p. 5.501–5.512, 2018. Disponível em: https://www.semanticscholar.org/paper/Drug-induced-megaloblastic-%2C-aplastic-%2C-and-anemias-Qahtani/e57e54060acc2620b12039802d1e585ada1ac12e. Acesso em: 13 nov. 2019.

RYAN, K. J. *et al.* Apicomplexa and microsporidia. *In:* RYAN, K. J. *et al. Sherris medical microbiology*. 6th ed. New York: McGraw-Hill Education, 2014. Disponível em: https://accessmedicine.mhmedical.com/Content.aspx?bookid=1020&sectionid=56968838. Acesso em: 14 nov. 2019.

VIZZONI, A. G.; SILVA, F. R. M. Teste da Antiglobulina humana: uma revisão de literatura. *Revista Eletrônica de Farmácia*, v. 12, n. 3, p. 5–14, 2015. Disponível em: https://revistas.ufg.br/REF/article/view/33656. Acesso em: 13 nov. 2019.

WHITE, N. J. Anaemia and malaria. *Malaria Journal*, v. 17, n. 371, 2018. Disponível em: https://malariajournal.biomedcentral.com/articles/10.1186/s12936-018-2509-9. Acesso em: 13 nov. 2019.

Leitura recomendada

BRASIL. Ministério da Saúde. Secretaria de Vigilância em Saúde. *Manual de diagnóstico laboratorial da malária*. 2. ed. Brasília: Ministério da Saúde, 2009.

Fique atento

Os *links* para *sites* da Web fornecidos neste capítulo foram todos testados, e seu funcionamento foi comprovado no momento da publicação do material. No entanto, a rede é extremamente dinâmica; suas páginas estão constantemente mudando de local e conteúdo. Assim, os editores declaram não ter qualquer responsabilidade sobre qualidade, precisão ou integralidade das informações referidas em tais *links*.

Diagnóstico citogenético, citoquímico e molecular em hematologia

Objetivos de aprendizagem

Ao final deste texto, você deve apresentar os seguintes aprendizados:

- Reconhecer a aplicabilidade do diagnóstico citogenético na hematologia.
- Identificar as provas citoquímicas e sua aplicação na hematologia.
- Descrever a importância do diagnóstico molecular na hematologia.

Introdução

O diagnóstico hematológico tem ganhado importantes aliados para o discernimento das diversas doenças que acometem o tecido sanguíneo. Associados às técnicas clássicas, como o hemograma e os testes de coagulação, entre outros, as avaliações citogenéticas, citoquímicas e moleculares têm proporcionado uma maior clareza na distinção entre os diferentes tipos e classes das hemopatias. Além disso, os prognósticos e tratamentos tornam-se mais efetivos e individualizados, nos aproximando cada vez dos tratamentos únicos direcionados para cada indivíduo.

Neste capítulo, você vai aprender sobre o diagnóstico citogenético, sobre as provas citoquímicas e sobre o diagnóstico molecular aplicados à hematologia.

Diagnóstico citogenético na hematologia

A citogenética compreende o estudo da estrutura, função, comportamento biológico e patológico dos cromossomos. Ela pode ser realizada por meio da visualização de cromossomos enquanto a célula está em divisão celular, especialmente durante a metáfase. Quando tal análise é executada com base nos cromossomos metafásicos, ela é denominada **citogenética clássica**. Para a realização dessas técnicas, utilizam-se de corantes como Giemsa ou o nitrato de prata, que formam um padrão de bandas. A análise dessas bandas é chamada de bandeamento. Dependendo do tipo de corante utilizado, podem ser analisadas diferentes áreas do cromossomo, e os bandeamentos resultantes fornecem informações que podem ser complementares entre si, como presença ou ausência de braços de cromossomos, translocações, ausência/presença de constrições secundárias, entre outras informações (MALUF; RIEGEL, 2011).

Mais recentemente, com o avanço das tecnologias e dos conhecimentos, sobretudo na área da biologia molecular, surgiu a **citogenética molecular**. Nesse âmbito, situam-se técnicas que independem da fase de divisão celular, baseando-se em sequências de DNA que se tornam alvo para as sondas que farão a marcação citogenética. Dentre essas técnicas, temos as de **hibridação *in situ* por fluorescência** (Fish), hibridação genômica comparativa (CGH) e cariotipagem espectral (SKY), dentre tantas outras (CHAUFFAILLE, 2005; MALUF; RIEGEL, 2011).

Essas técnicas possuem grande valor para a avaliação das doenças hematológicas, contribuindo para a elucidação de diagnósticos e/ou diagnósticos prévios, triagem genética, avaliação de prognóstico e tratamento, entre outras aplicações. O material de escolha para a realização dessas análises é o aspirado de medula óssea, mas também pode ser utilizado o sangue periférico, contanto que haja quantidade suficiente de blastos circulantes (pelo menos 10% das células circulantes) (TANTIWORAWIT *et al.*, 2016).

O exame de **cariótipo** é um procedimento de baixo custo, mas de grande auxílio na prática clínica. Baseia-se nas técnicas de observação das estruturas dos cromossomos. Pode ser executado a partir da análise direta do material coletado ou por meio de cultura celular, sendo este último o mais comum, por proporcionar melhor qualidade do material analisado, apesar de requerer um tempo maior de preparo. No Quadro 1, são comparadas as metodologias de preparação das amostras para análise de forma direta e de forma indireta (SILVA *et al.*, 2016; AMBAYYA *et al.*, 2018).

Quadro 1. Métodos de tratamento das amostras obtidas para análise citogenética para diagnóstico hematológico

Obtenção da amostra (aspirado de medula ou coleta de sangue periférico)	
■ Colocar em meio RPMI 1640 ou McCoy's, suplementado com soro bovino fetal, L–glutamina, penicilina e estreptomicina ■ Em seguida escolher entre o método de preparação direta ou indireta	
Método de preparação direta	**Método de preparação indireta**
■ Células colocadas em meio de cultura contendo colchicina e retiradas após 1 hora ■ O uso da colchicina serve para interromper a formação do fuso mitótico, cessando a divisão celular na metáfase, na qual os cromossomos estão em sua condensação máxima	■ Permanência das células em meio de cultura por 24h a 72h ■ Sincronização do ciclo celular: adição de um bloqueador de timina. Permite que as células permaneçam mais tempo na fase S do ciclo celular, proporcionando um alongamento dos cromossomos e facilitando sua análise ■ Tratamento das células com solução hipotônica de KCl (0,075M) para que os cromossomos se espalhem na célula ■ Fixação das células em lâmina com uma solução de metanol/ácido acético (proporção 1:1) e posterior coloração para análise de bandeamento

Fonte: Adaptado de Silva *et al.* (2016).

A técnica de **bandeamento G**, um tipo de bandeamento da citogenética clássica, permite a avaliação de cerca de 300 a 450 bandas. Para análises de doenças hematológicas, são utilizadas amostras de medula óssea, permitindo investigação de casos suspeitos de leucemias, linfomas, mielodisplasia, anemia aplásica, pancitopenia e mieloma múltiplo, entre outras doenças hematológicas. Embora seja uma técnica simples, esse tipo de exame pode ser demorado demais, devido à necessidade de cultivo das células para posterior extração dos cromossomos metafísicos, além de ser difícil obter células de qualidade para esse tipo de análise. Contudo, principalmente para as doenças onco-hematológicas, possui um valor prognóstico valioso, auxiliando na escolha apropriada do tratamento e outras intervenções junto ao paciente (SILVA *et al.*, 2006).

A análise citogenética é capaz de acusar alterações cromossômicas que podem ser classificadas em primárias ou secundárias. As alterações primárias são aquelas correlacionadas à etiologia da hemopatia, como no caso da presença do cromossomo Filadélfia na leucemia mieloide crônica (LMC). Nesta doença onco-hematológica, é observada a presença de um pequeno cromossomo, formado a partir de uma translocação recíproca e balanceada entre os braços longos dos cromossomos 9 e 22, sendo então chamado de "cromossomo Filadélfia (Ph1)". Esta alteração cromossômica leva à formação de um gene híbrido BCR–ABL, que produz uma proteína enzimática denominada tirosina quinase; essa proteína desempenha uma função anormal de descontrole de divisão celular, levando ao desenvolvimento da LMC. Estima-se que mais de 95% dos pacientes com LMC possuam essa alteração, sendo então a presença dessa alteração no cariótipo parte do diagnóstico da LMC (AMBAYYA *et al.*, 2018).

As alterações secundárias são aquelas que não fazem parte da etiologia da doença, mas surgem ao longo do seu curso. É importante identificá-las, pois influenciam no prognóstico e nas escolhas de tratamento. Podem ser derivadas do avanço da doença para uma fase mais avançada, de resposta ao tratamento inicial ou até de resposta a um transplante de medula. Além disso, tomando como exemplo a LMC, quando esta atinge a chamada fase blástica, são observadas trissomias dos cromossomos 8 ou 19 e a presença de mais de um Ph1. Esses achados estão associados a um pior prognostico (LONGO, 2015).

A citogenética molecular vem ganhando cada vez mais espaço devido à melhora indiscutível na detecção de anomalias cromossômicas. Suas técnicas baseiam-se na utilização de sondas moleculares que possuem uma sequência de ácidos nucleicos que serão complementares a sequências-alvo específicas nos cromossomos, que podem estar tanto em metáfase quanto na interfase. Ligadas a essas sondas, estarão fluorocromos (moléculas que liberam uma fluorescência captada por microscópios especiais), constituindo a chamada microscopia de fluorescência. Dentre as técnicas mais utilizadas temos a já citada Fish.

A técnica de Fish tem revolucionado a onco-hematologia, por proporcionar a observação de rearranjos e deleções antes não observadas pelas técnicas citogenéticas clássicas. Isso torna os tratamentos mais direcionados e efetivos, garantindo uma melhora no quadro dos pacientes. Alguns pacientes com LMC, por exemplo, não apresentam a clássica translocação de formação do cromossomo Ph1 que leva à formação do gene híbrido BCR–ABL. Pela técnica de Fish, muitas vezes sem a necessidade de núcleos metafásicos, é possível identificar a alteração de formação do BCR–ABL, possibilitando um diagnóstico conclusivo para LMC (TANTIWORAWIT *et al.*, 2016).

Fique atento

O ciclo celular é uma sequência de fases pelas quais as células eucarióticas passam com a finalidade de se duplicar e gerar células-filhas. Esse ciclo é dividido em interfase (G1, S, G2) e em divisão celular propriamente dita, normalmente representada pela mitose (prófase, metáfase, anáfase e telófase). Cada uma das etapas tem suas características. Durante a interfase, a célula acumula nutrientes e duplica seu material genético (fase S) antes de entrar no processo de divisão. Durante a divisão celular, na metáfase, os cromossomos atingem seu grau máximo de condensação, permitindo que sejam visualizados em microscópios ópticos por meio de técnicas razoavelmente simples de colorações, já bem estabelecidas na prática laboratorial. Nessa fase, tais cromossomos são chamados de cromossomos metafásicos.

Provas citoquímicas

O diagnóstico primário das leucemias é feito, em sua maioria, com o auxílio das colorações tradicionais (Wright, May–Grunwald–Giemsa) em amostras de sangue periférico e aspirados de medula óssea. Entretanto, principalmente quando se trata de leucemias agudas, essas colorações geram dúvidas por não distinguirem linhagens sanguíneas alteradas que possuem alta similaridade com as demais células. Dessa forma, as provas citoquímicas tornaram-se uma ferramenta de grande ajuda para tais diagnósticos. Utiliza-se como princípio a detecção de enzimas intracelulares que catalisam inúmeras reações ou substâncias que são especificas para um tipo celular em questão (SILVA *et al.*, 2016).

São muitas as técnicas citoquímicas que podem ser empregadas, mas as mais padronizadas e, portanto, utilizadas são a mieloperoxidase (MPO), Sudan Black (SB), ácido periódico de Schiff (PAS) e esterases não específicas (alfanaftil acetato), descritas a seguir.

Mieloperoxidase (MPO)

As células granulocíticas apresentam em seus grânulos uma enzima, a mieloperoxidase. Dessa maneira, os precursores dos neutrófilos, os grânulos azurófilos dos monócitos e as granulações secundárias dos eosinófilos apresentam esta enzima. Portanto, ela é utilizada para a distinção entre as linhagens mieloides e linfoides. É ainda importante na caracterização de mieloblastos, e uma prova positiva consegue distinguir a leucemia mieloide aguda (LMA).

A técnica baseia-se na atuação da MPO sobre o peróxido de hidrogênio (H_2O_2), produto do metabolismo celular, resultando na liberação do oxigênio que irá oxidar a benzidina, formando um composto corado de verde ou verde azulado. Células que apresentarem tal coloração serão classificadas de peroxidade positiva, e as que não possuírem, de peroxidase negativa. Dessa forma, células da linhagem mieloide são peroxidase positivas, enquanto as linfoides são peroxidase negativas. Tal distinção torna-se muito importante nas leucemias agudas que apresentam um grande número de blastos, permitindo a diferenciação de mieloblastos e linfoblastos.

Reação de Sudan Black (SB)

A Reação de SB possui a mesma interpretação da MPO: células da linhagem mieloide são peroxidase positivas, enquanto as linfoides são peroxidase negativas. Sua técnica fundamenta-se na coloração de lipídeos, principalmente os fosfolipídios intracelulares. Em conjunto com a MPO, é utilizada para a diferenciação da leucemia mieloide aguda (LMA) a partir da leucemia linfoide aguda (LLA), com a vantagem de poder ser utilizada para coloração de esfregaços mais antigos.

Ácido periódico de Schiff (PAS)

A coloração de PAS revela o glicogênio intracelular, corando-o de vermelho. Entretanto, o uso desta prova citoquímica é inespecífico, uma vez que a maioria das células hematopoiéticas são PAS positivas, sendo, portanto, de pouco valor diagnóstico das leucemias agudas. Para a eritroleucemia (LA–M6), esta prova é utilizada para sua confirmação.

Esterases não específicas (alfanaftil acetato)

A alfanaftil acetato é uma enzima encontrada em inúmeras células da medula óssea e do sangue periférico. Como prova citoquímica, é empregada quando há dúvida diagnóstica acerca da morfologia da LMA. Apresenta uma alta positividade nas leucemias monocíticas, megacariocíticas e na eritroleucemia, e é muito utilizada para medir o grau de componente monocítico na leucemia aguda mielomonocítica. Uma alta intensidade de coloração indica alta positividade nas células da linhagem monocítica (SILVA *et al.*, 2016).

O diagnóstico molecular na hematologia

A descoberta do DNA em 1953 permitiu avanços tecnológicos na área de medicina diagnóstica que hoje trazem inúmeros benefícios para o diagnóstico e tratamento de pacientes com hemopatias hereditárias ou adquiridas. O diagnóstico molecular trouxe simplicidade, rapidez e confiabilidade no rastreio de alterações em pacientes com suspeita de doenças hematológicas, em pacientes assintomáticos portadores de alterações, em tratamentos preventivos a distúrbios hemostáticos e na triagem de pacientes com histórico familiar de tromboses, talassemias, leucemias, hipertensão, entre outros distúrbios. Além dessas hemopatias, não se pode excluir a inegável contribuição da biologia molecular ao diagnóstico, prognóstico e tratamento de leucemias e linfomas (ROCHA; MARTINS; GONÇALVES, 2010).

As técnicas de diagnóstico molecular iniciam-se com a obtenção dos ácidos nucleicos. Atualmente, há técnicas que se baseiam tanto em análises do DNA quanto em análises do RNA. Rotineiramente, entretanto, são mais utilizadas técnicas baseadas no DNA, pois estão mais bem estabelecidos seus protocolos e parâmetros de análises. Uma obtenção de DNA de boa qualidade pode significar sucesso nas análises posteriores. Há no mercado inúmeros *kits* para extração do DNA, proporcionando maior rapidez e eficiência, e gerando melhores resultados na qualidade do DNA extraído.

As amostras para extração do DNA podem ser obtidas por meio da coleta de sangue periférico, conforme vemos na Figura 1, ou então por coleta de aspirados de medula.

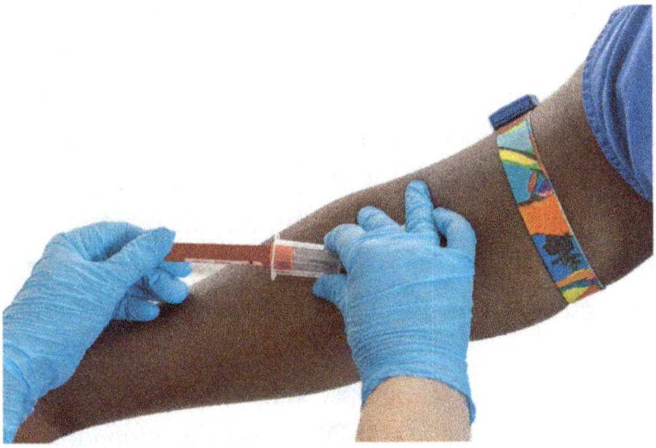

Figura 1. Coleta de sangue periférico para obtenção de células para extração de DNA.

Fonte: JPC-PROD/Shutterstock.com.

Em seguida à extração de DNA, a reação da cadeia de polimerase (PCR, do inglês *polimerase chain reaction*) é a técnica mais bem estabelecida dentro de um diagnóstico molecular em hematologia. A técnica baseia-se em ciclos alternados de temperatura, que permitem que a enzima atuante no processo, a Taq polimerase, possa amplificar o fragmento-alvo. Portanto, é preciso que sejam conhecidos os genes ou áreas do genoma que se deseja analisar, para que sejam construídos iniciadores específicos e utilizados na técnica de PCR.

A PCR pode ser resumida em fases, explicadas a seguir:

- Previamente à aplicação em laboratório de diagnóstico, deve-se promover um levantamento na literatura sobre os genes ou regiões do genoma que são mais importantes para a doença hematológica a qual se deseja implementar o diagnóstico.
- Após este levantamento, é preciso construir iniciadores (os chamados *primers*), que irão flanquear a região de interesse. Esses fragmentos de DNA são sequências complementares à região de interesse, que irão se ligar quando o DNA for desnaturado e estiver em fita simples.
- A reação é executada por uma enzima, a Taq polimerase, que é obtida comercialmente. Ela recebeu este nome por ter sido isolada da bactéria resistente ao calor *Thermus aquaticus*. Esta enzima tem a capacidade de produzir novas fitas de DNA a partir das fornecidas como moldes, e de resistir a grandes variações de temperatura.
- Já no laboratório, deve-se obter um DNA de boa qualidade. Esta qualidade está ligada, entre outros parâmetros, à pureza e à menor quantidade de fragmentação da molécula.
- Em tubo próprio, são adicionados os componentes que irão compor a reação: Taq polimerase, DNA molde extraído da amostra coletada do paciente, iniciadores desenhados especificamente para a região de análise, nucleotídeos para a montagem das novas cadeias de DNA (adenina, citosina, guanina e timina), solução tampão própria e outras substâncias que garantirão a estabilidade da reação.
- O tubo bem tampado com a reação é colocado em um aparelho próprio para a execução da PCR, que possui a capacidade de fazer ciclos de temperatura.
- Os ciclos de temperatura compreendem as fases de: desnaturação (95 a 98°C), em que a dupla fita de DNA abre-se, expondo as fitas simples; anelamento (50 a 68°C), em que os iniciadores encontram suas regiões complementares e se ligam; e alongamento (72°C), em que a Taq polimerase pode construir as novas fitas de DNA a partir do molde,

adicionando os nucleotídeos presentes na reação. Tais fases se repetem, nessa mesma ordem, em torno de 30 a 45 ciclos, produzindo milhares de novas cópias do DNA-alvo. Observe os ciclos na Figura 2.

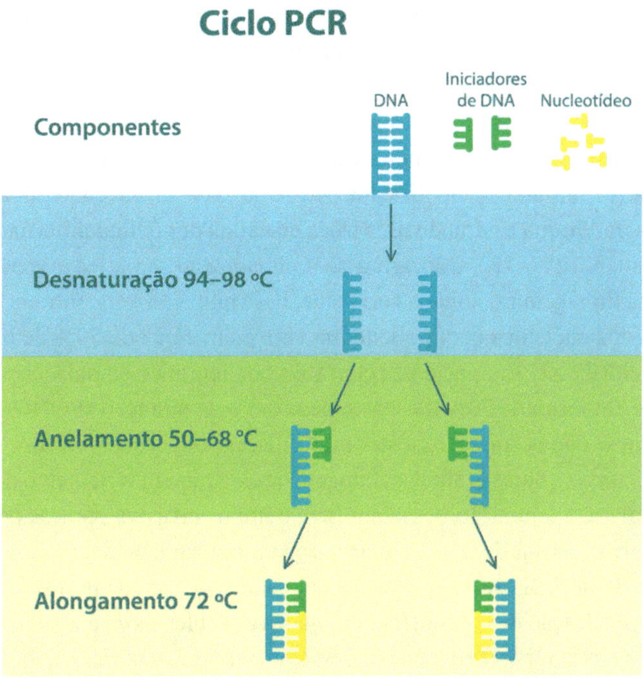

Figura 2. Representação dos ciclos de PCR. As variações de temperatura são executadas pela máquina de PCR, causando alterações na amostra e proporcionando a ação dos componentes da reação.
Fonte: Adaptada de WhiteDragon/Shutterstock.com.

- O produto obtido da PCR, as milhares de cópias da sequência-alvo, podem ser submetidos a análises como a fragmentação por enzimas de restrição, sequenciamento, análises de eletroforese, entre outras.

Mais recentemente, novas técnicas de biologia molecular têm ganhado espaço na área de diagnóstico, como a PCR em tempo real, em que é possível quantificar as cópias de DNA produzidas entre outras tantas análises, e as análises de RNA, que são as mais promissoras.

As aplicações das técnicas de diagnóstico molecular são inúmeras. Podem ser utilizadas como auxílio no diagnóstico e tratamento de doenças mieloproliferativas, por exemplo. Esse tipo de diagnóstico tem um papel muito importante nas neoplasias mieloproliferativas, como a policitemia vera, mielofibrose e trombocitemia essencial, que por muito tempo ficaram sem diagnóstico preciso, uma vez que não são marcados pela presença de um cromossomo Filadélfia, como na LMC.

Em 2005, os estudos moleculares de diversos grupos de pesquisa chegaram à mesma conclusão, de que uma mutação no gene JAK2 em pacientes negativos para a translocação 9/22 estaria correlacionada a essas doenças mieloproliferativas. A proteína produzida pelo gene faz parte da família Janus quinase, sendo uma tirosina-quinase que participa da transdução de sinalização intracelular. A mutação identificada ocorre no *exon* 12, havendo uma troca de guanina por timina e gerando uma troca de valina por fenilalanina na proteína formada (JAK2V617F). Configura-se uma mutação somática que ocorre somente na linhagem mieloide ou eritroide. Essa mutação é encontrada em mais de 90% dos pacientes com policitemia vera e em cerca de 50% de pacientes com mielofibrose. Em pacientes com trombocitemia essencial, são relatados somente em torno de 30% dos pacientes com essa mutação (LONGO, 2015).

Como se não bastasse, os testes moleculares podem ser aplicados também na LMC, uma vez que as análises citogenéticas requerem isolamento de células da medula, e a aquisição dessa amostra é muito invasiva para os pacientes. Dessa forma, as análises moleculares podem indicar a presença da formação do gene BCR–ABL nesses pacientes em células de sangue periférico.

A identificação de polimorfismos ligados a problemas de coagulação, outra aplicação dos diagnósticos moleculares, tem crescido a cada ano. Estima-se que cerca de 1 a cada 3 pessoas por mil habitantes/ano no mundo sejam afetadas e cerca de 60% da predisposição à trombose decorra de fatores genéticos herdados. Essas alterações são encontradas em vários genes ligados à cascata de coagulação, apresentando-se isolados ou combinados, podendo ser a resposta à variedade de apresentações clínicas dessa classe de doenças hematológicas. Dentre os polimorfismos associados a esta condição clínica, pode-se citar: fator V de Leiden, gene da Protrombina, MTHFR, cistationa beta sintetase e PAI–I (ativador do plasminogênio tipo 1). O rastreio destas alterações pode resultar em um protocolo de tratamento e manejo mais efetivo.

A anemia falciforme é uma enfermidade que se caracteriza pela formação de hemácias falciformes, sendo sua apresentação homozigótica (HbS/S) associada à anemia hemolítica de moderada a grave. Apesar do diagnóstico ser feito pela eletroforese de hemoglobinas e teste de falcização, pode-se recorrer a testes de

DNA para distinguir entre a HbS/S e a HbS/betatalassemia. A alteração molecular descrita situa-se no gene da globulina beta, na posição 6, acarretando a troca do ácido glutâmico por uma valina na proteína formada (SILVA *et al.*, 2017).

A beta talassemia é outra condição clínica que se beneficia de diagnóstico molecular, visto que permite a identificação do tipo de mutação que a gerou. A doença caracteriza-se por ser autossômica recessiva, com redução da síntese da cadeia beta da hemoglobina, levando a quadros graves de anemia. Já foram catalogados mais de 200 tipos de mutações associadas à talassemia, e a descoberta do tipo de mutação permite que sejam feitos desde tratamentos mais específicos até aconselhamento de casais portadores de mutações, mas sem manifestação clínica (ROCHA; MARTINS; GONÇALVES, 2010). Dentre as mutações identificadas, a deleção 619pb e a mutação em *frameshift* (mutações de mudança de matriz de leitura) 41/42 no gene HBB são as mais citadas (HASSAN *et al.*, 2017).

As enfermidades onco-hematológicas também são importantes alvos nos estudos moleculares, uma vez que suas apresentações clínicas são heterogêneas. A identificação dos perfis moleculares das neoplasias hematológicas permite que sejam criadas estratégias mais eficazes na quimioterapia, permitindo até mesmo excluir fármacos que possam trazer mais prejuízos do que benefícios à saúde do paciente. A análise molecular das imunoglobulinas (anticorpos que ajudam o organismo no combate às infecções) permite avaliar se o gene da cadeia pesada da região variável (IGHV ou IgVH) está alterado ou não, o que implica em condutas diferenciadas de tratamento e intervenções.

Por fim, caminhamos para uma realidade que permitirá que os tratamentos sejam específicos para as características genéticas do indivíduo: a farmacogenética. Este recente campo de estudo e atuação pode ser dividido em:

- polimorfismos genéticos que alteram a farmacocinética;
- polimorfismos genéticos que alteram a farmacodinâmica.

Apesar de, para muitos, esta ainda ser uma realidade distante, já há exemplos de aplicação da farmacogenética na prática clínica. O tratamento com o anticoagulante varfarina pode ser alterado diante da presença do alelo mutante CYP2C9*2 ou CYP2C9*3. A presença destas variantes pode indicar que o paciente portador necessite de menores doses de varfarina em comparação à pacientes sem as alterações (AL-SAIKHAN *et al.*, 2018).

Outro exemplo é de agentes antiplaquetários. O clopidrogel, um tienopiridínico, apresenta ação antiplaquetária, indicado para tratamento de pacientes com síndromes coronárias agudas, sendo metabolizado pelo fígado pelo citocromo

P450, isoenzima CYP2C19 (CUI *et al.*, 2017). Polimorfismos nesta isoenzima têm sido relatados e associados a um maior risco de eventos cardiovasculares adversos por baixa eficácia da droga no organismo. Desse modo, estudos do polimorfismo deste gene podem indicar alterações de doses para maior eficácia do tratamento (SOFI *et al.*, 2011).

Exercícios

1. Paciente feminina, 18 anos, procedente de Palmas, com história de equimoses e gengivorragia há duas semanas, evoluindo com febre, menorragia, astenia e queda do estado geral. Nega doenças prévias ou uso de medicamentos. Ao exame físico, apresenta-se hipocorada, taquicárdica, normotensa, ausência de adenomegalias ou visceromegalias, equimoses e petéquias disseminadas, hemorragia subconjuntival e lesão purulenta em orofaringe. Nos exames laboratoriais apresentou:
hemoglobina: 5,4 g/dL (VR: 11,5–15,5 g/dL);
hematócrito: 17% (VR: 37-47%);
leucócitos: 18.500 mm^3 (VR: 4.000–10.000 mm^3);
blastos: 90% (VR: 0%);
neutrófilos segmentados: 2% (VR: 40 a 60%);
linfócitos 5% (VR: 20 a 40%);
monócitos: 3% (VR: 4–10%);
plaquetas: 9.000 mm^3 (VR: 140.000 – 400.000).
A suspeita clínica é de leucemia mieloide aguda.
Assinale a alternativa correta com relação aos exames complementares que podem ser solicitados ao paciente, para auxílio do diagnóstico, para diferenciação entre os vários tipos de LMC.

a) Provas citoquímicas.
b) Análise citogenética.
c) Análise molecular.
d) Novo hemograma.
e) Coagulograma com prova do laço.

2. A drepanocitose, ou anemia falciforme, é uma hemoglobinopatia de caráter genético, causada por uma mutação na posição 6 do gene da β–globina (HbB), havendo a substituição do ácido glutâmico por uma valina (β6Glu>Val). Assinale a alternativa com o tipo de exame que pode ser solicitado para que sejam identificadas estas alterações.

a) Provas citoquímicas.
b) Análise citogenética
c) Análise molecular.
d) Hemograma completo.
e) Coagulograma com prova do laço.

3. A leucemia mieloide crônica (LMC) é uma doença clonal maligna associada a uma anormalidade citogenética específica, o cromossomo Filadélfia (Ph), que resulta de uma translocação recíproca entre os braços longos dos cromossomos 9 e 22, isto é, a t(9;22), e leva à formação de um novo gene leucemia-específico, o BCR–ABL. Assinale a alternativa que corretamente indica a classe de exames que pode ser utilizada para avaliação do cromossomo Filadélfia.

a) Prova citoquímica Sudan Black.
b) Prova citoquímica esterase inespecífica.
c) Diagnóstico citogenético por análise de cariótipo.
d) Diagnóstico molecular por PCR.
e) Avaliação do esfregaço sanguíneo por Wright.

4. A quantidade de exames disponíveis baseados em diagnóstico molecular em hematologia tem crescido nos últimos anos, devido à padronização das técnicas e barateamento de custos. Assinale a alternativa que traz uma vantagem do uso dessas técnicas para as avaliações em hematologia.

a) Tratamentos antes tidos como de alto custo financeiro ou de respostas incertas para doenças hematológicas podem se beneficiar parcialmente das análises moleculares de polimorfismos, uma vez que escolhe os indivíduos mais aptos ao tratamento.
b) Por meio de pesquisas baseadas em técnicas de biologia molecular, foi possível a identificação de polimorfismos em uma parcela da população que altera a eficácia do clopidrogel, fármaco indicado para síndromes coronárias agudas.
c) O diagnóstico das talassemias teve poucos impactos devido a rastreios de diagnóstico molecular, causando muita das vezes distúrbios no fígado devido à natureza invasiva de tais técnicas.
d) Suspeitou-se que poderia haver indivíduos com prolimorfismos que comprometeriam a eficácia da warfarina, fármaco para tratamento de coagulopatias. Entretanto, as técnicas moleculares esclareceram que não há tal alteração.
e) A hemoglobina HbS pode se combinar a outras variantes e apresentar sintomatologias clínicas distintas, sendo importante o diagnóstico, mas nem mesmo as técnicas moleculares são possíveis de realizar distinção entre a HbS/S da HbS/betatalassemia.

5. As colorações citoquímicas, mesmo com o advento de outras técnicas sofisticadas, ainda permanece como uma técnica utilizada para a diferenciação entre as diferentes neoplasias hematológicas. Existem várias colorações citoquímicas, dentre elas a mieloperoxidase. Com relação a essa coloração, ela é normalmente utilizada para identificar:

a) granulações inespecíficas do linfoblasto.
b) granulações primárias do mieloblasto.
c) granulações inespecíficas do monoblasto.
d) granulações secundárias do mieloblasto.
e) granulações secundárias do megacariócito.

Referências

AL-SAIKHAN, L. *et al.* Prognostic implications of left ventricular strain by speckle-tracking echocardiography in population-based studies: a systematic review protocol of the published literature. *BMJ Open*, n. 8, 2018. Disponível em: https://bmjopen.bmj.com/content/bmjopen/8/7/e023346.full.pdf. Acesso em: 23 out. 2019.

AMBAYYA, A. *et al.* Application of molecular karyotyping in acute myeloid leukemia: a review. *International Journal of Biomedical Science and Engineering*, v. 6, n. 2, p. 20–31, 2018. Disponível em: http://www.sciencepublishinggroup.com/journal/paperinfo?journalid=259&doi=10.11648/j.ijbse.20180602.11. Acesso em: 23 out. 2019.

CHAUFFAILLE, M. L. L. F. Citogenética e biologia molecular em leucemia linfocítica crônica. *Revista Brasileira de Hematologia e Hemoterapia*, v. 27, n. 4, p. 247–252, 2005. Disponível em: http://www.scielo.br/scielo.php?pid=S1516-84842005000400006&script=sci_abstract&tlng=pt. Acesso em: 23 out. 2019.

CUI, X. *et al.* New advances in exopolysaccharides production of Streptococcus thermophilus. *Archives of Microbiology*, v. 199, n. 6, p. 799–809, 2017.

HASSAN, K. *et al.* Spectrum of mutations of beta thalassemia. *Journal of Islamabad Medical & Dental College*, v. 6, n. 4, p. 196–1.020, 2017.

LONGO, D. *Hematologia e oncologia de Harrison*. 2. ed. Porto Alegre: AMGH, 2015.

MALUF, S. W.; RIEGEL, M. *Citogenética humana*. Porto Alegre: Artmed, 2011.

ROCHA, L. B. S.; MARTINS, M. F.; GONÇALVES, R. P. Distribuição das mutações da β-talassemia em Fortaleza, Ceará. *Jornal Brasileiro de Patologia e Medicina Laboratorial*, v. 46, n. 6, p. 437–441, 2010.

SILVA, G. C. *et al.* Diagnóstico laboratorial das leucemias mielóides agudas. *Jornal Brasileiro de Patologia e Medicina Laboratorial*, v. 42, n. 2, p. 77–84, 2006.

SILVA, N. C. H. *et al.* Principais técnicas para o diagnóstico da anemia falciforme: uma revisão de literatura. *Ciências Biológicas e de Saúde Unit*, v. 3, n. 2, p. 33–46, 2017. Disponível em: https://periodicos.set.edu.br/index.php/facipesaude/article/view/5154/2546. Acesso em: 23 out. 2019.

SILVA, P. H. *et al. Hematologia laboratorial:* teoria e procedimentos. 1. ed. Porto Alegre: Artmed, 2016.

SOFI, F. *et al.* Cytochrome P450 2C19*2 polymorphism and cardiovascular recurrences in patients taking clopidogrel: a meta-analysis. *The Pharmacogenomics Journal*, v. 11, n. 3, p. 199–206, 2011.

TANTIWORAWIT, A. *et al.* Diagnosis and monitoring of chronic myeloid leukemia: Chiang Mai University experience. *Asian Pacific Journal of Cancer Prevention*, v. 17, n. 4, p. 2.159–2.164, 2016.

UNIDADE 2

Imunofenotipagem no diagnóstico hematológico

Objetivos de aprendizagem

Ao final deste texto, você deve apresentar os seguintes aprendizados:

- Reconhecer os princípios metodológicos da citometria de fluxo.
- Identificar as aplicações da imunofenotipagem na área da saúde.
- Descrever as aplicações da imunofenotipagem no diagnóstico hematológico.

Introdução

Os princípios da citometria de fluxo se baseiam na diferenciação das células de acordo com a dispersão da luz e a expressão de marcadores fluorescentes. Os anticorpos monoclonais utilizados para a marcação podem ter como alvo proteínas da membrana celular ou do citoplasma das células. Por meio dessa técnica, é possível analisar não só células, mas qualquer partícula que esteja isolada em um meio fluido. Os citômetros são os aparelhos que realizam a técnica, e foram inventados graças a evoluções tecnológicas nas áreas de computação, uso de *lasers* e técnicas de marcações fluorescentes.

Neste capítulo, você vai reconhecer os princípios metodológicos da citometria de fluxo, identificar as aplicações da imunofenotipagem na área da saúde e ainda conhecer as aplicações da imunofenotipagem no diagnóstico hematológico.

Citometria de fluxo: princípios metodológicos

A citometria de fluxo consiste, basicamente, em uma técnica de análise de células únicas em um meio em movimento, que as caracteriza de acordo com suas propriedades físico-químicas. Os princípios da técnica foram desenvolvidos por Wallace Coulter em 1950, quando desenvolveu um aparelho que permitia a contagem de células individuais em um canal fluido. Essa descoberta de Coulter foi aplicada em contadores hematológicos. Nos anos seguintes, com o avanço de pesquisas nas mais diversas áreas — ciências da computação, tecnologia de *laser*, produção de anticorpos monoclonais, fluorocromos, entre outras áreas —, proporcionaram a criação do citômetro de fluxo nos anos de 1970 (ADAN *et al.*, 2017). Muitas são as suas aplicações, desde a análise de células até a análise de partículas e moléculas, e, por causa dessas características, foi rapidamente absorvido pelas ciências biológicas como um importante instrumento de análises e pesquisa.

Os aparelhos de ponta são capazes de ler mais de 13 parâmetros por célula (*foward scatter*, que vem a ser a dispersão de luz frontal, dando a dimensão de volume/tamanho celular; *side scatter*, que traz as características de complexidade celular por meio da dispersão da luz lateral; e outras 11 marcações de imunofluorescência) e cerca de 100 mil células por segundo. As informações colhidas pelas análises permitem que sejam analisadas e caracterizadas milhões de células em pouquíssimo tempo, com custos muitas das vezes menores do que se as análises fossem feitas ao microscópio (VEMBALDI; MENACHERY; QASAIMEH, 2019). No Quadro 1, é possível ver uma comparação entre a citometria de fluxo e as análises microscópicas.

Quadro 1. Comparação entre as técnicas de citometria de fluxo e microscopia

	Citometria de fluxo	Microscopia	Comentários
Instrumentação/ complexidade de *software* e custos	+++	+++	**Citometria de fluxo:** quanto mais parâmetros de análises são requeridos, maiores são os custos operacionais **Microscopia:** em geral com baixos custos, mas quanto mais complexo o experimento, maiores serão os custos com *software* de análises
Números de parâmetros analisados por células	+++	+	**Citometria de fluxo:** mais de 30 parâmetros **Microscopia:** em torno de seis parâmetros com instrumentos especiais

(*Continua*)

(*Continuação*)

Quadro 1. Comparação entre as técnicas de citometria de fluxo e microscopia

	Citometria de fluxo	Microscopia	Comentários
Quantificação	+++	++	**Citometria de fluxo:** facilmente obtido por análises utilizando *software* vinculado **Microscopia:** pode ser obtido por uso de instrumentação e *software* ou, em alguns casos, pode ser feito manualmente, o que consome bastante tempo
Sensibilidade	+++	+++	**Citometria de fluxo:** a depender dos fluorocromos utilizados, *design* experimental e instrumentação Microscopia: depende dos fluorocromos utilizados e do tempo de exposição

Fonte: Adaptado de Termo Fisher Scientific (2019).

Fique atento

A Separação de Células por Fluorescência Ativada (FACS, na sigla em inglês de *fluorescence-activated cell sorting*) pode ser erroneamente usada como sinônimo de citometria de fluxo. De fato, a FACS é uma técnica derivada da citometria, sendo que acrescenta uma etapa a mais nas análises. Após todas as análises realizadas pela citometria, conforme os parâmetros delimitados pelo pesquisador, pode-se separar as células de acordo com suas características e depositando-as em tubos separados. Essa técnica tem as mais diversas aplicações nas ciências biológicas e da saúde, como a separação de células viáveis para transplante de medula a fim de otimizar os resultados, por exemplo.

A citometria de fluxo possibilita análise de qualquer partícula, seja ela uma célula ou uma molécula, contanto que se encontre de maneira unitária em um sistema fluido, isto é, não esteja, por exemplo, presa a um tecido.

O equipamento que realiza a técnica é chamado de citômetro de fluxo (VEMBALDI; MENACHERY; QASAIMEH, 2019).

Os três principais componentes de um citômetro são:

- Sistema fluido de transporte: é este sistema que permite que a amostra seja transportada até os canais de avaliação das células/partículas. Tal sistema é constituído, em geral, por uma solução isotônica, que permite que a amostra a ser analisada não perca sua morfologia e se alinhe em fila única e fluxo contínuo.
- Sistema óptico: inclui sistema de *laser* excitatório, lentes e filtros para coletar e permitir a formação de fotocorrentes que serão analisas e armazenadas.
- Sistema eletrônico: é considerado o cérebro do citômetro. Nele, as fotocorrentes geradas são armazenadas e analisadas.

Observe na Figura 1 a representação desses sistemas que compõem o citômetro de fluxo.

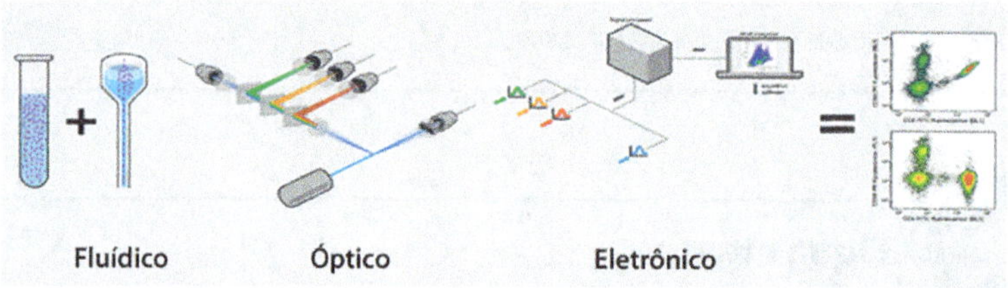

Figura 1. Representação gráfica dos componentes de um citômetro de fluxo.
Fonte: Adaptada de Termo Fisher Scientific (2019).

Nas análises por citometria de fluxo, a caracterização do tamanho celular e a sua complexidade são dadas de acordo com a difração ou refração da luz incidente. O canal de dispersão de luz frontal (*forward scatter channel* — FSC) detecta sinais de luz que passam retos pelas células, isto é, a luz frontal que incide nas células e sofre pouco desvio. As luzes desviadas lateralmente são detectadas pelo canal *side scatter* (SSC), cujo desvio é dado pelas lobulações causadas pelas granulações das células.

Na Figura 2, temos uma representação de como seriam formados esses dois parâmetros de análise. Como podemos observar na parte A da ilustração, o que constitui o FSC é a fração de luz que consegue passar pela célula sem ser desviada, seguindo o mesmo trajeto da luz incidente. Já o SSC, na parte B, é formado pela luz que é desviada lateralmente pelas granulações, lobulações ou quaisquer outras estruturas presentes nas células que a tornem mais complexas (ADAN *et al.*, 2017).

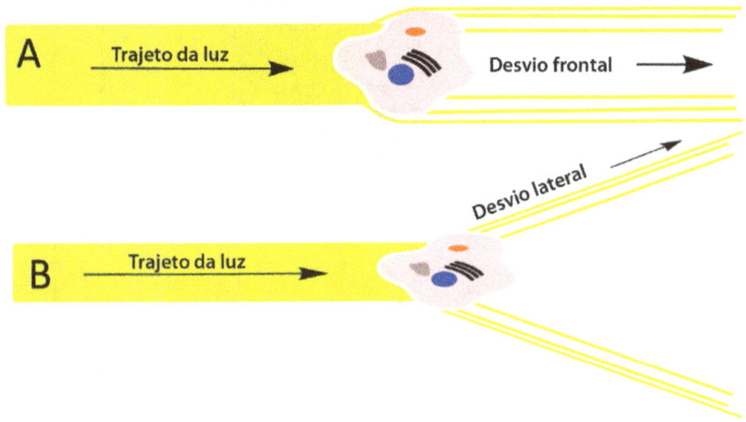

Figura 2. Representação esquemática da formação dos parâmetros FSC (A) e SSC (B).
Fonte: Adaptada de Robinson e Pellenz (2013).

Isso significa que, em uma análise amostral, se houver uma grande sinalização de FSC e pouca de SSC, as células são em sua maioria grandes e com poucas granulações. Os analisadores hematológicos automatizados baseiam-se nestes parâmetros para que possam identificar as células sanguíneas, especialmente na diferenciação dos leucócitos.

Agora veja na Figura 3 um exemplo de histograma de células sanguíneas. Observe na imagem que as células granulocíticas se concentram na parte superior do gráfico, onde o SSC é maior, caracterizando que quanto maior o SSC, mais as células possuem granulosidade. As células com esperado volume maior, como os monócitos, encontram-se à direta no gráfico, com maior FSC. A combinação destes dois únicos parâmetros de análises já nos permite caracterizar as células sanguíneas, conforme observamos no gráfico (OLIVEIRA; PEREIRA; BEITLER, 2016).

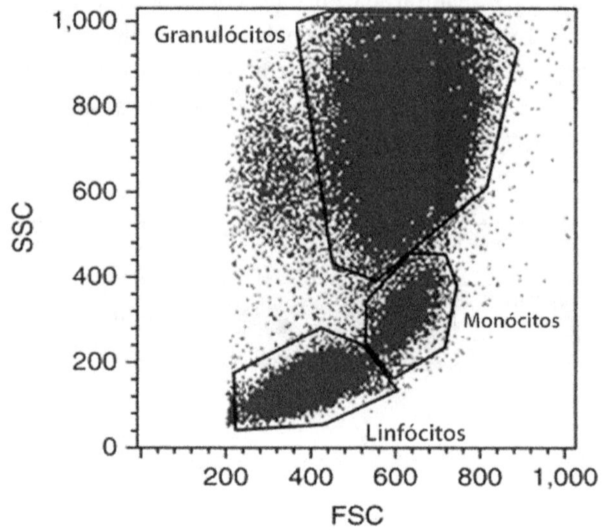

Figura 3. Histograma de análise de leucócitos em que foi analisado sangue de cordão umbilical. Observe que células com maior SSC (eixo das ordenadas) possuem maior característica de granulocidade e as células com maior FSC (eixo das abcissas) possuem volume celular maior.

Fonte: Adaptada de Basford, Forraz e McGuckin (2010).

Os fluorocromos são utilizados para marcação de proteínas de superfícies de membrana ou até mesmo estruturas do citoplasma. Cada fluorocromo marca um anticorpo específico que se liga a estruturas celulares específicas, permitindo que sejam identificadas quantas estruturas podem ser detectadas pelo citômetro (VEMBALDI; MENACHERY; QASAIMEH, 2019). Cada um dos flurocromos é detectado por um canal específico.

Observe na Figura 4 um esquema do funcionamento de um citômetro. Cada fluorocromo emite uma luminescência específica ao ser estimulado pelo *laser*, a qual é captada por um filtro, chamado aqui de canal, que irá gerar um gráfico específico. O citômetro combina os sinais dos fluorocromos utilizados para que formem um histograma para análises posteriores.

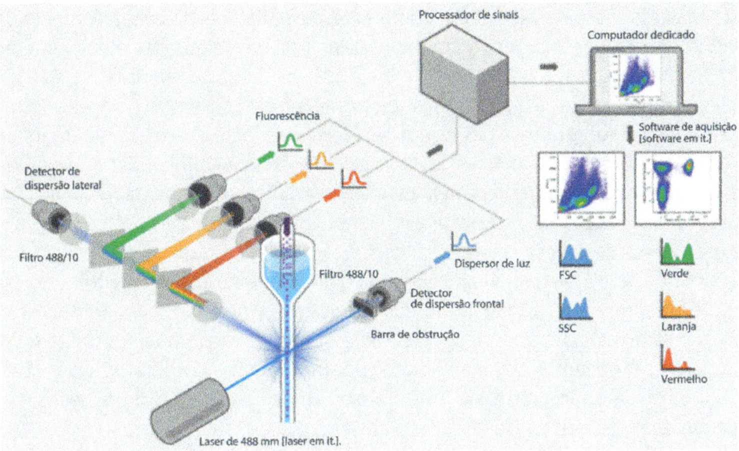

Figura 4. Esquema representando o funcionamento de um citômetro de fluxo. Observe que cada dado é analisado por um canal diferente para posteriormente serem combinados e apresentados em forma de gráficos e histogramas.

Fonte: Adaptada de Termo Fisher Scientific (2019).

Fique atento

Eis como funciona o citômetro de fluxo: quando se deseja fazer uma análise de células do sangue, ou de aspirados de medula óssea, por exemplo, tais amostras coletadas são preparadas com uma solução de anticorpos marcados com fluorocromos. Essa mistura formada por amostra e fluorocromos deve ficar incubada em temperatura ambiente — isto é, descansando para que a reação ocorra — por um breve período de alguns minutos a algumas horas, dependendo do protocolo. Passado esse tempo, a mistura é então inserida no citômetro. Para cada amostra analisada é montado um tubo de amostra e a inserção destes tubos no aparelho pode ser feita de maneira totalmente automatizada ou necessitando de intervenção manual do manipulador, dependendo do modelo do aparelho. De cada tubo examinado são analisadas características de cerca de 10 mil células para que, a partir dos dados coletados de cada uma individualmente, sejam feitas as análises estatísticas. Cada célula individualmente passa por um feixe de *laser* altamente focado. Essa etapa é chamada de análise de célula única. A essa altura, as análises mais simples se baseiam em como a luz passa através da célula, fornecendo informações quanto ao seu tamanho (pela análise da luz que passa lateralmente à célula — FSC) e sua granulosidade (pela análise de luz que se dispersa — SSC). Ainda ocorre que cada fluorocromo que se anexou em seu anticorpo específico na célula é excitado por essa passagem pelo feixe de *laser* e emite um determinado comprimento de onda. Todas essas informações (feixes de luz refletidos e difratados) são captadas por fotorreceptores e encaminhadas por um chamado canal. Dois desses canais são o FSC (que irá analisar o tamanho das células) e o SSC (que avalia a granulosidade das células). Na verdade, podem ser utilizados tantos fluorocromos quanto possíveis de serem captados pela quantidade de canais do citômetro em uso. Se, por exemplo, o aparelho contar com 15 canais, poderão ser utilizados até 13 fluorocromos. Os dados ópticos coletados são convertidos em dados digitais que poderão ser posteriormente analisados por programas incorporados no próprio citômetro, gerando gráficos e histogramas, ou por programas de terceiros que geram análises mais sofisticas.

As aplicações da citometria de fluxo abarcam as mais diversas áreas, especialmente nas ciências biológicas e da saúde. Na hematologia, podemos imaginar aplicações desde pesquisas básicas para caracterização de populações celulares, e com isso entender como funciona e se caracterizam determinadas doenças, até o uso dessa técnica como base para diagnóstico, como é o caso da imunofenotipagem, que será abordada a seguir.

A imunofenotipagem na área da saúde

A imunofenotipagem consiste em uma técnica baseada na citometria de fluxo que caracteriza células dentro de uma população celular mista e apresenta a proporção dos tipos celulares encontrados. A identificação dessas subpopulações celulares é feita por meio de anticorpos específicos com marcação por fluorocromos, o que possibilitas sua identificação por citometria de fluxo.

Essa marcação por anticorpos em geral tem como alvo proteínas de membranas envolvidas em comunicação intercelular, adesão ou metabolismo. Muitas dessas proteínas de marcação são conhecidas como *cluster of differenciatiation* (CD). Caso sejam expressas em mais de uma subpopulação, o que é bem comum, é utilizado mais de um anticorpo marcador simultaneamente, possibilitando a identificação da subpopulação de interesse. Essa combinação de marcadores é denominada de "painel". Assim como ocorre com a citometria de fluxo, essa técnica pode ser utilizada tanto em pesquisas básicas quanto em pesquisas aplicadas na área da saúde (DAGUR; MCCOY JUNIOR, 2015).

É inegável a contribuição das avaliações imunofenotípicas para pacientes onco-hematológicos. Entretanto, há outras aplicações dessa técnica na área das ciências biomédicas. Um exemplo é a contagem diferencial de linfócitos T CD4+ em pacientes portadores de HIV. Sabe-se que as células T CD4+ são um dos alvos iniciais do vírus. No pico inicial da infecção, há então um declínio acentuado de células T CD4+, caracterizando a fase aguda da enfermidade. Com o declínio da viremia, há estabilização dos valores, porém progressivo declínio da quantidade de células T CD4+, havendo também uma latência clínica. Essa fase dura em torno de oito a dez anos, caracterizando a fase crônica. Após esse tempo, ocorre um novo aumento da carga viral e diminuição acentuada dos linfócitos T CD4+, com surgimento de sintomas clínicos e infecções oportunistas, caracterizando o quadro denominado de Aids. Diante desse panorama, podemos observar que a quantificação de células T CD4+ nesses indivíduos é necessária para indicar qual a melhor conduta terapêutica a ser tomada.

A imunofenotipagem no diagnóstico hematológico

Uma das características da imunofenotipagem é a capacidade de identificar e isolar subpopulações celulares. Isso é especialmente importante para diferenciação em uma amostra de pacientes com câncer hematológico, pois se torna possível distinguir as células cancerosas das não cancerosas. Também é possível, pela técnica, diferenciar as leucemias dos linfomas, tornando a imunofenotipagem por citometria de fluxo o padrão-ouro de diagnóstico, permitindo identificar até mesmo o grau de maturação celular. No Quadro 2, são apresentados alguns marcadores hematológicos que podem ser utilizados nas técnicas de imunofenotipagem.

Quadro 2. Marcadores hematológicos classificados de acordo com a diferenciação, maturação normal e função das células que os expressam

Classe de marcadores	Marcadores
Marcadores de células T	CD1a, CD2, CD3, CD4, CD5, CD7, CD8, TCR alfa-beta e TCR gama-delta
Marcadores de células B	CD10, CD19, CD20, CD22, CD23, CD24, CD79a, imunoglobulina M (IgM), cadeia leve de Ig *kappa* e cadeia leve de Ig *lambda*
Marcadores de células NK	CD16, CD56 e CD57
Marcadores mieloides	CD13, CD11b, CD14, CD15, CD16, CD33, CD64, CD65, CD117 e anti-MPO
Marcadores de linhagem mieloide plaquetária	CD41, CD42, CD61
Marcadores de linhagem mieloide eritrocitária	CD235a (antialfa glicoforina)
Marcadores de células imaturas inespecíficos	CD34, HLA–DR
Marcador de proliferação celular (inespecífico)	Ki67
Marcador panleucocitário (inespecífico)	CD45
Marcador de ativação e diferenciação celular de todas as linhagens	CD38
Marcador de proliferação celular e receptor de transferrina	CD71

Fonte: Adaptado de Oliveira, Pereira e Beitler (2016).

Com a imunofenotipagem, é possível determinar o perfil fenotípico por meio da detecção de antígenos expressos pelas células, detectados pelos anticorpos monoclonais. Como as células sanguíneas apresentam expressão seguindo um padrão distinto de acordo com seu grau de maturação, a utilização de um painel de marcadores permite a identificação da linhagem (mieloide ou linfoide, células B ou T) e o grau de maturação da célula leucêmica.

A Figura 5 exibe um esquema mostrando exemplos de expressão das proteínas CD que podem ser utilizadas em um painel para imunofenotipagem.

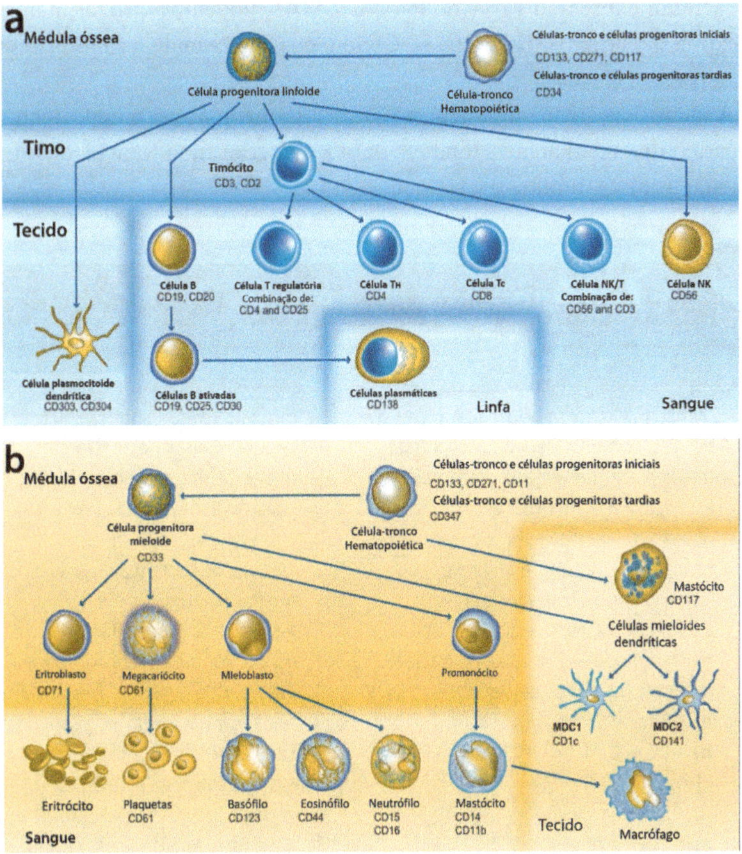

Figura 5. Representação esquemática da maturação de células sanguíneas e exemplos de CD expressos de acordo com o grau de maturação e linhagem celular: (a) linhagem linfoide; (b) linhagem mieloide.

Fonte: Adaptada de Abcam (2019).

De acordo com o conhecimento desses marcadores, é possível a montagem de painéis iniciais de distinção entre a Leucemia Mieloide Aguda (LMA) e a Leucemia Linfoide Aguda (LLA) utilizando marcação de CD19, CD79a, CD10, CD22 (todos marcadores de células B) em conjunto com CD7, CD3 (marcadores de células T) e CD13, CD33, CD117 e anti-MPO (anti-mieloperoxidade, marcadores mieloides). Pode-se ainda acrescentar o CD34, um marcador inespecífico de células imaturas. Para LLA de célula B, podem ser utilizados os marcadores CD19, CD79a, CD10, HLA–DR e TdT positivas, e CD20 e CD22 apresentam expressão variável. Para as LMAs, podemos utilizar marcação de expressão de anti-MPO, CD117, CD13 e/ou CD33, sendo os dois primeiros os mais específicos.

A identificação do imunofenótipo de células neoplásicas é importante não só para o diagnóstico, mas também para a posterior monitoração da doença residual mínima durante o tratamento.

Exercícios

1. As neoplasias hematológicas possuem como importante aliado no diagnóstico a imunofenotipagem por citometria de fluxo. Trata-se de um método especial que detecta e identifica os marcadores celulares expressos em cada tipo e subtipo de leucemias. Considerando este tema, assinale a alternativa correta que apresenta um marcador que está altamente relacionado à linhagem de células B.

a) CD1.
b) CD3.
c) CD4.
d) CD8.
e) CD22.

2. A citometria de fluxo, tecnologia baseada no emprego de radiação *laser*, fluxo hidrodinâmico, óptica, substâncias fluorescentes (fluorocromos) e recursos de informática, é utilizada para determinar algumas características estruturais e funcionais de partículas biológicas. A respeito deste tema, analise os itens a seguir.

I. A citometria de fluxo pode ser usada para determinadas células em suspensão, promovendo, por meio da análise de tamanho, granulosidade e intensidade de fluorescência dessas células, a sua identificação, mas não a sua quantificação.

II. Além do *laser*, componentes eletrônicos, computadores e filtros ópticos têm um papel essencial no rendimento dos citômetros de fluxo. A função de alguns filtros é absorver alguns comprimentos de onda e deixar passar a luz com o comprimento de onda de interesse. A qualidade de tais filtros é da maior importância na citometria de fluxo.

III. A amostra analisada em citometria de fluxo deve se encontrar em forma de suspensão. Existem amostras que precisam de um mínimo de processamento, como o sangue periférico, a medula óssea ou outros fluidos biológicos.

A partir da análise dos itens acima, marque a alternativa que contém todas as corretas:

a) I, apenas.
b) I e II.

c) II e III.
d) I e III.
e) I, II e III.

3. A análise promovida por um citômetro de fluxo pode ser tão simples a ponto de se basear somente na dispersão da luz frontal ou lateral em uma célula. Com esses meros dados, podemos analisar o tamanho da célula e sua complexidade. Marque a alternativa que denomina correta e respectivamente as características celulares supracitadas.
   a) FSC e SSC.
   b) FL1 e FSC.
   c) SSC e FL2.
   d) SSC e FSC.
   e) FL1 e FL2.
4. Um paciente com suspeita de LLA realiza exame de imunofenotipagem para caracterização da população celular. Os resultados foram que 95% das células apresentaram marcação positiva para CD5, CD7 e CD8. Marque a alternativa que melhor caracteriza a população de células apresentadas.
   a) População de células imaturas.
   b) População celular de células B.
   c) População celular de células T.
   d) População celular de precursores mieloides.
   e) População de células mieloides.
5. A imunofenotipagem apresenta inúmeras aplicações na área das ciências da saúde. Dessa forma, entender o seu correto funcionamento e seus princípios técnicos favorece o entendimento de seus resultados. Marque a alternativa que corretamente indica o tipo de marcação utilizada para evidenciar as moléculas de identificação celular.
   a) Anticorpos policlonais conjugados à substâncias radioativas.
   b) Anticorpos monoclonais conjugados à substâncias radioativas.
   c) Anticorpos monoclonais conjugados à moléculas fluorescentes.
   d) Apenas anticorpos produzidos por camundongos.
   e) Apenas anticorpos que possuem atividade citolítica.

Referências

ABCAM. Flow cytometry immunophenotyping. 2019. Disponível em: https://www.abcam.com/protocols/flow-cytometry-immunophenotyping. Acesso em: 20 out. 2019.

ADAN, A. *et al.* Flow cytometry: basic principles and applications. *Critical Reviews in Biotechnology*, v. 37, n. 2, p. 163–176, 2017.

BASFORD, C.; FORRAZ, N.; MCGUCKIN, C. Optimized multiparametric immunophenotyping of umbilical cord blood cells by flow cytometry. *Nature Protocols*, v. 5, n. 7, p. 1337–1346, 2010.

DAGUR, P. K.; MCCOY JUNIOR, J. P. Collection, storage, and preparation of human blood cells. *Current Protocols in Cytometry*, v. 73, n. 1, p. 5.1.1–5.1.16, 2015.

OLIVEIRA, R. A.; PEREIRA, J.; BEITLER, B. *Mielograma e imunofenotipagem por citometria de fluxo em hematologia:* prática e interpretação. Rio de Janeiro: Roca, 2016.

ROBINSON, R.; PELLENZ, S. What is flow cytometry (FACS analysis)? *Antibodies-Online*, 12 jun. 2013. Disponível em: https://www.antibodies-online.com/resources/17/1247/what-is-flow-cytometry-facs-analysis/. Acesso em: 20 out. 2019.

TERMO FISHER SCIENTIFIC. How a Flow Cytometer Works. 2019. Disponível em: https://www.thermofisher.com/br/en/home/life-science/cell-analysis/cell-analysis-learning-center/molecular-probes-school-of-fluorescence/flow-cytometry-basics/flow-cytometry-fundamentals/how-flow-cytometer-works.html. Acesso em: 20 out. 2019.

VEMBALDI, A.; MENACHERY, A.; QASAIMEH, M. A. Cell cytometry: review and perspective on biotechnological advances. *Frontiers in Bioengineering and Biotechnology*, v. 7, p. 1–20, 2019.

Alterações quali e quantitativas das plaquetas

Objetivos de aprendizagem

Ao final deste texto, você deve apresentar os seguintes aprendizados:

- Identificar as principais alterações quantitativas das plaquetas.
- Definir as principais alterações qualitativas das plaquetas.
- Reconhecer os testes de diagnóstico das alterações quali e quantitativas das plaquetas.

Introdução

A coagulação sanguínea é o recurso biológico que viabiliza o reparo de danos vasculares e teciduais. Nesse processo, as plaquetas desempenham um papel fundamental, uma vez que são os principais elementos constituintes do tampão restaurador que inibe o sangramento através da lesão. Por este motivo, qualquer alteração plaquetária pode comprometer a homeostase e a recomposição tecidual após injúria.

As patologias plaquetárias podem ser hereditárias ou adquiridas. Há alterações quantitativas, que são associadas ao número total das plaquetas circulantes, em que a contagem absoluta ultrapassa os intervalos de normalidade. Já as alterações qualitativas são relacionadas às alterações morfológicas e de função plaquetária.

Neste capítulo, você vai conhecer as características fisiológicas das alterações quali e quantitativas das plaquetas. Para aprender a diferenciá-las, examinará as características clínicas de cada patologia e as ferramentas diagnósticas disponíveis para auxiliar nessa distinção.

Distúrbios plaquetários quantitativos

Um indivíduo normalmente tem entre 140.000 a 440.000/mm^3 plaquetas na sua corrente sanguínea. São comuns variações na contagem de um mesmo sujeito por variações fisiológicas naturais, como períodos menstruais e gestação. Inflamações e infecções também podem alterar as quantidades basais de plaquetas.

As plaquetas são formadas pela fragmentação citoplasmática do megacariócito ao sair da medula óssea (MO), onde é produzido, e atingir o sangue periférico. Assim, o número de plaquetas é controlado pela produção de megacariócitos, que responde aos estímulos da trombopoetina secretada pelo fígado. Quanto maior o nível de trombopoetina, maior o estímulo para a produção de megacariócitos e, consequentemente, de plaquetas (SOARES *et al.*, 2012; BELL; SALLAH, 2016; HOFFBRAND; MOSS, 2018; KUTER, 2019a). Cogita-se que até 5 mil novas plaquetas possam ser produzidas por um único megacariócito. Sua sobrevida na corrente sanguínea é de até 10 dias (OKAZAKI *et al.*, 2009).

Link

Antes de estudar os distúrbios plaquetários, talvez seja recomendável assistir à instrutiva animação disponível no *link* a seguir, para relembrar o papel das plaquetas no processo de estancar sangramentos.

https://qrgo.page.link/vAVWc

Trombocitopenias

Os distúrbios plaquetários relacionados à diminuição de plaquetas são chamados de trombocitopenias ou plaquetopenias, e sua característica principal é a contagem absoluta de plaquetas inferior a 140.000/mm^3, mas com função plaquetária preservada.

Esse déficit numeral dá origem ao aparecimento de petéquias e púrpuras cutâneas (Figura 1) e é responsável por sangramentos espontâneos em mucosas e sangramentos prolongados após traumas (SOARES *et al.*, 2012; HOFFBRAND; MOSS, 2018; KUTER, 2019a). Os sangramentos espontâneos tendem a acontecer quando o número de plaquetas encontra-se no intervalo entre 20 e 10 mil/mm^3. Abaixo desse intervalo, há risco de sangramento importante (REZENDE, 2010).

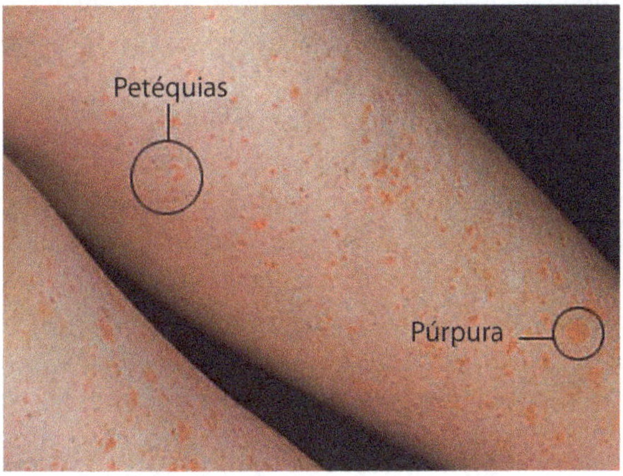

Figura 1. Petéquias e púrpura são sinais característicos de trombocitopenia.
Fonte: Adaptada de Petechiae... (2015).

De forma ampla, as plaquetopenias não congênitas podem ser explicadas por cinco mecanismos fisiopatológicos, ainda que possam estar associados em algumas doenças.

Diminuição da produção de plaquetas na medula óssea

A trombocitopenia por insuficiência de produção é uma causa comum de plaquetas baixas. A produção é prejudicada ou interrompida por uma doença que não necessariamente tenha origem na MO, mas pode se manifestar em decorrência de uma infecção viral (como pelo parvovírus humano), exposição à substâncias citotóxicas (quimioterapia, por exemplo) ou infiltrações cancerígenas (OKAZAKI *et al.*, 2009; HOFFBRAND; MOSS, 2018; KUTER, 2019a).

Redução da sobrevida plaquetária

Também há trombocitopenia por aumento na destruição ou consumo, de acordo com o desenvolvimento da patologia de base ou por causas autoimunes (HOFFBRAND; MOSS, 2018; KUTER, 2019a). A púrpura trombocitopênica idiopática (PTI) é uma causa comum de plaquetopenia por destruição autoimune. Anticorpos do próprio indivíduo atacam suas plaquetas, promovendo sua destruição no baço. Assim, a MO apresenta-se normal, com linhagem precursora eritroide responsiva ao aumento da destruição plaquetária intensa.

A PTI pode acometer crianças, mas é mais frequente em adultos do sexo feminino, antes da quarta década de vida. Os primeiros sinais da doença são o aparecimento de petéquias, púrpuras e sangramento nasal, já que, apesar da plaquetopenia, não há esplenomegalia evidente — principalmente em adultos. Por isso, muitos pacientes têm diagnóstico ocasional. É suspeitada quando o paciente apresenta número de plaquetas abaixo de 100 mil.

Essa doença cursa em quadros agudos ou crônicos, e a determinação do tratamento é baseada no nível de plaquetopenia (< 20 mil/mm^3) e hemorragias. Os casos agudos são autolimitados e tem desfecho em até seis meses, sendo mais comuns na infância. Apenas 20% dos pacientes não respondem em até 20 dias após o início do tratamento. A retirada do baço conduz à remissão da doença em grande parte dos casos (REZENDE, 2010).

A púrpura trombocitopênica trombótica (PTT) é outra doença de cunho autoimune que pode causar trombocitopenia grave, mas é de incidência rara. Assim como na PTI, na PTT os anticorpos também ligam-se às plaquetas do indivíduo, mas neste caso específico destroem a enzima ADAMTS13 e alteram a propriedade funcional plaquetária. Essa alteração leva à formação descontrolada de coágulos, consumindo plaquetas, causando trombocitopenia e bloqueando o fluxo sanguíneo em alguns vasos por ação mecânica dos trombos.

Os sintomas da PTT estão relacionados à plaquetopenia e aos órgãos que têm sua circulação sanguínea prejudicada pelos trombos, como cérebro, coração e rins, principalmente. A obstrução do fluxo sanguíneo também causa danos mecânicos aos componentes do sangue, provocando fragmentação eritrocitária. Por este motivo, a presença de esquizócitos na análise morfológica do sangue periférico é uma das características diagnósticas da doença (OKAZAKI *et al.*, 2009, KUTER, 2019b).

Fique atento

A síndrome hemolítico-urêmica (SHU), apesar de ser mais incidente em crianças, tem um curso fisiológico semelhante ao da PTT. A SHU também apresenta a formação de pequenos coágulos e patologia microangiopática, mas há rompimento leucocitário e depósito urêmico sob os rins, causando insuficiência renal. Essa síndrome geralmente ocorre em decorrência de infecções causadas por bactérias produtoras de toxinas, principalmente a *Escherichia coli*, que causam a morte dos leucócitos e depósito renal (HOFFBRAND; MOSS, 2018; KUTER, 2019b).

Alterações na distribuição

Ao serem liberadas na corrente sanguínea, parte das plaquetas, cerca de um terço, são direcionadas para o baço. Há doenças que promovem sequestro esplênico, alterando a proporção plaquetária e, consequentemente, diminuindo o número de plaquetas no sangue periférico (Figura 2). As patologias que cursam com sequestro esplênico geralmente têm a esplenomegalia como característica, como é o caso das doenças linfo e mieloproliferativas ou a anemia falciforme.

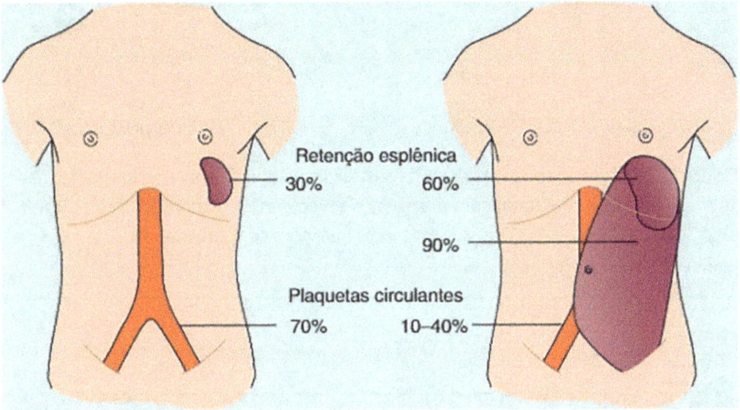

Figura 2. Representação esquemática da distribuição plaquetária na corrente sanguínea e no baço em pessoas normais (à esquerda) e em patologias que promovem sequestro esplênico (à direita).

Fonte: Hoffbrand e Moss (2018, p. 286).

Exposição a fármacos

A diminuição plaquetária em consequência do uso de certos medicamentos é observada entre 7 e 15 dias da exposição à droga. A patologia apresenta sinais clínicos relacionados à trombocitopenia e geralmente é revertida com a suspensão de uso do medicamento. Nos casos mais graves, é indicada transfusão plaquetária para controle hemorrágico. A Figura 3 apresenta um esquema explicativo desse mecanismo.

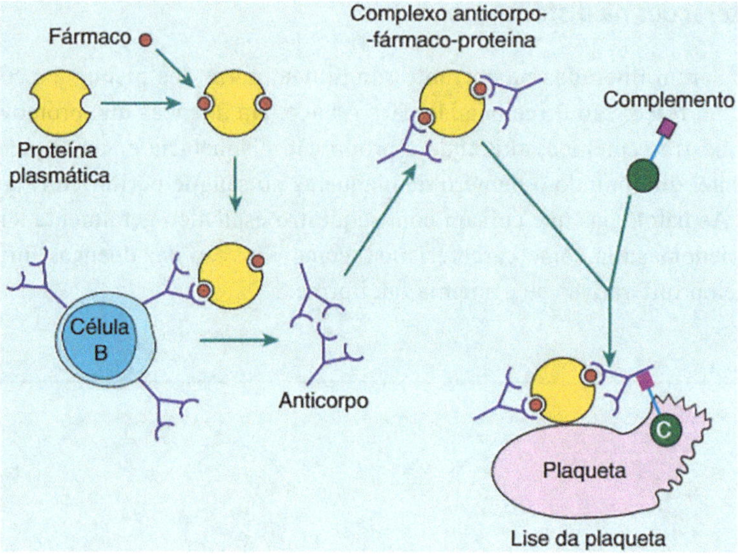

Figura 3. Representação esquemática da destruição plaquetária ocasionada por fármacos. Os medicamentos interagem com proteínas e anticorpos, formando complexos que têm capacidade de ligar-se às plaquetas e opsonizá-las, com consequente lise.

Fonte: Hoffbrand e Moss (2018, p. 284).

Saiba mais

Eis os principais fármacos associados à trombocitopenia, subdivididos por classes (OKAZAKI *et al.*, 2009; HOFFBRAND; MOSS, 2018):

- Anti-inflamatórios: ácido acetilsalicílico, naproxeno, ibupropeno, piroxicam.
- Antibióticos: penicilinas, trimetropim, rifamicina, sulfonamidas.
- Diuréticos: furosemida, acetozolamida.
- Sedativos e anticonvulsivantes: diazepam, carbamazepina.
- Heparina: heparina não fracionada e heparina de baixo peso molecular.
- Antidiabéticos: clorpropamida, totibutamida.
- Outros: metildopa, cloranfenicol (ocasional), quinina.

Hemorragias

Além da perda de elementos plaquetários, há hemodiluição durante sangramentos agudos ou mesmo após transfusão de concentrado de plaquetas (REZENDE, 2010; HOFFBRAND; MOSS, 2018).

O Quadro 1 resume os cinco mecanismos fisiopatológicos recém-examinados que podem ser causadores das plaquetopenias não congênitas.

Quadro 1. Doenças associadas às diferentes causas de plaquetopenia

Causa da trombocitopenia	Mecanismo	Patologias associadas
Produção plaquetária diminuída	Hipoplasia de MO	Anemia aplásica, síndrome de Wiskott–Aldrich, anomalia de May–Hegglin.
	Disfunções na MO com substituição do tecido mieloide	Síndromes mielodisplásicas, leucemias, linfomas, mielofibrose, mieloma múltiplo
	Exposição à agentes citotóxicos: radioterapia, quimioterápicos e substâncias químicas	Púrpura trombocitopênica trombótica, síndrome hemolítico-urêmica
	Falta de nutrientes necessários para a trombocitopoiese	Deficiência de folato, deficiência de vitamina B12
Redução da sobrevida plaquetária	Destruição ou utilização aumentada	Hepatites, púrpura pós transfusional, coagulação intravascular disseminada, púrpura transfusional, sepse
	Destruição autoimune	Lúpus, trombocitemia aloimune materno-fetal, PTI, PTT
Distribuição	Aumento do sequestro esplênico	Esplenomegalia, doenças hepáticas, doença de Gaucher
Exposição à medicamentos	Remédios que suprimem a MO ou destroem plaquetas por medição imunitária	Trombocitopenia autoimune, agranulocitose, anemia aplástica, síndromes mielodisplásicas
Hemorragia	Hemodiluição durante sangramentos agudos	Traumas

Fonte: Adaptado de Rezende (2010), Soares *et al.* (2012), Bell e Sallah (2016) e Hoffbrand e Moss (2018).

Exemplo

Uma única causa de trombocitopenia pode cursar por diferentes mecanismos que diminuem o número de plaquetas. É o caso da Aids, que afeta o número de plaquetas de três formas (CARVALHO; HAMER, 2016):

1. O HIV invade as plaquetas e induz sua apoptose (consumo).
2. Destruição plaquetária na corrente sanguínea em virtude de reação cruzada com anticorpos do vírus.
3. A terapia antirretroviral contra o HIV afeta a MO e impede a produção de megacariócitos e sua maturação (diminuição da produção/exposição à medicamentos).

Há também doenças que cursam com plaquetopenia transitória, com retomada dos níveis normais após a convalescença. É o que acontece na dengue e em infecções virais como o vírus Zika, rubéola e caxumba. Algumas doenças causadas por bactérias, como a *Helicobacter pylori*, também estão relacionadas com diminuição temporária do número de plaquetas (HOFFBRAND, & MOSS, 2018).

Trombocitoses

Trombose ou plaquetose é o termo que designa um número elevado de plaquetas circulantes na corrente sanguínea, acima do limite de 440.000/mm^3. Aumentos plaquetários não estão obrigatoriamente relacionados a um problema clínico instalado, mas devem ser investigados quanto à presença de uma patologia secundária — principalmente em plaquetoses superiores a 750.000/mm^3.

Na maioria dos casos, as trombocitoses cursam sem provocar sintomas. Quando presentes, são caracterizadas por náusea, vômitos, labirintite, formigamentos e extremidades com vermelhidão. Todas plaquetoses, mesmo assintomáticas, aumentam as chances de eventos tromboembólicos.

As doenças que acarretam diretamente o aumento da produção das plaquetas são chamadas trombocitoses primárias ou essenciais. A trombocitemia essencial (TE) é a principal representante desta classificação. É uma desordem proliferativa das células-tronco da MO que afeta a produção da linhagem mieloide, com hiperplasia megacariocítica e esplenomegalia. Os níveis de plaquetas circulantes na corrente sanguínea ficam acima de 700.000/mm^3. Apesar dessa contagem exacerbada estar relacionada a alto risco de trombose, alguns pacientes apresentam sangramentos em situações de trombocitose extrema (acima de um milhão de plaquetas) por causa da perda de multímeros de fator de von Willebrand em decorrência da superprodução megacariocítica.

A trombocitose familiar também é uma doença caracterizada pelo aumento da produção de plaquetas, mas que acontece em virtude de uma mutação genética que altera os receptores de trombopoetina. As leucemias mieloides, policitemia vera e mielofibrose idiopática também são plaquetoses primárias.

As plaquetoses que não são causadas por patologias e que afetam diretamente a produção na MO são chamadas de trombocitoses reativas, uma vez que são secundárias a outras doenças. Ocorrem em resposta a infecções agudas, doenças inflamatórias, neoplasias, anemias regenerativas, anemias por deficiência de ferro e a alguns fármacos (BAIN, 2016; BELL; SALLAH, 2016).

Distúrbios plaquetários qualitativos

Os distúrbios de função plaquetária são, em sua grande maioria, hereditários. Todas plaquetopatias congênitas tem incidência rara e são consequência de defeitos intrínsecos das plaquetas. Já as disfunções plaquetárias adquiridas são habitualmente induzidas por doenças como a insuficiência renal, ou por fármacos.

As manifestações hemorrágicas das plaquetopatias são características de trombocitopenias, com particularidades cutâneo-mucosas, como, por exemplo, hemorragias gengivais, menorragias, epistaxes, sangramentos gastrointestinais, etc. (OKAZAKI *et al.*, 2009; REZENDE, 2010).

As principais plaquetopatias congênitas são descritas a seguir.

Trombastenia de Glanzmann

É uma doença hemorrágica de origem congênita, de herança autossômica homozigótica, que está relacionada a casamentos com ligação consanguínea. A alteração genética presente na trombastenia de Glanzmann (TG) é responsável por mudanças no receptor do fibrinogênio expresso na membrana plaquetária, impedindo a sua agregação — apesar da função de adesão estar preservada. O resultado é uma plaquetopatia grave com hemorragias cutâneo-mucosas de gravidade variável. Mesmo sendo uma patologia rara, é comum que o indivíduo seja diagnosticado ainda no período neonatal (OKAZAKI *et al.*, 2009; REZENDE, 2010; HOFFBRAND; MOSS, 2018).

Síndrome de Bernard–Soulier

Assim como a TG, a Síndrome de Bernard–Soulier (SBS) também é uma doença hemorrágica congênita. No entanto, é transmitida por herança autossômica recessiva determinada por três genes específicos (GPIbα, β ou GPIX) que, uma vez mutados, codificam uma proteína que é incapaz de ligar-se ao fator de von Willebrand, impossibilitando a adesão plaquetária.

A principal característica da SBS é a existência de plaquetas gigantes no sangue periférico, geralmente num quadro de trombocitopenia de gravidade variável. As plaquetas gigantes apresentam diâmetro acima de 7 micrômetros (OKAZAKI *et al*., 2009; FARIAS; DAL BÓ, 2010; REZENDE, 2010).

Distúrbios de armazenamento plaquetário

O interior das plaquetas é preenchido com grânulos que auxiliam na hemostasia coagulatória. Os distúrbios de armazenamento plaquetário acontecem quando uma mutação em um gene autossômico impede a formação normal desses grânulos e sua secreção, afetando a coagulação. Esse tipo de alteração plaquetária é mais frequente em mulheres, e pode ser de dois tipos, de acordo com o tipo de grânulo afetado (OKAZAKI *et al*., 2009): deficiência de grânulos α ou deficiência de grânulos δ, examinados a seguir.

Deficiência de grânulos α

Há deficiência dos grânulos alfa, que contém fibrinogênio, fator plaquetário, betatromboglobulina e outros cinco fatores de coagulação. Há presença de macroplaquetas de coloração cinza e plaquetopenia leve.

A doença de von Willebrand é uma das patologias causadas pelo distúrbio de armazenamento dos grânulos alfa, já que o fator de von Willebrand (FVW) é estocado nesses grânulos. O FVW tem função na adesão plaquetária e no transporte de outros fatores de coagulação — funções afetadas na deficiência destes grânulos.

Deficiência de grânulos δ

Está relacionada à diminuição da presença de grânulos densos, compostos de serotonina e ADP. Dentre os distúrbios de armazenamento, é o mais comum. A deficiência destes grânulos reduz a capacidade de agregação plaquetária.

Esta deficiência apresenta-se isolada ou associada a outras doenças congênitas. Quando associada ao albinismo óculo-cutâneo, leva o nome de síndrome de Hermansky–Pudlak. Os sangramentos são de gravidade variável (REZENDE, 2010; HOFFBRAND; MOSS, 2018).

Saiba mais

Você já ouviu falar que os pacientes portadores de diabetes têm problema de cicatrização? Um dos motivos é que os diabéticos apresentam alterações na morfologia e na função plaquetária, adquiridas pela doença. Aparentemente, as plaquetas desses pacientes também têm sobrevida mais curta (FARIAS; DAL BÓ, 2010).

Diagnóstico das alterações plaquetárias

Muitos dos distúrbios das plaquetas são achados ocasionais, mas sempre se deve cogitar a existência de alterações plaquetárias em pacientes com sintomas hemorrágicos ou que apresentem petéquias e púrpuras (KUTER, 2019a).

O diagnóstico correto desses distúrbios é imprescindível para a definição da terapêutica adequada. Ao primeiro sinal de patologia relacionada a coagulação, a vasos sanguíneos ou a plaquetas, o primeiro exame a ser solicitado é o hemograma (OKAZAKI *et al.*, 2009; HOFFBRAND; MOSS, 2018). Depois disso, os resultados de testes de estudo da coagulação podem auxiliar na hipótese diagnóstica (KUTER, 2019a). O Quadro 2 resume os sinais clínicos mais observados em casos de patologias plaquetárias e coagulatórias.

Quadro 2. Frequência dos sinais relacionados às patologias plaquetárias e coagulatórias

Sinal	Patologias plaquetárias ou vasculares	Patologias coagulatórias
Petéquias e púrpuras	Comuns	Raras
Sangramentos em ferimentos	Persistentes	Mínimos
Sangramentos espontâneos nas mucosas	Comuns	Raros
Hematomas profundos	Raros	Característicos

Fonte: Adaptado de Hoffbrand e Moss (2018).

As plaquetoses e trombocitopenias são diagnosticadas com base no número de plaquetas. Os testes de coagulação tendem a ser normais nessas situações, contanto que não haja coagulopatia simultânea. Quando a contagem plaquetária e os testes de coagulação estão normais, é indicada a investigação de disfunções nas plaquetas (KUTER, 2019a).

Hemograma

O hemograma fornece, além de outros parâmetros sanguíneos, a contagem plaquetária automatizada, expressando o número absoluto de elementos por mm^3 de sangue, contagem que determina o diagnóstico das alterações quantitativas de plaquetas. Os resultados obtidos por esses contadores eletrônicos podem apresentar erros sistemáticos, mas estima-se que sejam inferiores a 10% da contagem total. Essas limitações ocorrem pela incapacidade dos equipamentos de distinguir as plaquetas de outras partículas presentes no sangue, podendo confundi-las (SOARES *et al.*, 2012).

Frente a um resultado de plaquetopenia determinado pelos contadores eletrônicos, sempre deve-se descartar falsas reduções no número de plaquetas — as pseudotrombocitopenias. Problemas pré-analíticos relacionados à coleta sanguínea são as principais causas desses problemas. Pode ocorrer também diminuição na contagem plaquetária em decorrência de crioaglutininas *in vitro*, quando, em contato com o anticoagulante EDTA, há interação de anticorpos com a superfície das plaquetas e produção de agregados, resultando em plaquetopenia de espúria.

Tendo isso em vista, a confirmação da plaquetopenia deve ser realizada com avaliação de uma distensão do sangue periférico. O exame do tamanho e da morfologia plaquetária é importante para a exclusão ou diagnóstico de várias desordens relacionadas às plaquetas. A avaliação morfológica dos demais elementos do esfregaço sanguíneo também identifica alterações eritrocitárias importantes no diagnóstico da causa do problema plaquetário (KUTER, 2019a). O Quadro 3 resume os achados no hemograma para os principais distúrbios trombocitopênicos.

Quadro 3. Características encontradas no hemograma das principais plaquetopenias

Distúrbio trombocitopênico	Achados no hemograma*
Mielodisplasia	Desvio à esquerda e anormalidades eritrocitárias
SBS	Plaquetas gigantes
Leucemias	Células imaturas (ou aumento de linfócitos maduros na leucemia linfocítica crônica)
PTI	Hemácias e leucócitos normais
PTT e síndrome hemolítico-urêmica	Presença de esquizócitos

*Além da plaquetopenia

Fonte: Adaptado de Kuter (2019a).

Na elucidação da plaquetopenia, além do hemograma e coagulograma, outros exames também são úteis: sorologias para hepatites, HIV, reticulócitos, entre outros (OKAZAKI *et al.*, 2009).

Os hemogramas realizados em equipamentos de última geração também apresentam o resultado de um parâmetro chamado Volume Plaquetário Médio (VPM). Assim, o VPM indica o tamanho da plaqueta e pode ser útil na identificação de distúrbios funcionais. Assim como na PTI, SBS e anomalia de May–Hegglin, entre outras condições, esse índice pode estar aumentado na infecção por HIV. O volume plaquetário aumentado pode indicar também a presença de agregados na amostra testada.

Já o VPM diminuído é característico em pacientes com síndrome de Wiskott–Aldrich, doenças intestinais inflamatórias, anemia megaloblástica e sepse, por exemplo (FARIAS; DAL BÓ, 2010).

Testes de coagulação

Na investigação de doenças hemorrágicas, é preciso discernir se a causa está relacionada às plaquetas ou aos outros elementos da cascata de coagulação. Para isso, além da avaliação do hemograma, é solicitado o coagulograma, que inclui a realização do Tempo de Protrombina (TP), Tempo de Tromboplastina Parcial Ativada (TTPA), Tempo de Sangramento (TS) e Tempo de Trombina (TT).

Os testes de TP e TTPA são úteis na avaliação da fase plasmática da coagulação. Já o TT indica se a atividade do fibrinogênio é funcional. Para aferir a atividade plaquetária, pode ser utilizado o TS ou Tempo de Coagulação.

No TS, é realizada uma pequena incisão no paciente e mensurado o tempo que seu organismo leva para interromper o sangramento. Estima-se que seja entre 1 e 9 minutos. Quando há plaquetose, trombocitoses ou trombocitopenias, o tempo de coagulação fica fora do esperado. Vasculites, doença de von Willebrand, uso de ácido acetilsalicílico e alguns tipos de anti-inflamatórios podem aumentar o tempo de sangramento, mas o TS não é prolongado em indivíduos com deficiência nos fatores de coagulação (REZENDE, 2010).

Avaliação da medula óssea

O exame da medula óssea é solicitado na investigação avançada dos distúrbios plaquetários, e é utilizado na confirmação de coagulopatias relacionadas à plaquetopoiese. Consiste na análise de celularidade e citoquímica de material da MO, revelando, entre outros dados, a quantidade e a morfologia dos megacariócitos.

A avaliação da celularidade da MO pode ser realizada por material aspirado (punção), ilustrado na Figura 4, ou por biópsia (obtenção de amostra histológica). Os estágios da megacariocitopoiese podem ser definidos com precisão no medulograma. Já em amostra biopsiada, é possível identificar com mais exatidão as alterações morfológicas dos megacariócitos, além da sua distribuição. Caso o médico ache necessário, pode-se utilizar método de coleta combinado, em que se obtém tanto o líquido por punção aspirativa quanto o material histológico para análise. O número de megacariócitos esperado é de 3 a 5 por campo (SOARES *et al.*, 2012).

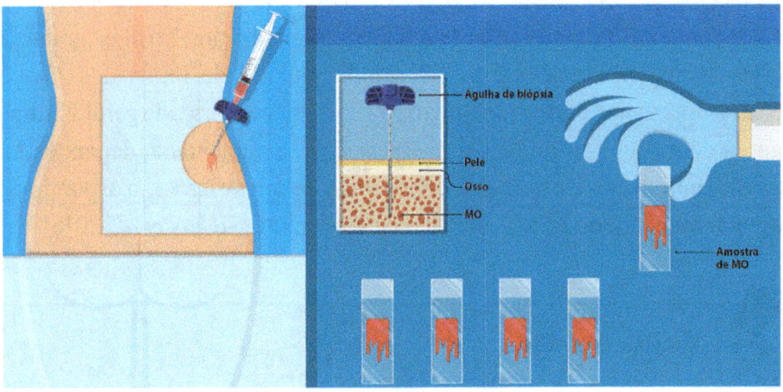

Figura 4. Representação esquemática de aspiração de MO.
Fonte: Adaptada de rumruay/Shutterstock.com.

Apesar de ser considerado o padrão ouro na confirmação desses distúrbios, a análise da celularidade da MO não é o teste de primeira escolha, em virtude de ser invasivo e doloroso para o paciente. Não é indicada nos casos de trombocitopenia isolada e raramente realizada em pacientes com PTI (SOARES *et al.*, 2012; SILVA *et al.*, 2016; KUTER, 2019a).

Link

No *link* a seguir, você encontrará uma animação de como é feita a punção de MO para a realização do mielograma. Aproveite e fique atento aos cuidados de enfermagem relacionados a este procedimento.

https://qrgo.page.link/8pRPf

Como todo exame diagnóstico, o resultado deve ser correlacionado com a clínica do paciente. Pacientes com trombocitoses geralmente têm mielograma com hiperplasia megacariocítica e aumento de toda celularidade. Indivíduos trombocitopênicos podem apresentar medulograma normal, celularidade geral diminuída ou ainda com apenas a linhagem megacariocítica aumentada, dependendo da causa da diminuição das plaquetas. Nos casos de mielofibrose, o aspirado pode apresentar aumento ou nularidade de megacariócitos (SILVA *et al.*, 2016).

Fique atento

Se o resultado da análise da celularidade da MO for normal e houver esplenomegalia, a causa da trombocitopenia está relacionada ao sequestro esplênico. Porém, se a MO não estiver alterada e também não houver aumento do baço, a possível causa de plaquetopenia é um quadro de destruição excessiva (KUTER, 2019a).

Exercícios

1. Os distúrbios plaquetários podem ser adquiridos ou congênitos, sendo estes últimos de ocorrência rara na população. As alterações congênitas são caracterizadas por produzir plaquetopenias relacionadas a problemas funcionais das plaquetas, desenvolvendo quadros clínicos com tendência à gravidade. Sobre as alterações plaquetárias de causas genéticas, é correto afirmar que:

a) todas alterações plaquetárias congênitas são de herança autossômica recessiva.

b) todas alterações plaquetárias congênitas são de herança autossômica dominante.

c) todas alterações plaquetárias congênitas são de herança relacionada aos cromossomos sexuais.

d) policitemia vera e síndrome de Bernard–Soulier são patologias congênitas.

e) trombastemia de Glanzmann e síndrome de Bernard–Soulier são patologias congênitas.

2. A dengue é uma doença que cursa com plaquetopenia transitória, sem necessariamente apresentar sangramentos espontâneos ou petéquias, embora a prova do laço positiva seja uma evidência desse fenômeno. A prova do laço é utilizada nos pacientes com suspeita de dengue por prever, rapidamente, a tendência no aparecimento dos sinais cutâneos da trombocitopenia e, consequentemente, identificar um quadro associado a plaquetas baixas. A prova consiste em avaliar o aparecimento de petéquias após manter o manguito do esfigmomanômetro inflado por 5 minutos. É positiva quando há número de petéquias maior do que o esperado (até 20 petéquias numa área de 2,5 cm × 2,5 cm) e indica a possibilidade de manifestações hemorrágicas da dengue por plaquetopenia. Assinale a alternativa que apresenta a principal característica das plaquetas nos quadros de dengue e o resultado da prova do laço:

a) Plaquetas: 618.000/mm^3; prova do laço negativa.
b) Plaquetas: 363.000/mm^3; prova do laço positiva.
c) Plaquetas: 90.000/mm^3; prova do laço positiva.
d) Plaquetas: 50.000/mm^3; prova do laço negativa.
e) Plaquetas: 823.000/mm^3; prova do laço positiva.

3. Há semanas o pediatra acompanhava a saúde do pequeno Enzo, que, segundo relatos da mãe, não se alimentava adequadamente. Sem melhora no apetite da criança ao longo do tempo, o médico achou prudente solicitar um hemograma. O laudo evidenciou, além de uma anemia por deficiência de ferro, uma alteração no número de plaquetas. Ao observar esses resultados, foi prescrito tratamento de reposição férrica e mudanças na dieta habitual da criança. Após 45 dias, os parâmetros laboratoriais foram reavaliados. Houve melhora da anemia e as plaquetas retornaram a um intervalo numerário normal. Diante desse caso clínico, assinale a alternativa que apresenta qual alteração foi observada no primeiro hemograma, no diagnóstico da doença, e a causa dessa alteração:

a) Trombocitopenia reacional à anemia por deficiência de ferro.
b) Trombocitose reacional à anemia por deficiência de ferro.
c) Trombocitose por púrpura trombocitopênica imune.
d) Trombocitopenia por púrpura trombocitopênica trombótica.
e) Trombocitose essencial por incidência congênita.

4. A púrpura trombocitopênica trombótica (PTT) e a síndrome hemolítico-urêmica (SHU) são patologias graves que causam obstrução na microcirculação sanguínea pela formação aleatória de trombos. Apesar do mecanismo patológico ser semelhante em grande parte do curso dessas doenças, cada patologia tem desfecho e tratamento diferentes. Assinale a alternativa com as características corretas da PTT e da SHU:

a) A sintomatologia da PTT e da SHU são idênticas.
b) A SHU geralmente é desencadeada após uma infecção bacteriana, como a *Escherichia coli*.
c) A PTT geralmente é desencadeada após uma infecção bacteriana, como a *Escherichia coli*.
d) Na PTT, há comprometimento renal grave, com anúria excessiva.
e) A SHU é mais comum em adultos do sexo masculino.

5. A deficiência do fator de von Willebrand (VW) é o distúrbio congênito mais comum de hemostasia. Ela é transmitida por herança autossômica dominante, e grande parte dos pacientes é heterozigoto, expressando uma forma branda da doença. Pode-se afirmar sobre a deficiência do fator VW:

a) É estocado livre na medula óssea.
b) Está relacionado a uma plaquetopatia de armazenamento granular.
c) É produzido pelas plaquetas.
d) É relacionado com o aumento de macroplaquetas.
e) Está estocado em grânulos hepáticos.

Referências

BAIN, B. J. *Células sanguíneas:* um guia prático. 5. ed. Porto Alegre: Artmed, 2016.

BELL, A.; SALLAH, S. *The morphology of human blood cells.* 8th ed. Pennsauken: BookBaby, 2016.

CARVALHO, R. C.; HAMER, E. R. Perfil de alterações no hemograma de pacientes HIV+. *Revista Brasileira de Análises Clínicas*, 2016. Disponível em: http://www.rbac.org.br/artigos/perfil-de-alteracoes-no-hemograma-de-pacientes-hiv/. Acesso em: 23 out. 2019.

FARIAS, M. G.; DAL BÓ, S. Importância clínica e laboratorial do volume plaquetário médio. *Jornal Brasileiro de Patologia e Medicina Laboratorial*, v. 46, n. 4, p. 275–282, 2010. Disponível em: http://www.scielo.br/scielo.php?pid=S1676-24442010000400003&script=sci_abstract&tlng=pt. Acesso em: 23 out. 2019.

HOFFBRAND, A. V.; MOSS, P. A. H. *Fundamentos em hematologia de Hoffbrand.* 7. ed. Porto Alegre: Artmed, 2018.

KUTER, D. J. Púrpura Trombocitopênica Trombótica (PTT) e Síndrome Hemolítico-Urêmica (SHU). *In:* MERCK. *Manual MSD:* versão para profissionais da saúde. Kenilworth: Merck Sharp & Dohne, 2019b. Disponível em: https://www.msdmanuals.com/pt-br/casa/dist%C3%BArbios-do-sangue/dist%C3%BArbios-das-plaquetas/p%C3%BArpura-trombocitop%C3%AAnica-tromb%C3%B3tica-ptt-e-s%C3%ADndrome-hemol%C3%ADtico-ur%C3%AAmica-shu. Acesso em: 23 out. 2019.

KUTER, D. J. Visão geral das disfunções plaquetárias. *In:* MERCK. *Manual MSD:* versão para profissionais da saúde. Kenilworth: Merck Sharp & Dohne, 2019a. Disponível em: https://www.msdmanuals.com/pt-br/profissional/hematologia-e-oncologia/trombocitopenia-e-disfun%C3%A7%C3%A3o-plaquet%C3%A1ria/vis%C3%A3o-geral-das-disfun%C3%A7%C3%B5es-plaquet%C3%A1rias. Acesso em: 23 out. 2019.

OKAZAKI, E. *et al.* Doenças plaquetárias, doença de Von Willebrand e Hemofilia. *Medicina NET*, 2009. Disponível em: http://www.medicinanet.com.br/conteudos/revisoes/2081/

doencas_plaquetarias_doenca_de_von_willebrand_e_hemofilia.htm. Acesso em: 23 out. 2019.

PETECHIAE vs Purpura. *Medical-labs.net*, 2015. 1 imagem. Altura: 400 pixels. Largura: 600 pixels. Formato: JPG. Disponível em: http://www.medical-labs.net/wp-content/uploads/2015/04/Petechiae-vs-Purpura.jpg. Acesso em: 23 out. 2019.

REZENDE, S. M. Distúrbios da hemostasia: doenças hemorrágicas. *Revista Médica de Minas Gerais*, v. 20, n. 4, p. 534–553, 2010. Disponível em: http://www.rmmg.org/artigo/detalhes/335. Acesso em: 23 out. 2019.

SILVA, P. H. *et al. Hematologia laboratorial:* teoria e procedimentos. Porto Alegre: Artmed, 2016.

SOARES, J. L. M. F. *et al. Métodos diagnósticos:* consulta rápida. 2. ed. Porto Alegre: Artmed, 2012.

Introdução às neoplasias leucocitárias

Objetivos de aprendizagem

Ao final deste texto, você deve apresentar os seguintes aprendizados:

- Identificar as principais neoplasias leucocitárias.
- Reconhecer os reordenamentos cromossômicos e genéticos das neoplasias leucocitárias.
- Descrever a classificação das leucemias e os critérios utilizados.

Introdução

Produzidos na medula óssea, os leucócitos são responsáveis pelas defesas do nosso organismo. As neoplasias leucocitárias são as doenças que mais prejudicam essa função imunológica, já que têm influência sobre a medula óssea e podem prejudicar tanto a função leucocitária quanto a produção celular. Os cânceres que afetam os glóbulos brancos acometem um a cada 20 mil indivíduos no Brasil, segundo dados do Instituto Nacional de Câncer (INCA). Dada essa incidência, é importante o conhecimento acerca dessas neoplasias para o diagnóstico adequado e precoce, diminuindo as injúrias causadas pela doença.

Neste capítulo, você vai conhecer os sintomas relacionados a essas neoplasias e que auxiliam na identificação dos cânceres que atingem os leucócitos. Entenderá também como as neoplasias são classificadas e qual o papel dos genes no desenvolvimento dessas patologias.

Características das neoplasias leucocitárias

O termo neoplasia designa uma proliferação celular desenfreada, de forma a produzir células anormais. Quando essa multiplicação inadequada acomete glóbulos brancos, tem-se as neoplasias leucocitárias, que são as leucemias e os linfomas (LONGO, 2015).

Uma vez que afetam o número e função leucocitária, essas neoplasias fazem com que os indivíduos acometidos por essas doenças tenham defesas diminuídas ou ausentes, estando mais suscetíveis a infecções. Além disso, podem acometer crianças ou adultos, com incidência relacionada ao tipo de leucemia (ASSOCIAÇÃO DA MEDULA ÓSSEA, 2019).

Leucemias

Os elementos componentes do sangue são produzidos na medula óssea (MO), que está localizada na cavidade interna dos ossos longos. Na MO, estão células-tronco hematopoiéticas capazes de se diferenciar em células progenitoras de eritrócitos, plaquetas e leucócitos. Essas células precursoras vão evoluindo funcionalmente e morfologicamente e, quando estão maduras, são enviadas para a corrente sanguínea para desempenhar sua função (HOFFBRAND; MOSS, 2018; INSTITUTO NACIONAL DE CÂNCER, 2018a). A Figura 1 traz uma representação esquemática da diferenciação celular a partir do desenvolvimento das células progenitoras linfoides e mieloides que dão origem aos elementos que compõem o sangue. As células na base inferior do fluxograma são as maduras. Assim, quanto maior a proximidade sucessória da célula-tronco hematopoiética, mais imatura ou jovem é a célula.

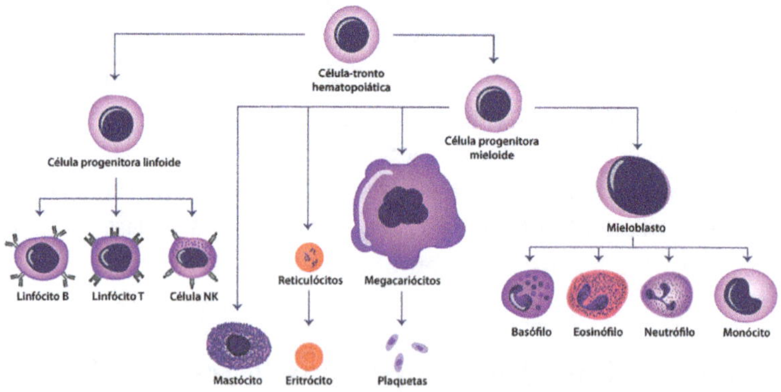

Figura 1. Representação da diferenciação celular a partir do desenvolvimento das células progenitoras linfoides e mieloides.

Fonte: Adaptada de extender_01/Shutterstock.com.

Nas leucemias, uma célula progenitora sofre uma mutação genética que a torna cancerígena. Uma vez mutadas, essas células perdem a capacidade de se diferenciar e de maturar, além de adquirirem a habilidade de se proliferar mais rapidamente. Em decorrência disso, as células saudáveis da MO vão sucessivamente sendo substituídas por células imaturas (não diferenciadas) e cancerosas, e assim instala-se a doença leucêmica.

Atendendo às necessidades diárias de renovação celular sanguínea, a MO acaba por liberar essas células cancerígenas na corrente periférica. Por não terem passado pelo processo de amadurecimento, essas células são incapazes de proteger o indivíduo de infecções e, por isso, são recolhidas pelo baço. Como a proliferação dessas células é exacerbada, elas se acumulam na corrente sanguínea e demandam intenso sequestro esplênico, causando esplenomegalia. Esse acúmulo celular também prejudica a circulação sanguínea e a boa funcionalidade das células normais. Nesse quadro, pode ocorrer destruição ou diminuição da produção dos eritrócitos e plaquetas, resultando em anemia e trombocitopenia concomitantes à proliferação leucêmica.

Saiba mais

Com a proliferação acelerada das células cancerígenas na MO, as células imaturas são rapidamente encaminhadas para a corrente sanguínea pela hipercelularidade da MO. Uma vez no sangue, essas células podem facilmente ser estimadas e identificadas em um hemograma. Em virtude disso, o hemograma é um dos testes utilizados para a confirmação das leucemias. Quando realizado de rotina, pode indicar a instalação de uma leucemia antes mesmo do aparecimento dos sinais e sintomas — daí a importância de realizá-lo periodicamente.

A anemia e a plaquetopenia são responsáveis pelos principais sinais e sintomas relacionados às leucemias (além da esplenomegalia). Fadiga, falta de ar, aparecimento de púrpuras e petéquias e ocorrência de sangramentos espontâneos principalmente na mucosa nasal e gengival estão associados a essas diminuições da série vermelha do sangue. Febre, perda de peso, dores de cabeça e desorientação são sintomas que também podem surgir.

Esses sintomas podem aparecer abruptamente e apresentar rápido agravamento, pois assim que o processo leucêmico é instalado, a doença progride exponencialmente. A intensidade dos sintomas e a rapidez de evolução da doença estão relacionadas ao tipo de leucemia. Mais de 12 tipos já foram descritos, sendo que as principais representantes são a leucemia mieloide aguda, leucemia linfocítica aguda, leucemia mieloide crônica e leucemia linfocítica crônica (LONGO, 2015; INSTITUTO NACIONAL DE CÂNCER, 2018a; ASSOCIAÇÃO DA MEDULA ÓSSEA, 2019).

Fique atento

Há uma forte disseminação popular de que as leucemias são fruto da evolução de anemias intensas. Isso não é verdade. As anemias estão relacionadas à deficiência nos glóbulos vermelhos e podem ocorrer por diversas causas, mas nunca podem evoluir para uma neoplasia leucocitária. Entretanto, pacientes com leucemia frequentemente apresentam anemias em consequência do tratamento quimioterápico ou mesmo por agravamento do quadro leucêmico (ASSOCIAÇÃO DA MEDULA ÓSSEA, 2019).

As causas das leucemias ainda não estão bem estabelecidas. Alguns fatores de risco e exposição à determinadas substâncias já foram relacionados ao aumento do risco dessas neoplasias. Já foi comprovado que o benzeno e a radiação ionizante (usada na radioterapia) estão ligados ao desenvolvimento de leucemias agudas, bem como o tabagismo e a exposição a agrotóxicos. Sabe-se também que o risco de incidência é progressivo com a idade — o avanço da idade reflete em aumento do risco (INSTITUTO NACIONAL DE CÂNCER, 2018).

Linfomas

Diferente das leucemias, os linfomas são doenças neoplásicas que se originam fora do ambiente da MO. Desenvolvem-se a partir de linfócitos maduros que adquirem malignidade e acumulam-se nos linfonodos, criando tumores sólidos do sistema imune. A grande maioria tem origem nos linfócitos B (LONGO, 2015; HOFFBRAND; MOSS, 2018).

Com a proliferação desenfreada dos linfócitos malignos, há solicitação intensa de produção de novos linfócitos pela MO, na tentativa de substituí-los por células normais. A MO pode não conseguir atender à demanda e liberar para a corrente sanguínea formas linfocíticas imaturas, e assim há desenvolvimento de um processo leucêmico. A progressão de um linfoma para uma leucemia se dá pelo agravamento da doença (LONGO, 2015).

Apesar de ser uma doença cancerígena de origem não esclarecida, já está estabelecido que a exposição à radiação e a substâncias químicas e algumas infecções virais estão relacionadas ao desenvolvimento de linfomas. Pacientes infectados pelo vírus HTLV, por exemplo, têm um risco cumulativo de 2,5% de desenvolver esse tipo de neoplasia leucocitária. Os vírus causadores da Aids, da hepatite C e o vírus Epstein–Barr aumentam a chance de formação de linfomas (LONGO, 2015; ASSOCIAÇÃO DA MEDULA ÓSSEA, 2019).

Os linfomas constituem o terceiro câncer mais comum na infância (MALUF; RIEGEL, 2011). O primeiro sinal que pode indicar a doença é o aparecimento de linfonodos inchados, conhecidos popularmente por "ínguas" (Figura 2). Surgem no pescoço, axilas, virilhas e atrás dos joelhos. Sintomas sistêmicos como febre, fadiga, perda de peso e sudorese noturna são alguns dos sintomas iniciais da doença (MALUF; RIEGEL, 2011; LONGO, 2015).

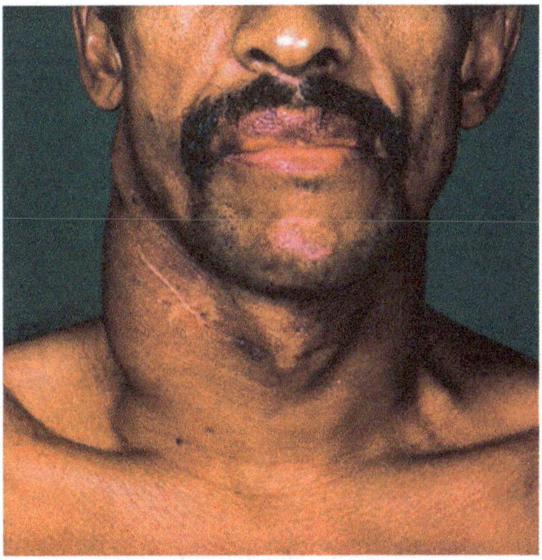

Figura 2. Aumento dos linfonodos cervicais em paciente portador de linfoma.

Fonte: Hoffbrand e Moss (2018, p. 206).

Fique atento

Nem toda íngua é indicativa de linfoma. As ínguas também aparecem em decorrência de infecções e traumas. Quando relacionadas às infecções, apresentam-se bastante dolorosas, diferente das ínguas provocadas pelo processo neoplásico, que são indolores.

O Quadro 1 resume as principais diferenças entre as leucemias e os linfomas.

Quadro 1. Principais diferenças entre leucemias e linfomas

Característica	Leucemia	Linfoma
Linhagem	Linhagem linfoide, mieloide ou ambas	Linfoide
Células acometidas	Qualquer tipo de leucócito	Linfócitos
Local de origem	Medula óssea	Sistema linfático
Apresentação clínica	Sinais e sintomas relacionados à mieloproliferação	Massas cancerígenas nos linfonodos

Fonte: Adaptado de Longo (2015); Hoffbrand e Moss (2018).

Link

Assista ao vídeo disponível no *link* a seguir, produzido pela Associação Brasileira de Linfoma e Leucemia (ABRALE), em que o hematologista Dr. Jairo Sobrinho apresenta mais detalhes sobre as diferenças entre linfomas e leucemias.

https://qrgo.page.link/Z4JBJ

Devido à sua etiologia, tanto os linfomas quanto as leucemias não são contagiosos. Contudo, grande parte dessas neoplasias leucocitárias tem um componente citogenético envolvido (ASSOCIAÇÃO DA MEDULA ÓSSEA, 2019).

Contribuição genética nas leucemias e linfomas

As neoplasias são desordens de etiologia multifatorial. No entanto, as neoplasias leucocitárias parecem se desenvolver a partir da aquisição genética aleatória ou a partir de uma alteração citogenética (LONGO, 2015). Quando ocorrem distúrbios citogenéticos não balanceados, há amplificação ou redução da transcrição gênica. Assim, ocorrem modificações genéticas/cromossômicas que podem ainda alterar a sequência transcricional de genes que regulam a expressão cancerígena ou criar novas sequências codificantes (MALUF; RIEGEL, 2011). Os mecanismos responsáveis por essas variações citogenéticas que desencadeiam os cânceres leucocitários são:

- **Mutações.** Mutações genéticas pontuais em oncogenes ou no gene supressor de tumor (p53) estão presentes em várias neoplasias sanguíneas malignas. Em mais de um terço das leucemias mieloides agudas já foi observada uma inserção no gene nucleofosmina, por exemplo.
- **Deleções.** Há perda de um cromossomo inteiro ou partes dele, com deleção de um gene supressor de tumor. A perda de mais de um cromossomo por deleção é observada frequentemente na leucemia linfocítica aguda, por exemplo.
- **Amplificação ou duplicação.** Há reprodução de partes do cromossomo ou do cromossomo inteiro. É o que ocorre na leucemia linfocítica crônica, em que há trissomia do cromossomo 12.
- **Translocações.** São bastante frequentes nos cânceres do sangue. As translocações estão relacionadas à malignização celular por dois mecanismos:
  - fusão de material de dois genes, formando um novo gene codificador — que é o caso do Cromossomo Philadelphia (Figura 3), presente em 95% das leucemias mieloides crônicas (translocação 9;22);

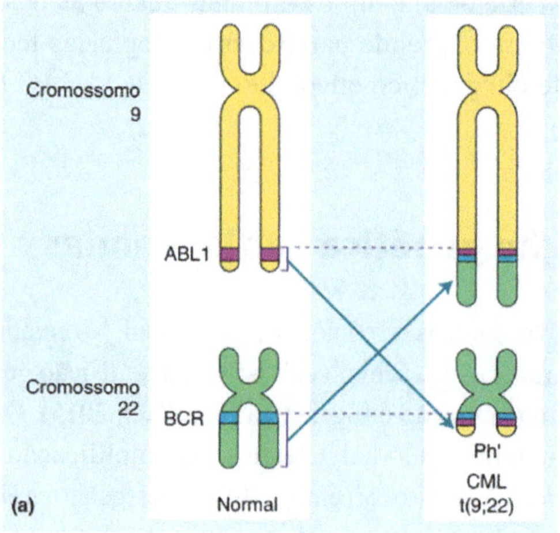

Figura 3. Representação esquemática da formação do Cromossomo Filadélfia, formado pela translocação de parte do braço longo do cromossomo 22 para o braço longo do cromossomo 9 e vice-versa. É uma translocação balanceada, sem perda de material genético. Há ainda possibilidade de formação de Cromossomo Philadelphia variante, com envolvimento de pequenas áreas de outros cromossomos (5% dos casos).

Fonte: Adaptada de Hoffbrand e Moss (2018).

- translocação com expressão aumentada de um gene normal — que é o que ocorre nos linfomas de Burkitt (MALUF; RIEGEL, 2011; HOFFBRAND; MOSS, 2018).

Saiba mais

O Cromossomo Philadelphia (Ph) é uma anormalidade genética adquirida, quando há troca de material genético entre os cromossomos 9 e 22, formando um rearranjo genético chamado BCR–ABL. Dependendo da área transcrita desse novo gene, o produto pode desencadear uma leucemia mieloide crônica ou uma leucemia linfocítica aguda.

A consolidação da presença do Ph nas leucemias mieloides crônicas permitiu o mapeamento genético dessa translocação e o desenvolvimento de terapias direcionadas aos tipos de produtos gerados por esse rearranjo genético (MALUF; RIEGEL, 2011).

- **Alterações epigenéticas.** Nas neoplasias, há adulteração na expressão dos genes normais. Essas alterações podem ser causadas por danos na estrutura do gene ou por alterações no mecanismo de transcrição genética. Essas modificações na transcrição geralmente acontecem pela metilação dos genes, gerando um produto gênico diferente do original, num processo chamado de epigenética.

Os mecanismos espigenéticos podem ser herdados ou adquiridos. Já foram identificados padrões de sequências de DNA metilados na leucemia linfoide crônica e na leucemia linfoide aguda (OLIVEIRA, 2012; HOFFBRAND; MOSS, 2018).

Tanto as leucemias quanto os linfomas costumam apresentar mais de uma alteração citogenética associada ao desenvolvimento da neoplasia (LONGO, 2015; MALUF; RIEGEL, 2011; HOFFBRAND; MOSS, 2018). O Quadro 2 apresenta as respectivas alterações relacionadas aos principais tipos de leucemia.

Quadro 2. Alterações genéticas envolvidas nos principais tipos de leucemia

Tipo de leucemia	Anormalidade
Leucemia mieloide aguda	Translocação t (8;21) Translocação t (15;17) Inserção de nucleotídeo Mutações
Leucemia mieloide crônica	Translocação t (9;22)
Leucemia linfocítica aguda	Mutações
Leucemia linfocítica crônica	Deleção 17p e mutações

Fonte: Adaptado de Hoffbrand e Moss (2018).

As classificações das neoplasias leucocitárias quanto às alterações citogenéticas oferecem um diagnóstico mais preciso dos subtipos dessas patologias, bem como a definição de terapias mais efetivas, direcionadas ao comportamento específico de cada uma dessas doenças (MALUF; RIEGEL, 2011).

Exemplo

A Organização Mundial da Saúde (OMS) classifica a leucemia mieloide aguda e o protocolo de tratamento de acordo com as características citogenéticas das células leucêmicas e seus sinais e sintomas clínicos.

Embora não tenham sido descritos genes relacionados à hereditariedade das neoplasias dos leucócitos, já foi observada uma tendência de herança familiar nas Leucemias mieloides agudas, linfomas e leucemias linfocíticas crônicas. Quanto à associação das neoplasias leucocitárias e doenças genéticas, é bem estabelecido que a incidência de leucemia é muito aumentada em indivíduos com Síndrome de Down — até 30 vezes mais do que na população sem a trissomia. Outras síndromes em que é observado o aumento de incidência, mesmo que não tão expoente, são as Síndromes de Bloom, Klinelfelter e Wiskott–Aldrich, além da Anemia de Fanconi e neurofibromatose (HOFFBRAND; MOSS, 2018).

Classificação das neoplasias leucocitárias

Desde a constatação de que os linfomas e as leucemias são neoplasias leucocitárias de etiologia diferente, foram estabelecidos sistemas de classificação distintos para cada um dos cânceres (LONGO, 2015).

Tipos de leucemias

A classificação das leucemias segue dois critérios básicos. O primeiro é quanto ao tipo de célula que é afetada. Se a célula que foge dos mecanismos de reparo de DNA e que está se proliferando indiscriminadamente é a progenitora mieloide, tem-se uma leucemia mieloide. Caso a linhagem que esteja se multiplicando de forma cancerígena seja a de linhagem linfoide, tem-se as leucemias linfocíticas.

A segunda classificação diz respeito ao grau de maturação celular. O primeiro estágio de maturação celular da célula progenitora é a forma de blasto, seja na linhagem linfocítica ou mielocítica. Se a leucemia instalada não permite que haja diferenciação morfológica além desta célula, há somente a liberação de blastos da linhagem afetada para a corrente sanguínea, caracterizando uma leucemia como aguda. Quando há evolução celular após a forma de blasto, com liberação de blastos e células em diversos graus de maturação para o sangue periférico, a leucemia é classificada como crônica (LONGO, 2015). Essas informações são obtidas por meio do hemograma ou da avaliação morfológica da celularidade da MO.

Além da morfologia celular, as leucemias agudas e crônicas são distintas pela sua progressão, sendo os processos crônicos de desenvolvimento mais lentos e os agudos mais agressivos.

Assim, considerando os dois critérios de categorização, as principais leucemias são:

- Da linhagem mieloide: leucemia mieloide aguda (LMA) e leucemia mieloide crônica (LMC). A LMA é a neoplasia leucocitária mais comum em adultos. A LMC também acomete mais adultos, mas tem desenvolvimento mais lento.
- Da linhagem linfoide: leucemia linfoide aguda (LLA) e leucemia linfoide crônica (LLC). A LLA é muito comum em crianças e seu desenvolvimento está ligado à exposição pré-natal a raios X. Desenvolve-se rapidamente e agressivamente. Já LLC tem maior incidência em adultos homens, próximos à quinta década de vida. Raramente acomete crianças e é de progressão lenta (INSTITUTO NACIONAL DE CÂNCER, 2017; INSTITUTO NACIONAL DE CÂNCER, 2018a).

Ademais, pode ocorrer o desenvolvimento de sub-linhagens dentro dessas classificações, que determinam subtipos derivados e menos frequentes (LONGO, 2015; HOFFBRAND; MOSS, 2018).

Classificação dos linfomas

A principal classificação dos linfomas se dá em dois grandes grupos: Hodgkin e não Hodgkin, de acordo com a presença das células de Reed–Sternberg (RS). Essas células têm aparência gigante, são bi ou multinucleadas e surgem, geralmente, a partir da fusão de linfócitos B mutados. São responsáveis por até 2% da massa tumoral dos linfomas (LONGO, 2015; RENGSTL *et al.*, 2017). Essa característica celular está presente nos linfomas de Hodgkin. Os demais linfomas, que não apresentam as células RS, são chamados de linfomas não Hodgkin.

A partir da divisão entre esses dois grupos, os linfomas são ainda subclassificados pela OMS, considerando informações morfológicas, clínicas e imunológicas. Os linfomas de Hodgkin são subdivididos em linfomas com predominância linfocitária nodular ou de apresentação clássica.

Os linfomas do tipo não Hodgkin também sofrem subdivisão. De acordo com seu comportamento clínico, são classificados como indolentes ou agressivos. Dentro desses grupos, há ainda mais de 20 subtipos de linfomas caracterizados. Os linfomas indolentes, como a própria designação sugere, não são dolorosos e crescem progressivamente, com prognóstico de sobrevida de vários anos, mesmo sem tratamento. Já os linfomas não Hodgkin agressivos apresentam evolução progressiva, podendo levar o paciente a óbito em semanas se não houver intervenção terapêutica rápida (COLLEONI *et al.*, 2009; LONGO, 2015). O Quadro 3 resume as diferenças entre os linfomas do tipo Hodgkin e não Hodgkin.

Quadro 3. Diferenças entre linfomas do tipo Hodgkin e não Hodgkin

Característica	Linfomas de Hodgkin	Linfomas não Hodgkin
Característica celular	Presença das células RS	Células neoplásicas conservam algumas características normais
Classificação primária	Predominância linfocitária nodular ou apresentação clássica	Indolentes ou agressivos
Incidência	10% de todos casos de linfoma	4% de todos os cânceres diagnosticados anualmente
Acometimento linfático	Surgimento nos gânglios da parte superior do corpo (pescoço, tórax e axilas)	Qualquer gânglio linfático, com manifestações extra nodais
Prognóstico de sobrevida em 5 anos*	90 a 95%	71%
Epidemiologia	Masculino <45 anos	> 60 anos

* As taxas de sobrevida podem variar para diferentes tipos e estágios do linfoma.

Fonte: Adaptado de Fochesatto Filho e Barros (2013); Instituto Nacional de Câncer (2018b).

Exercícios

1. As leucemias são os cânceres leucocitários mais frequentes, que acometem um a cada 20 mil brasileiros. O diagnóstico preciso do tipo de leucemia é importante para prever o curso clínico da doença e, principalmente, determinar o tratamento adequado. As leucemias crônicas, por exemplo, têm uma evolução lenta, ao contrário das leucemias agudas.
   Qual o critério que diferencia uma leucemia crônica de uma leucemia aguda?
   a) A linhagem acometida: linfoide ou mieloide.
   b) Número de células: aumentado ou diminuído.
   c) Maturidade das células envolvidas: maduras ou imaturas.
   d) Número de plaquetas: aumentado ou diminuído.
   e) Idade do paciente: adulto ou criança.

2. A evidência citogenética mais consistente relacionada às neoplasias leucocitárias diz respeito ao Cromossomo Philadelphia. A presença dessa estrutura genética está ligada ao desenvolvimento da leucemia mieloide crônica, que acomete mais pacientes em idade adulta e tende a ter uma progressão mais lenta do que a leucemia mieloide aguda.
   Sobre o Cromossomo Philadelphia, é correto afirmar que:
   a) é um cromossomo com uma mutação genética.
   b) é um cromossomo formado por uma translocação recíproca e não balanceada entre os cromossomos 9 e 22.
   c) é um cromossomo formado por uma translocação recíproca balanceada entre os cromossomos 9 e 22.
   d) é uma trissomia do cromossomo 9.
   e) é formado pela translocação de material genético entre os cromossomos 9 e 23.

3. As neoplasias leucocitárias que atingem a MO podem estar relacionadas às células granulocíticas, de linhagem mieloide, ou aos linfócitos, de linhagem linfoide. Essa característica hematopoiética é importante para classificar o tipo de câncer desenvolvido. Assinale a alternativa que indica qual neoplasia leucocitária a célula-tronco progenitora mieloide pode estar envolvida na fisiopatologia:
   a) Leucemia linfocítica aguda.
   b) Leucemia linfocítica crônica.
   c) Linfoma de Hodgkin.
   d) Linfoma não Hodgkin.
   e) Leucemia mieloide aguda.

4. O diagnóstico das neoplasias leucocitárias é baseado num conjunto de informações que incluem dados clínicos e avaliação laboratorial, citogenética e da celularidade da MO. O conhecimento do perfil epidemiológico também é importante contribuição na elucidação do tipo de câncer, uma vez que representa mais uma peça do quebra cabeça diagnóstico.
   Assinale a alternativa que apresenta as neoplasias leucocitárias mais frequentes na infância:
   a) Linfomas e leucemia mieloide crônica.
   b) Linfomas e leucemia mieloide aguda.

c) Linfomas e leucemia linfocítica aguda.
d) Linfomas e leucemia linfocítica crônica.
e) Leucemia mieloide aguda e leucemia mieloide crônica.

5. A diferenciação entre os processos patológicos das leucemias e dos linfomas é muito bem estabelecida. Além de origens diferentes, essas neoplasias têm características epidemiológicas e clínicas distintas, mas têm em comum o fato de causarem injúria no sistema imunológico dos indivíduos portadores dessas doenças.
Sobre os linfomas, é correto afirmar que:
a) podem evoluir para uma anemia.
b) podem evoluir para um processo leucêmico.
c) em grande parte são originários de linfócitos T.
d) paciente infectados pelos vírus HTLV I e HTL II ficam imunes à incidência de linfomas.
e) os linfomas não estão relacionados ao sistema linfático.

Referências

ASSOCIAÇÃO DA MEDULA ÓSSEA. Leucemias: definição e etiologia. *AMEO,* 2019. Disponível em: https://ameo.org.br/leucemias-definicao-e-etiologia/. Acesso em: 18 out. 2019.

COLLEONI, G. W. B. *et al.* Linfomas: diagnóstico e tratamento. *Boletim de atualização da Sociedade Brasileira de Infectologia*, Ano III, n. 10, abr./jun. 2009.

FOCHESATTO FILHO, L.; BARROS, E. *Medicina interna na prática clínica.* Porto Alegre: Artmed, 2013.

HOFFBRAND, V. A.; MOSS, P. A. H. *Fundamentos de hematologia de Hoffbrand.* 7. ed. Porto Alegre: Artmed, 2018.

INSTITUTO NACIONAL DE CÂNCER. *Estimativa 2018:* incidência de câncer no Brasil. Rio de Janeiro: Inca, 2017. Disponível em: http://www1.inca.gov.br/estimativa/2018/estimativa-2018.pdf. Acesso em: 18 out. 2019.

INSTITUTO NACIONAL DE CÂNCER. Leucemia. *Inca,* 10 out. 2018a. Disponível em: https://www.inca.gov.br/tipos-de-cancer/leucemia. Acesso em: 18 out. 2019.

INSTITUTO NACIONAL DE CÂNCER. Linfoma de Hodgkin. *Inca,* 28 ago. 2018b. Disponível em: https://www.inca.gov.br/tipos-de-cancer/linfoma-de-hodgkin. Acesso em: 18 out. 2019.

LONGO, D. L. (Org.). *Hematologia e oncologia de Harrison*. 2. ed. Porto Alegre: AMGH, 2015.

MALUF, S. W.; RIEGEL, M. *Citogenética humana*. Porto Alegre: Artmed, 2011.

OLIVEIRA, J. C. Epigenética e doenças humanas. *Semina: Ciências Biológicas e da Saúde*, Londrina, v. 33, n. 1, p. 21–34, jan./jun. 2012.

RENGSTL, B. *et al.* Small and big Hodgkin-Reed-Sternberg cells of Hodgkin lymphoma cell lines L-428 and L-1236 lack consistent differences in gene expression profiles and are capable to reconstitute each other. *PLoS ONE*, v. 12, n. 5, e0177378, 2017. Disponível em: https://journals.plos.org/plosone/article/file?id=10.1371/journal.pone.0177378&type=printable. Acesso em: 18 out. 2019.

Leucemias agudas

Objetivos de aprendizagem

Ao final deste texto, você deve apresentar os seguintes aprendizados:

- Reconhecer os aspectos clínicos e a classificação das leucemias mielocíticas e linfocíticas agudas.
- Comparar os critérios diagnósticos laboratoriais das leucemias mielocíticas e linfocíticas agudas.
- Identificar as características hematológicas das leucemias mielocíticas e linfocíticas agudas.

Introdução

As leucemias agudas são doenças que afetam as células progenitoras ou as células-tronco hematopoéticas, produzindo uma transformação maligna gerada por defeitos genéticos. Esses defeitos ocasionam um desequilíbrio na velocidade da divisão celular, diminuição da apoptose e uma inibição da diferenciação. Como consequência, se acumulam na medula células primitivas, chamadas blastos. O acúmulo medular afeta toda a hematopoese e, com o progredir da doença, essas células invadem outros tecidos. São doenças extremamente graves e muitas vezes fatais. Porém, os tratamentos atuais já permitem a cura de pacientes (especialmente os jovens) em grandes percentuais.

Neste capítulo, você vai aprender sobre a apresentação clínica e a classificação das leucemias mielocíticas e linfocíticas agudas. Saberá como diferenciá-las baseado nas características laboratoriais e aprenderá as particularidades de cada tipo de leucemia aguda quanto aos aspectos hematológicos.

Aspectos clínicos e classificação das leucemias agudas

A definição de leucemia aguda se baseia na presença de mais de 20% de blastos na medula óssea. Porém, pode haver menos de 20% de blastos, desde que as anormalidades genéticas e moleculares caracterizem algum subtipo de leucemia aguda. A linhagem à qual os blastos pertencem é definida como uma combinação da avaliação morfológica em microscopia, imunofenotipagem por citometria de fluxo e análises citogenéticas e moleculares. Esses exames permitirão definir a origem, classificando em mieloide ou linfoide, e definindo o estágio de diferenciação celular, dados que posteriormente irão nortear o tratamento (HOFFBRAND; MOSS, 2018).

A análise citogenética e molecular é essencial, sendo realizada nas células da medula óssea ou no sangue periférico quando houver a presença de grande número de blastos circulantes. Os testes de imunocitoquímica utilizando marcadores específicos para a linhagem celular auxiliam na identificação. Quando positiva, a coloração com mieloperoxidase, por exemplo, identifica a origem como mieloide, mas o teste negativo não a exclui. Atualmente, a maior parte dos laboratórios não os realiza mais, pois a citogenética e a análise molecular proporcionam resultados mais detalhados e definitivos (FAILACE; FERNANDES, 2015; HOFFBRAND; MOSS, 2018).

A leucemia aguda pode ser classificada como linfocítica ou mielocítica. A linfocítica é mais comum em crianças (85% dos casos) e a mielocítica é predominante em adultos (80% dos casos). A incidência de novos casos de leucemia no Brasil é de 5.940 por ano para homens e de 4.860 por ano para mulheres (INCA, 2019). Antigamente, utilizava-se a classificação Franco-Americano-Britânica (FAB), baseada em características morfológicas, para categorizar as leucemias agudas em subtipos, de acordo com o tipo de célula de onde se originou o clone leucêmico, e para orientar o tratamento. Porém, os testes atuais de citogenética, diagnóstico molecular e a imunofenotipagem permitem uma classificação mais precisa e completa (FAILACE; FERNANDES, 2015). A classificação mais utilizada atualmente é a da Organização Mundial da Saúde (OMS), baseada em critérios morfológicos, citogenéticos e imunofenotípicos (SILVA *et al.*, 2016).

Leucemia mielocítica aguda

As leucemias mieloides (ou mielocíticas) agudas (LMA) podem ser primárias (sem doença prévia) ou secundárias (originadas de uma neoplasia mieloide anterior, como mielodisplasias e neoplasias mieloproliferativas). A infiltração de outros órgãos, como baço, fígado, pele, gengiva e sistema nervoso central, é comum. Os principais sintomas apresentados são febre, sangramentos, sinais de anemia, cansaço e indisposição (SILVA *et al.*, 2016). Em alguns casos, pode ocorrer dor óssea, linfadenopatia, tosse inespecífica, cefaleia ou sudorese. A incidência aumenta com a idade, sendo de 1,7 por 100.000 pessoas por ano para indivíduos com menos de 65 anos e de 15,9 após os 65 anos. A incidência ajustada por idade é maior em homens do que em mulheres. A etiologia pode ser hereditária, por radiação, elementos químicos e exposições ocupacionais. A síndrome de Down está associada a uma maior incidência de LMA, assim como doenças hereditárias de reparo do DNA (anemia de Fanconi e ataxia-telangiectasia). Os fármacos anticâncer também aumentam o risco de LMA, normalmente ocorrendo entre 4 e 6 anos após a utilização (LONGO, 2015).

A tendência atual é a classificação baseada em características genéticas tumorais. Em torno de 60% dos tumores têm anormalidades cromossômicas, enquanto muitos dos restantes apresentam mutações gênicas. A OMS classifica a LMA em seis subtipos principais (HOFFBRAND; MOSS, 2018):

1. **LMA com anormalidades genéticas recorrentes:** possuem translocações cromossômicas ou mutações genéticas específicas que definem a leucemia como LMA independentemente de haver menos de 20% de blastos na medula. Geralmente têm melhor prognóstico.
2. **LMA com mutações relacionadas a mielodisplasias:** na avaliação por microscopia, apresentam mielodisplasia em mais de 50% das células e pelo menos em duas linhagens. O prognóstico é pior em relação ao grupo anterior.
3. **Neoplasias mieloides associadas ao tratamento (t–LMA):** surgem após tratamento antineoplásico com medicações como etopósido ou agentes alquilantes. Em geral, respondem mal ao tratamento.
4. **LMA não especificada:** não se conhece alterações citogenéticas associadas. Correspondem a 30% das LMA. Porém, apresentam mutações gênicas, sem alterações cromossômicas.
5. **Sarcoma mieloide:** patologia rara que se apresenta como um tumor sólido formado por células precursoras mieloides.
6. **Proliferações mieloides associadas à síndrome de Down:** crianças com síndrome de Down apresentam um risco aumentado de leucemia. Pode se manifestar como uma reação leucemoide transitória ou como LMA.

Eis a classificação completa adotada pela OMS para LMA (SILVA *et al.*, 2016):

- Leucemias mieloides agudas com anormalidades genéticas recorrentes
  - LMA com translocação t(8;21) (q22;q22) *RUNX1–RUNXITI*
  - LMA com inversão inv(16) (p13.1;q22) ou t(16;6) (p13.1;q22) *CBFB–MYH11*
  - LMA/LPA (pró-mielocítica aguda) com t(15;17) (q22;q12) *PML–RARα*
  - LMA com t(9;11) (p22;q23) *MLLT3–MLL*
  - LMA com t(6;9) (p23;q34) *DEK–NUP214*
  - LMA com inv(3)(q21;q26.2) ou t(3;3)(q21;q26.2) – *RPN1–EVI1*
  - LMA (megacarioblástica) com t(1;22)(p13;q13) – *RBM15–MKL1*
- Classificação provisória
  - LMA com mutação *NPM1*
  - LMA com mutação *CEBPA*
- Leucemias mieloides agudas com anormalidades genéticas recorrentes
- Leucemias mieloides agudas com mutações associadas a mielodisplasias
- Neoplasias mieloides agudas relacionadas ao tratamento t–LMA
- Leucemias mieloides agudas não especificadas
  - LMA com diferenciação mínima
  - LMA sem diferenciação
  - LMA com maturação
  - Leucemia mielomonocítica aguda
  - Leucemia monoblástica/monocítica aguda
  - Leucemia eritroide aguda
    - Leucemia eritroide pura
    - Eritroleucemia (eritroide/mieloide)
  - Leucemia megacarioblástica aguda
  - Leucemia basofílica aguda
  - Panmielose aguda com mielofibrose
- Sarcoma mieloide
- Proliferações mieloides associadas à Síndrome de Down
  - Mielopoiese anormal transitória
  - Leucemia mieloide associada à síndrome de Down

O Quadro 1 correlaciona a classificação da OMS com a classificação FAB. De modo geral, as mutações ocorrem em genes que orientam a produção de fatores de transcrição dos processos de proliferação e maturação celular.

Quadro 1. Leucemias agudas não especificadas separadamente em relação à classificação FAB

Leucemias agudas não especificadas Separadamente (OMS-2008)	Classificação FAB
LMA com diferenciação mínima	M0 – LMA com pouca diferenciação
LMA sem diferenciação	M1 – LMA sem diferenciação/ indiferenciada
LMA com maturação	M2 – LMA com diferenciação/ diferenciada
Leucemia mielomonocítica aguda	M4 – Leucemia mielomonocítica aguda
Leucemia monoblástica/monocítica aguda	M5 – Leucemia monoblástica (M5a)/monocítica aguda (M5b)
Leucemia eritroide aguda ■ Leucemia eritroide pura ■ Eritroleucemia (eritroide/mieloide)	M6 – Eritroleucemia
Leucemia megacarioblástica aguda	M7 – Leucemia megacarioblástica aguda
Leucemia basofílica aguda	
Panmielose aguda com mielofibrose	

Fonte: Adaptado de Silva *et al.* (2016).

O objetivo do tratamento das leucemias agudas é a remissão completa (< 5% de blastos na medula óssea, hemograma e aspectos clínicos normais). O tratamento específico para LMA depende da idade e do estado geral do paciente, mas também são consideradas as alterações genéticas de cada tipo de leucemia. O tratamento de suporte hemoterápico busca manter as plaquetas acima de $10 \times 10^3/\mu L$ e a hemoglobina acima de 8 g/dL. Em caso de febre, o tratamento tem de ser imediato, devido à imunossupressão provocada pela doença em si e pelo tratamento. Em seguida, é feita uma quimioterapia intensiva, na tentativa de eliminar a doença. Em casos de mau prognóstico ou de recidivas, pode ser recomendado o transplante de células-tronco alogênicas (células progenitoras hematopoéticas provenientes de um doador). Para pacientes jovens, é feita a quimioterapia intensiva. Ela é realizada em quatro blocos de uma semana cada, normalmente com citarabina e daunorrubicina. A idarrubicina, a mitoxantrona e o etopósido também podem ser utilizados (HOFFBRAND; MOSS, 2018).

Leucemia linfocítica aguda

De acordo com os dados de registros de câncer em São Paulo, feitos em 2004, a leucemia linfocítica aguda (LLA) tem incidência muito maior que a LMA em crianças na faixa etária de 0 a 14 anos, com maior incidência entre 5 e 9 anos de idade e predominando no sexo masculino e na raça branca (LORENZI, 2006). No Brasil, a incidência de leucemias agudas fica em torno de 1,88 a 2,19 por 100.000 habitantes, dependendo da região (SILVA, 2009). Em 60% dos casos, a idade é inferior a 20 anos, sendo a neoplasia mais comum abaixo dos 15 anos de idade. Em crianças, corresponde a praticamente um terço de todos os tipos de câncer e a 80% das leucemias. Em adultos, ocorre em 20% das leucemias agudas. A incidência é maior entre 30 e 40 anos (SILVA *et al.*, 2016). A maior parte dos casos envolve a linhagem de células B (LLA–B) (85%), sem predominância de sexo. Os casos de linhagem de células T (LLA–T) ocorrem mais no sexo masculino (HOFFBRAND; MOSS, 2018).

A patogênese da LLA é variada. Alguns casos que ocorrem na primeira infância iniciam a partir de mutações genéticas durante o desenvolvimento intrauterino. A seguir, uma segunda mutação ocorre na célula. Ainda não se conhece bem esse mecanismo, mas estudos epidemiológicos indicam uma possível resposta alterada do sistema imune à infecção. Crianças que convivem com outras crianças têm menor incidência de LLA. Por outro lado, as crianças que vivem mais isoladas, com baixa exposição às infecções, têm um risco maior de desenvolver LLA. A LLA também pode surgir diretamente a partir de uma mutação pós-natal em uma célula progenitora linfoide (HOFFBRAND; MOSS, 2018).

Os linfócitos do tipo B são as células afetadas em 80% dos casos. A causa citogenética predominante é a translocação entre os cromossomos 12 e 21, t(12;21) (p13;q22) (TEL–AML1), ocorrendo em aproximadamente 25% dos casos na infância. Outra translocação comum é a t(9;22), que leva a um pior prognóstico, com muitos casos necessitando de transplante de medula óssea. A diferença de prognóstico que ocorre entre lactentes, crianças e adultos é uma consequência da diferença de causas citogenéticas. A LLA pode infiltrar o tecido linfoide periférico, o sistema nervoso central e os testículos (SILVA *et al.*, 2016). Eis a classificação completa adotada pela OMS para LLA (BAIN, 2016):

- Leucemia/linfoma linfoblástico B sem outras especificações
- Leucemia/linfoma linfoblástico B com anormalidades genéticas recorrentes
  - Leucemia/linfoma linfoblástico B com t(9;22)(q34;q11.2); BCR–ABL1
  - Leucemia/linfoma linfoblástico B com t(v;11q;23); com rearranjo MLL (KMT2A) Leucemia/linfoma linfoblástico B com t(12;21)(p13;q22); ETV6–RUNX1
  - Leucemia/linfoma linfoblástico B com hiperdiploidia
  - Leucemia/linfoma linfoblástico B com hipodiploidia
  - Leucemia/linfoma linfoblástico B com t(5;14)(q31;q32); IL3–IGH
  - Leucemia/linfoma linfoblástico B com t(1;19)(q23;p13.3); TCF3–PBX1
- Leucemia/linfoma linfoblástico T

As manifestações clínicas são consequências da proliferação celular descoordenada. A infiltração de blastos na medula óssea gera uma insuficiência medular, provocando anemia (palidez, letargia e dispneia); neutropenia (febre, mal-estar, infecções da boca, garganta, pele, vias aéreas, região perianal, etc.) e trombocitopenia (equimoses espontâneas, púrpura, sangramento gengival e menorragia). Por outro lado, a infiltração de órgãos provoca dor óssea, linfonodopatia, esplenomegalia, hepatomegalia e síndrome meníngea (cefaleia, náuseas e vômitos, visão turva). A maioria dos pacientes apresenta febre, que costuma melhorar com o início da quimioterapia. Manifestações menos frequentes são o inchaço testicular e os sinais de compressão do mediastino na LLA–T. Os casos com predomínio de massas sólidas linfonodais ou extranodais associados a < 20% de blastos na medula óssea são considerados linfoma linfoblástico, que é tratado da mesma forma que a LLA (HOFFBRAND; MOSS, 2018).

O tratamento de suporte serve para suprir as deficiências da medula óssea e prevenir a lise tumoral. Em crianças, são utilizados protocolos complexos de quimioterapia e, às vezes, radioterapia. Os protocolos têm o objetivo de ajustar o risco-benefício do tratamento. A resposta inicial ao tratamento é associada ao prognóstico. A LLA em crianças com menos de 1 ano de idade (lactentes) tem menor chance de cura (20 a 50%).

A citometria de fluxo ou os testes moleculares são capazes de detectar pequenos números de blastos persistentes após o tratamento. Na presença dessas células, considera-se "doença residual mínima" (DRM). Esse teste é feito no 29º dia em crianças e em 3 meses após o tratamento em adultos para determinar o prognóstico. Os pacientes que, nesses períodos testados, se tornaram DRM negativos, têm melhor prognóstico, permitindo o uso de tratamentos menos agressivos, sem aumento do risco (HOFFBRAND; MOSS, 2018).

Critérios diagnósticos laboratoriais

Sempre que há suspeita de leucemia aguda, após o hemograma é realizada a aspiração da medula óssea para a realização do mielograma (exame citológico) e para os testes citogenéticos. A imunofenotipagem é capaz de distinguir entre LMA e LLA e também diagnostica o tipo bifenotípico. A imunocitoquímica está caindo em desuso, mas ainda pode ser utilizada em locais onde não há acesso à imunofenotipagem. As colorações mais utilizadas são a mieloperoxidase (MPO) e o Sudan Black B (SBB) para confirmar a linhagem granulocítica e a reação inespecífica de uma esterase, como a α-naftil acetato esterase (ANAE) para confirmar a linhagem dos monócitos (BAIN, 2016).

O objetivo de realizar a classificação das leucemias é diferenciar as mielocíticas das linfocíticas, especialmente nos casos com blastos muito indiferenciados. A imunofenotipagem, que pode ser feita no sangue periférico ou em aspirado de medula óssea, é capaz de identificar marcadores de superfície específicos para células mais imaturas ou para células com algum grau de maturação. Dessa forma, é possível classificar linhagens específicas, orientar o tratamento adequado e saber o prognóstico. Mediante essa análise, também é possível identificar mais de uma população leucêmica e qual é o percentual de cada uma delas antes e após o tratamento quimioterápico. Isso permite a detecção de doença residual mínima, ou seja, se há blastos resistentes ao tratamento. Para otimizar o uso dos anticorpos monoclonais para a imunofenotipagem, que possuem valor elevado, foi selecionado um painel de anticorpos capazes de diferenciar a maioria das leucemias agudas, apresentado no Quadro 2.

Quadro 2. Anticorpos para imunofenotipagem de leucemias agudas

	CD 19 (ANTI-B4)	CD7 (LEU-9)	CD33 (MY-9)	CD13 (MY-7)	HLA-DR	TdT
Linhagem B	✓	-	-	-	+	+ (*)
Linhagem T	-	✓	-	-	;	✓
LMA	-	;	✓	✓	+	-

Legenda: (*) Positivo na maior parte dos casos, (+) positiva em mais ou menos 10% dos casos, (;) poucos casos positivos, (✓) positividade importante para diagnosticar a linhagem.

Fonte: Adaptado de Lorenzi (2006).

Leucemias agudas de fenótipo misto, bifenotípicas ou de dupla linhagem

As leucemias agudas de fenótipo misto (MPAL, do inglês *mixed phenotype acute leucemia*) apresentam antígenos da linhagem mieloide e da linhagem linfoide. Os marcadores podem estar presentes na mesma célula ou podem existir blastos das duas linhagens simultaneamente. Dentre os marcadores que geralmente são expressos nesses casos estão: CD34, HLA–DR, CD38 e TdT. A marcação com mieloperoxidase pode ser necessária para diferenciar da leucemia mieloide aguda com diferenciação mínima, que além disso, não expressará os marcadores da linhagem linfoide (SILVA *et al.*, 2016).

Citogenética e genética molecular

Leucemias mielocíticas agudas

As mutações genéticas também auxiliam na classificação e na definição do prognóstico. As mais comuns em LMA, t(8;21) e inv(16), estão associadas a um bom prognóstico. Já a leucemia promielocítica aguda é um subtipo de LMA mais grave e que possui a translocação t(15;17). Nessa translocação, o gene PML do cromossomo 15 fica fundido com o gene RARα (receptor α do ácido retinoico) do cromossomo 17. A proteína produzida por essa fusão PML–RARα é um repressor transcricional. A proteína normal produzida pelo gene RARα é um ativador. Isso ocasiona a parada da diferenciação (HOFFBRAND; MOSS, 2018).

Outras mutações pontuais que afetam os genes FLT3, NPM1, DNMT3A, CEBPA, TET2, WT1, IDH1, RUNX1 são comuns para LMA, principalmente nos casos sem alterações cromossômicas. Alguns desses genes realizam metilação ou acetilação do DNA e também podem estar mutados em mielodisplasias e neoplasias mieloproliferativas (HOFFBRAND; MOSS, 2018).

Leucemias linfocíticas agudas

A LLA também é classificada de acordo com as alterações genéticas, que orientam o tratamento e prognóstico. Em LLA–B, as alterações citogenéticas mais comuns são t(9;22), t(12;21), rearranjos no gene MLL ou aneuploidias (HOFFBRAND; MOSS, 2018). A LLA–B com t(5;14) (q31;q32) manifesta uma forte eosinofilia reacional, como resultado da desregulação do gene IL3 (BAIN, 2016). Na LLA–T, o cariótipo só está alterado em 50–70%

dos pacientes, mas a via de sinalização NOTCH está geralmente ativada (HOFFBRAND; MOSS, 2018).

As hiperdiploidias (> 50 cromossomos) são um fator de bom prognóstico, assim como a normodiploidia. As hiperdiploidias são mais frequentes em crianças do que em adultos com LLA. Quando o número de cromossomos está entre 54 e 58, os resultados terapêuticos são melhores. Nos casos com números de cromossomos próximos ao normal (diploidia) ou abaixo do normal (hipoploidia), o prognóstico é pior (LORENZI, 2006).

Outras alterações estruturais também têm significado clínico. As trissomias dos cromossomos 4, 10 e 17, por exemplo, costumam responder bem ao tratamento, já as dos cromossomos 5 e 9 respondem mal. As translocações, de modo geral, levam a mau prognóstico. A t(8;14) da LLA L3 exige um tratamento mais agressivo. A t(9;22), que gera o gene bcr/abl, também leva a mau prognóstico. Já a t(12,21) tem um bom prognóstico (LORENZI, 2006).

Características hematológicas

Independentemente do tipo de leucemia aguda, deve ser solicitado um hemograma quando estiverem presentes os seguintes sintomas:

- anemia de rápida instalação sem perda sanguínea que a justifique;
- púrpura recente com equimoses, petéquias e sangramento das mucosas associado a empalidecimento, anorexia e febrícula;
- febre ou outros sinais de infecção com anemia e/ou púrpura recentes;
- sinais clássicos de LA, consequências da pancitopenia (anemia, trombocitopenia e neutropenia);
- dor óssea (40% dos casos);
- linfonodomegalias (60% dos casos de LLA; raras na LMA);
- esplenomegalia (baço palpável em 70% dos casos de LLA e 30% de LMA);
- dores reumáticas em criança;
- gengivite hipertrófica (presente nos tipos monocíticos de LMA).

É importante escolher um laboratório dedicado à hematologia, pois leucemia aguda é um diagnóstico difícil e urgente (FAILACE; FERNANDES, 2015). Em seguida, é feito o exame da medula óssea, que deve estar infiltrada com > 20% de blastos, para então partir para os exames citogenéticos e imunológicos (citometria de fluxo) (HOFFBRAND; MOSS, 2018).

Link

Vale a pena ficar atento às novas tecnologias de automação para contagem diferencial de células no hemograma. Os novos equipamentos geram imagens digitais e fazem a classificação diferencial básica, emitindo alertas e permitindo a classificação manual das células fotografadas. O *link* a seguir leva a um aparelho que exemplifica essas novas possibilidades.

https://qrgo.page.link/WsX4e

Leucemia mielocítica aguda

Hemograma

A maioria dos casos apresenta blastos no sangue periférico. Entre os blastos encontrados estão mieloblastos, monoblastos, megacarioblastos, eritroblastos primitivos ou uma mistura entre eles. Também podem ser encontrados granulócitos imaturos. Em um dos subtipos da LMA (promielocítica), há o predomínio de promielócitos anormais. A maioria dos pacientes apresenta neutropenia, mas em alguns casos pode haver maturação do clone leucêmico, levando à neutrofilia, raramente à eosinofilia ou à basofilia (muito rara). Em geral, ocorre anemia normocítica normocrômica. Caso a LMA seja posterior a uma síndrome mielodisplásica, pode haver uma anemia macrocítica. A apresentação clássica é a anemia acompanhada de trombocitopenia, mas pode ocorrer com menor frequência a contagem normal de plaquetas ou até a trombocitose. Alguns pacientes podem apresentar pancitopenia (diminuição nas contagens da série branca e da série vermelha simultaneamente) sem células imaturas circulantes. Os contadores automatizados emitem alarmes como "*suspect blast cells*" e podem sugerir neutrófilos com características aberrantes.

A classificação morfológica FAB categoriza a LMA de M0 a M7 (BAIN, 2016). Veja no Quadro 3 como é feita essa classificação e, logo abaixo, no *box* Exemplos, imagens de alguns blastos de LMA. Na LMA, os blastos e os promielócitos podem conter bastões de Auer, que são aglomerados de grânulos azurófilos, contendo mieloperoxidase. A sua presença caracteriza células da linhagem mieloide (FAILACE; FERNANDES, 2015).

Quadro 3. Classificação FAB das leucemias mielocíticas agudas

Classificação FAB	
M1 (LMA sem maturação) Blastos ≥ 90%; ≥ 3% de blastos positivos para peroxidase ou SBB; monócitos ≤ 10%; granulócitos ≤ 10%	**M5 (leucemia monoblástica/ monocítica aguda)**
M2 (LMA com maturação granulocítica) Blastos 30–89%; granulócitos > 10%; monócitos < 20%	**M5a (sem maturação ou leucemia monoblástica aguda)** Monócitos ≥ 80%; monoblastos ≥ 80% do componente monocítico
M3 e M3 variante Leucemia promielocítica aguda	**M6 (eritroleucemia)** Eritroblastos ≥ 50%; blastos ≥ 30%
M4 (leucemia mielomonocítica aguda) Blastos ≥ 30%; granulócitos (inclusive mieloblastos) ≥ 20% E/Ou Monócitos da MO ≥ 20% e no sangue ≥ $5x10^3/\mu L$ Ou Monócitos da MO ≥ 20% e elevação da lisozima* Ou Monócitos da MO ≥ 20% e confirmação citoquímica de componente monocítico da MO Ou MO semelhante à M2 e contagem de monócitos no sangue ≥ $5x10^3/\mu L$ com elevação da lisozima* Ou MO semelhante à M2, contagem de monócitos no sangue ≥ $5x10^3/\mu L$ e confirmação citoquímica de componente monocítico da MO	**M7 (leucemia megacarioblástica)** Demonstração que os blastos são megacarioblastos, por exemplo, por citoquímica com peroxidase plaquetária ou por marcadores imunológicos para antígenos plaquetários **M0 (LMA com evidências mínimas de diferenciação mieloide)** Peroxidase e SBB positivos em < 3% dos blastos, mas demonstração que os blastos são mieloides por imunofenotipagem

Legenda: (MO) medula óssea; (SBB) Sudan Black B; (*) lisozima no soro ou urina 3x o normal

Fonte: Adaptado de Bain (2016).

Exemplo

Veja na Figura 1 exemplos de blastos de leucemias mielocíticas agudas.

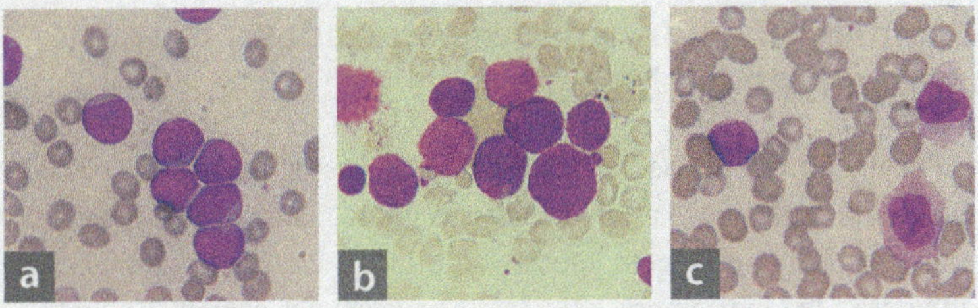

Figura 1. Exemplos de blastos: (a) blastos de LMA sem maturação (FAB M1), cromatina fina, nucléolos pequenos e alta relação núcleo/citoplasma; (b) leucemia promielocítica hipergranular aguda (FAB M3), contendo primielócitos hipergranulares, um deles com grânulo gigante; (c) blastos de leucemia mielomonocítica aguda (FAB M4), mostrando um mieloblasto e dois monoblastos.

Fonte: Adaptada de Bains (2016).

Leucemias mieloides agudas com anormalidades genéticas recorrentes

Na presença das mutações t(8;21)(q22;q22) — RUNX1–RUNX1T1, inv(16)(p13.1;q22) ou t(16;6)(p13.1–q22) — CBFB–MYH11 e t(15;17)(q22;q12) — PML–RARα, o diagnóstico é feito apenas pela citogenética, mesmo que o número de blastos seja inferior a 20% no sangue periférico e na medula óssea. Porém, para as demais mutações, é necessária a contagem de blastos igual ou maior que 20% (SILVA *et al.*, 2016).

Quando há presença de blastos mieloides associados à mutação BCR–ABL (Ph1), não se pode excluir a leucemia mieloide crônica prévia em crise blástica. Já as mutações envolvendo os genes NPM1 e CEBPA são consideradas provisoriamente, pois estão normalmente acompanhadas de outras mutações gênicas, entre elas a do gene FLT3 (SILVA *et al.*, 2016).

Leucemias mieloides agudas com alterações relacionadas a mielodisplasias

Este grupo apresenta anormalidades citogenéticas que causam um prognóstico desfavorável, com multirresistência aos medicamentos, má resposta ao tratamento e displasias em duas ou mais linhagens hematopoéticas, totalizando ao menos 50% das células. Para esse grupo, é necessário haver mais de 20% de blastos na medula óssea ou sangue periférico, histórico de síndrome mielodisplásica e mutações genéticas relacionadas (SILVA *et al.*, 2016).

Leucemias mieloides agudas associadas ao tratamento (t-LMA)

Neste grupo de leucemias, se encaixam os casos de pacientes que tiveram anteriormente síndromes mielodisplásicas ou neoplasias mieloproliferativas e receberam tratamento com agentes alquilantes e/ou radiação, ou também os inibidores da topoisomerase II. Com a exceção dos pacientes com t–LMA que apresentam também inv(16) (p13.1;q22), t(16;16) (p13.1;q22) ou t(15;17) (q22;q12), os pacientes desse grupo possuem má resposta ao tratamento. Não se sabe ao certo o motivo para uma pequena parte dos pacientes que fizeram tratamento prévio com esses medicamentos desenvolverem LMA e a maioria não desenvolver (SILVA *et al.*, 2016).

Leucemias mieloides agudas não especificadas separadamente (NOS)

Incluem subgrupos de acordo com as características morfológicas, mantendo ainda forte relação com a classificação FAB. Correspondem a 25–30% dos casos de LMA e a tendência é a redução desse percentual conforme são identificadas as anormalidades genéticas correspondentes (vide Quadro 1) (SILVA *et al.*, 2016).

Sarcoma mieloide

É a proliferação de blastos mieloides fora da medula óssea. Pode ocorrer em qualquer órgão ou tecido, mas os mais comuns são o trato gastrointestinal, os linfonodos e os ossos. Muitas vezes está associado à LMA prévia e pode anteceder os sinais do sangue periférico e da medula óssea. Pode ser resultado de uma falha no tratamento ou de uma evolução para LMA a partir de síndrome mielodisplásica ou de crise blástica decorrente de neoplasia mieloproliferativa (SILVA *et al.*, 2016).

Proliferações mieloides associadas à síndrome de Down

Os pacientes com síndrome de Down apresentam maior risco de desenvolver neoplasias hematológicas. As mais comuns são a síndrome mielodisplásica transitória e a LMA. Os dois casos apresentam características morfológicas, citogenéticas e imunológicas em comum, incluindo a mutação GATA1 (SILVA *et al.*, 2016).

Leucemia linfocítica aguda

Hemograma

A maioria dos casos apresenta anemia normocítica e normocrômica associada à trombocitopenia. A contagem de leucócitos pode estar normal, diminuída ou aumentada, dependendo do número de blastos, podendo chegar a 200×10^3 ou mais. A contagem de blastos na circulação periférica é variável, mas na medula é > 20% (HOFFBRAND; MOSS, 2018).

Classificação FAB

O grupo FAB classificou a LLA em três grupos:

- LLA L1: blastos pequenos e homogêneos, com alta relação núcleo/citoplasma. Os núcleos são densos, dificultando a visualização dos nucléolos.
- LLA L2: blastos heterogêneos com tamanhos diversos. Relação núcleo/citoplasma pequena. Nucléolos grandes e visíveis. Pode ser confundida com LMA tipo M7 da classificação FAB.
- LLA L3: blastos grandes, citoplasma abundante basófilo e com a presença de vacúolos. É grave e tem mau prognóstico (LORENZI, 2006).

Porém, assim como para a LMA, somente essa classificação morfológica não é suficiente, então é utilizada uma classificação mais completa, incluindo citogenética e marcadores imunológicos de diferenciação celular (LORENZI, 2006), apresentada anteriormente no capítulo. Veja imagens dos tipos de blastos na Figura 2.

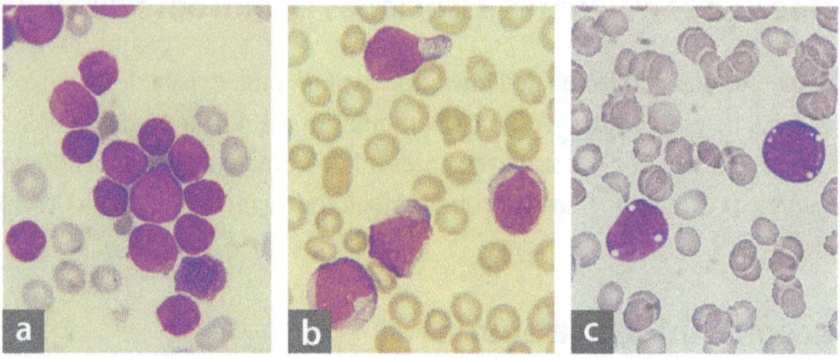

Figura 2. Tipos de blastos: (a) blastos de LLA L1 e um eritroblasto (tamanho é variado, mas a morfologia é uniforme; a cromatina é condensada); (b) blastos de LLA L2, com a cromatina mais frouxa e aspecto pleomórfico, podendo ser confundidos facilmente com blastos de LMA; (c) blastos de LLA L3, com citoplasma basófilo e vacuolizado.

Fonte: Adaptada de Bain (2016).

Demais exames

A confirmação diagnóstica é feita quase sempre pelo hemograma associado ao mielogama. Em casos mais complicados de diagnosticar, é feita uma biópsia de medula óssea por aspiração. Nessa amostra, pode ser observado como um todo o tecido medular, permitindo a eventual identificação de fibrose, infiltração leucêmica global, edema, necrose, etc.(LORENZI, 2006). A presença de rearranjos nos genes de imunoglobulinas ou do receptor de células T (TCR), a imunofenotipagem e a biologia molecular dos linfoblastos são essenciais para a escolha do tratamento e para que se obtenha a evolução para doença residual mínima (DRM).

O exame do líquor para pesquisa de blastos não é mais realizado como rotina, pois pode transferir as células neoplásicas para o sistema nervoso central. Por esse motivo, quando necessária, deve ser acompanhada de quimioterapia intratecal (HOFFBRAND; MOSS, 2018).

Outros exames essenciais nas leucemias agudas são os testes de coagulação (tempo de protrombina, tempo de tromboplastina parcial ativada, fibrinogênio, D–dímeros), que permitirão avaliar rapidamente o risco de sangramentos e de coagulação intravascular disseminada. Alguns subtipos de leucemias agudas têm um risco aumentado de eventos trombóticos, sendo essencial esse acompanhamento o mais breve possível. A trombocitopenia é uma característica presente em quase todos os casos de leucemias agudas, sendo necessário esse cuidado específico na análise do coagulograma

(LONGO, 2015). Quanto aos testes bioquímicos, pode haver aumento do ácido úrico, da desidrogenase láctica e, eventualmente, hipercalcemia (HOFFBRAND; MOSS, 2018).

Exercícios

1. As primeiras formas de classificação dos subtipos de leucemias agudas eram baseadas na morfologia dos blastos presentes e nas características clínicas e do hemograma. Atualmente, a OMS utiliza critérios morfológicos, citogenéticos e imunofenotípicos para realizar essa classificação. Baseado na classificação da OMS para as LMAs, escolha a alternativa correta.

a) A LMA com mutações relacionadas a mielodisplasias apresenta até 50% das células contadas no hemograma contendo mielodisplasias.

b) A LMA não especificada apresenta mutações cromossômicas desconhecidas.

c) Na LMA com anormalidades genéticas recorrentes, o diagnóstico é possível mesmo com menos de 20% de blastos na medula óssea.

d) A LMA com mutações relacionadas a mielodisplasias apresenta um melhor prognóstico.

e) A LMA associada ao tratamento costuma ter bom prognóstico.

2. As LLAs são o tipo de neoplasia mais comum abaixo dos 15 anos de idade e 60% dos seus casos ocorrem abaixo dos 20 anos de idade. Quanto à LLA, escolha a alternativa correta.

a) A maior parte dos casos de LLA envolvem a linhagem dos linfócitos B.

b) Crianças mais expostas a infecções têm um risco aumentado de desenvolver LLA.

c) Em adultos, a LLA corresponde a 80% das leucemias.

d) Os casos acometendo a linhagem de linfócitos T ocorrem mais em mulheres.

e) A LLA em lactentes (abaixo de 1 ano de idade) tem maiores chances de cura.

3. Atualmente, a classificação das leucemias agudas é baseada na citogenética e na imunofenotipagem. Com relação às características citogenéticas e imunofenotípicas, escolha a opção correta.

a) A proteína PML–RARα produzida pela translocação t(15;17) na leucemia promielocítica aguda é um ativador da transcrição gênica.

b) As hiperdiploidias (> 50 cromossomos) são um fator de bom prognóstico.

c) As translocações, de modo geral, indicam bom prognóstico.

d) As hiperdiploidias são mais comuns em adultos que em crianças.

e) Nos casos com números de cromossomos próximos ao normal (diploidia), o prognóstico é melhor.

4. Para o diagnóstico de leucemias agudas, o primeiro exame indicativo é o hemograma. Existem várias características observadas pelo hemograma que auxiliam a orientação dos exames seguintes. Quanto ao hemograma das leucemias agudas, escolha a opção correta.

a) Na maioria dos casos de leucemias agudas, ocorre anemia microcítica hipocrômica.

b) Os bastões de Auer são agrupamentos de grânulos azurófilos, característicos da linhagem linfocítica.

c) Na leucemia monoblástica aguda, os blastos são pequenos e com o citoplasma denso.

d) Na leucemia promielocítica aguda, a contagem de plaquetas é próxima do normal.

e) Blastos com citoplasma muito basófilo e vacuolizado, semelhante às células do tumor de Burkitt, são característicos da LLA classificação FAB LIII.

5. Você é o analista clínico de um laboratório de hematologia. Na realização de um hemograma, você encontra as células da figura abaixo. Que células são essas? Qual o tipo de leucemia do paciente? Escolha a alternativa com a resposta correta para essas questões.

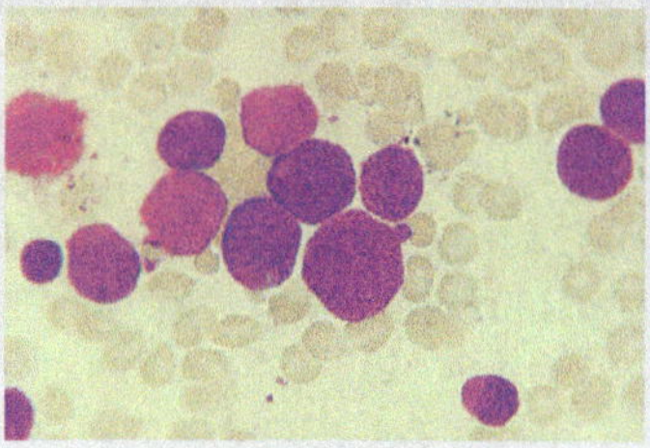

a) Linfoblastos. Leucemia linfocítica aguda FAB LII.

b) Promielócitos. Leucemia promielocítica aguda.

c) Eritroblastos. Leucemia eritroide aguda.

d) Mieloblastos. Leucemia mieloide aguda sem diferenciação.

e) Promonócitos. Leucemia mielomonocítica aguda.

Referências

BAIN, B. J. *Células sanguíneas:* um guia prático. 5. ed. Porto Alegre: Artmed, 2016.

FAILACE, R.; FERNANDES, F. *Hemograma:* manual de interpretação. 6. ed. Porto Alegre: Artmed, 2015.

HOFFBRAND, A. V.; MOSS, P. A. H. *Fundamentos em hematologia de Hoffbrand*. 7. ed. Porto Alegre: Artmed, 2018.

INCA. *Estatísticas de câncer*. 2019. Disponível em: https://www.inca.gov.br/numeros-de-cancer. Acesso em: 25 out. 2019.

LONGO, D. L. *Hematologia e oncologia de Harrison*. 2. ed. Porto Alegre: AMGH, 2015.

LORENZI, T. F. *Manual de hematologia:* propedêutica e clínica. 4. ed. Rio de Janeiro: Guanabara Koogan, 2006.

SILVA, F. A. *Avaliação epidemiológica das leucemias linfoblásticas em crianças brasileiras e implicação de infecções na sua patogênese.* 2009. Tese (Doutorado em Oncologia) — Instituto Nacional e Câncer, Rio de Janeiro, 2009. Disponível em: http://bvsms.saude.gov.br/bvs/publicacoes/inca/Avaliacao_epidemiologica_das_leucemias_linfoblasticas_em_(1).pdf. Acesso em: 25 out. 2019.

SILVA, P. H. *et al. Hematologia laboratorial:* teoria e procedimentos. Porto Alegre: Artmed, 2016.

UNIDADE 3

Leucemias crônicas

Objetivos de aprendizagem

Ao final deste texto, você deve apresentar os seguintes aprendizados:

- Reconhecer os aspectos clínicos e a classificação das leucemias mielocíticas e linfocíticas crônicas.
- Comparar os critérios diagnósticos laboratoriais das leucemias mielocíticas e linfocíticas crônicas.
- Identificar as características hematológicas das leucemias mielocíticas e linfocíticas crônicas.

Introdução

As leucemias crônicas são um grupo de patologias das células-tronco hematopoéticas em que ocorrem mutações gênicas ou alterações cromossômicas, originando uma proliferação clonal do tipo celular afetado. Porém, diferentemente das leucemias agudas, a progressão da doença é mais lenta e nas leucemias crônicas ocorre algum nível de maturação celular. Outra diferença é que as leucemias crônicas costumam ocorrer com maior frequência em adultos.

Neste capítulo, você vai aprender sobre a apresentação clínica das leucemias mielocítica e linfocítica crônicas e como elas são classificadas. Também conhecerá os critérios laboratoriais que são considerados para o seu diagnóstico e aprenderá a identificar as caraterísticas hematológicas presentes no hemograma e no mielograma de cada tipo de leucemia crônica.

Características clínicas e classificação

Leucemias mielocíticas crônicas

A Organização Mundial da Saúde classifica as doenças mieloproliferativas crônicas em neoplasias mieloproliferativas (NMPs) e em neoplasias mielodisplásicas/mieloproliferativas (NMD/NMP) (BAIN, 2016). Existem também outros tipos de leucemias mielocíticas crônicas que são classificados separadamente desses dois grupos, por possuírem características genéticas e moleculares específicas. Veja a classificação da OMS no Quadro 1.

Quadro 1. Classificação da OMS de 2008 das neoplasias mieloproliferativas e mielodisplásicas/mieloproliferativas

Neoplasias mieloproliferativas	Neoplasias mielodisplásicas/ mieloproliferativas
Leucemia mieloide crônica BCR–ABL1 positiva	Leucemia mielomonocítica crônica
Leucemia neutrofílica crônica	Leucemia mieloide crônica atípica
Leucemia eosinofílica crônica, sem outras especificações*	Leucemia mielomonocítica infantil
Mielofibrose primária	Outras neoplasias mielodisplásicas/mieloproliferativas inclassificáveis
Policitemia vera	
Trobocitemia essencial	
Mastocitose	
Neoplasias mieloproliferativas inclassificáveis	

* Casos com rearranjo de PDGFRA, PDGFRB ou FGFR1 estão excluídos.

Fonte: Adaptado de Bain (2016).

Leucemia mielocítica crônica (ou mieloide) BCR–ABL1 positiva

A leucemia mielocítica crônica BCR-ABL1positiva (LMC) é resultado de uma translocação t(9;22) (q34;q11) entre os cromossomos 9 e 22, formando o cromossomo Filadélfia (Ph) (Figura 1). Nessa translocação, parte do oncogene

ABL1 passa a fazer parte do cromossomo 22 e uma parte do cromossomo 22 passa para o cromossomo 9. O cromossomo 22 alterado é o cromossomo Ph. O gene quimérico formado pela translocação codifica uma proteína de fusão, que tem atividade tirosinaquinase aumentada em comparação à proteína normal codificada por ABL1, ativando quinases que impedem a apoptose.

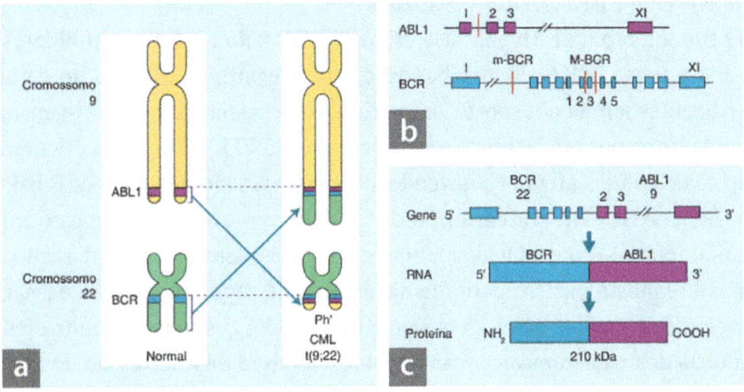

Figura 1. (a) Translocação recíproca de parte do braço longo do cromossomo 22 para o cromossomo 9 e de parte do braço longo do cromossomo 9 para o 22. (b) Ponto de ruptura do gene ABL1 entre os éxons 1 e 2 e do gene BCR em um de dois pontos da região M–BCR. (c) Proteína de fusão dos genes BCR–ABL1 de 210 kD. Em alguns casos, a região de ruptura é uma porção menor (m–BCR), gerando uma proteína de fusão também menor, de 190 kD.
Fonte: Hoffbrand e Moss (2018, p. 157).

Essa mesma translocação é observada em alguns casos de leucemia linfoblástica aguda. Por ser uma alteração adquirida pela célula-tronco hematopoética, essa translocação é encontrada em células da linhagem mielocítica e linfocítica (HOFFBRAND; MOSS, 2018). Os pontos de quebra na translocação não ocorrem sempre no mesmo local. Por esse motivo, os genes de fusão BCR–ABL podem ter tamanhos diferentes e codificar proteínas com os tamanhos de 190 kDa (p190), 210 KDa (p210) e 230 KDa (p230). Essas proteínas estão relacionadas a diferentes leucemias. A p190 é encontrada na leucemia linfoblástica aguda (LLA). A p210 está relacionada à LMC e a p230, à leucemia neutrofílica crônica (LNC) (SILVA *et al.*, 2016).

Quando não tratada, a LMC passa pelas fases crônica, acelerada e crise blástica em um período de aproximadamente quatro anos (LONGO, 2013). A LMC ocorre em todas as idades, mas com maior prevalência entre os 40 e os 60 anos de idade. Ocorre em homens e mulheres, mas a relação dos casos em homens:mulheres é de 1,4:1. Aproximadamente 50% dos casos são diagnosticados em exames de rotina, antes do aparecimento de sintomas clínicos. Quando o paciente já apresenta sintomas, eles incluem um aumento no metabolismo (perda de peso, anorexia, suores noturnos), esplenomegalia, sintomas de anemia (palidez, fraqueza, taquicardia), equimoses, sangramentos e gota ou insuficiência renal (aumento no ácido úrico pelo metabolismo das purinas) (HOFFBRAND; MOSS, 2018).

O tratamento da LMC na fase crônica é baseado no uso de inibidores de tirosinoquinase (TKI– imatinibe, nilotinibe, desatinibe). Em torno de 60% dos pacientes têm boa resposta ao imatinibe. O restante parte para agentes de segunda linha por má resposta ou intolerância. Os TKI são muito eficazes na redução de células afetadas, devendo a resposta ser monitorada por RT–PCR para BCR–ABL1 ou por cariótipo da medula 3, 6 e 12 meses após o início do tratamento. Os pacientes com boa resposta seguem com o tratamento. Os com má resposta partem para medicamentos de segunda geração ou para o transplante de medula óssea. O tratamento com TKI costuma ser muito efetivo, com 90% dos pacientes alcançando sobrevida livre de progressão da doença após 5 anos. Para o transplante de medula óssea alogênico, a sobrevida após 5 anos é alcançada em 50 a 70% dos pacientes (HOFFBRAND; MOSS, 2018).

Leucemia neutrofílica crônica

É um caso muito raro de leucemia, que ocorre normalmente em idosos. É caracterizada por leucocitose com neutrofilia acentuada, especialmente neutrófilos segmentados e bastões, com contagens baixas de blastos e de granulócitos imaturos. A translocação t(9;22) não ocorre nesse caso (FAILACE; FERNANDES, 2015). Os pacientes não apresentam inflamação, nem outras causas de neutrofilia. Pode haver esplenomegalia moderada. O prognóstico e a sobrevida são variáveis, com uma média de sobrevida de 3 anos (HOFFBRAND; MOSS, 2018).

Leucemia eosinofílica crônica

A eosinofilia, algumas vezes muito acentuada, pode ser uma característica de leucemia mielocítica aguda. Porém, os casos em que há contagem de eosinófilos no sangue periférico $> 1.500/\mu L$, acompanhada de uma contagem de blastos $>$ 2% na circulação ou $>$ 5% e $<$ 20% na medula óssea, são classificados como leucemia eosinofílica crônica (LEC). Nesse tipo de leucemia, os eosinófilos infiltram outros tecidos, liberando seus grânulos e causando danos, como nos tecidos cardíaco (fibrose endomiocárdica), pulmonar, sistema nervoso central, pele e trato gastrointestinal. Nos casos em que não fica comprovada a clonalidade e a contagem de blastos na medula for < 5%, o diagnóstico é de síndrome hipereosinofílica (HOFFBRAND; MOSS, 2018).

Os sintomas da LEC são cansaço, prurido, esplenomegalia e reflexos de danos teciduais causados pelos eosinófilos (infiltrados pulmonares, miocardite, serosite). O diagnóstico é feito por biologia molecular, comprovando mutação em genes que codificam os receptores de tirosina quinase. Por esse motivo, a LEC costuma responder bem ao tratamento com TKI. O prognóstico ainda é desconhecido, devido à raridade desse tipo de leucemia (FAILACE; FERNANDES, 2015).

Leucemia mastocítica

Como o mastócito é derivado de uma célula-tronco multipotente, a mastocitose é classificada como neoplasia mieloproliferativa (BAIN, 2016). A mastocitose é uma proliferação neoplásica que gera infiltrados ou agrupamentos de mastócitos clonais (derivados de um mesmo clone malignizado).

A mastocitose cutânea é a mais comum, gerando urticária pigmentosa. Na mastocitose sistêmica, estão presentes agrupamentos em grumos de mastócitos na medula óssea e em outros órgãos. A invasão sanguínea (leucemia mastocítica) é muito rara e de difícil identificação, pois os mastócitos na circulação têm citoplasma hipogranular, núcleo monocitoide e podem se parecer com blastos metacromáticos (FAILACE; FERNANDES, 2015).

Os sintomas são relacionados à liberação dos grânulos pelos mastócitos. Os pacientes que apresentam linfonodomegalia, eosinofilia e características mielodisplásicas ou mieloproliferativas em outras séries têm uma forma mais grave da doença. A mastocitose pode acabar se transformando em leucemia mielocítica aguda, com comprometimento de outras linhagens mieloides. Não há tratamento eficaz a longo prazo (BAIN, 2016).

Leucemia mielomonocítica crônica

É uma leucemia de progressão lenta, geralmente descoberta antes da apresentação dos sintomas. Ocorre comumente em idosos, em especial após os 70 anos de idade. É caracterizada por uma monocitose progressiva, geralmente com neutrofilia. Contagens de monócitos > 1.000/μL em idosos devem ser reconferidas e deve ser feito um acompanhamento para verificar a persistência.

A presença de anemia ocorre lentamente, com macrocitose. A trombocitopenia é mais precoce, mas não é acentuada.

A esplenomegalia é leve (FAILACE; FERNANDES, 2015). Os pacientes podem apresentar equimoses, hipertrofia gengival e linfonodopatia (HOFFBRAND; MOSS, 2018). O tratamento é difícil e é recomendado retardar o início da quimioterapia em idosos, pois não propicia cura. A proliferação de monócitos na medula é substituída gradualmente pela proliferação de blastos, piorando a anemia e a trombocitopenia. A sobrevida média é de dois anos (FAILACE; FERNANDES, 2015).

Leucemia mielomonocítica infantil (LMI)

Ocorre em crianças abaixo dos 4 anos de idade. A LMI apresenta monocitose, leucocitose, blastos e mielócitos na circulação. Está presente uma reversão à hematopoese fetal, com aumento na hemoglobina fetal. Alguns sintomas são hepatoesplenomegalia e *rash* cutâneo (FAILACE; FERNANDES, 2015). O único tratamento curativo é o transplante alogênico de células-tronco hematopoéticas. Se não for tratada, a sobrevida é de 4 anos, com transformação aguda e infiltração leucêmica de outros órgãos, como os pulmões. Esse tipo de leucemia é mais comum em crianças com síndrome de Noonan e neurofibromatose (HOFFBRAND; MOSS, 2018).

Leucemia mielocítica crônica atípica BCR–ABL1 negativa

É uma forma muito rara de leucemia, com sintomas associados às alterações medulares e esplenomegalia. No sangue periférico, é observada leucocitose com neutrofilia, disgranulocitopoese, granulócitos imaturos e precursores eritroides (reação leucoeritroblástica). O prognóstico e a sobrevida são ruins, pois não existem medicamentos específicos. A única alternativa é o transplante de medula óssea alogênico, quando possível (SILVA *et al.*, 2016).

Leucemias linfocíticas crônicas

As leucemias linfocíticas crônicas são um grupo de doenças em que há um aumento na concentração de linfócitos B ou T circulantes. São patologias de evolução lenta e flutuante, mas sem cura até o momento. A característica em comum é a linfocitose crônica persistente.

A diferenciação dos seus subtipos é feita pela morfologia e por características citogenéticas e imunofenotípicas. Existe certa sobreposição com os linfomas, que apresentam também células circulantes. A diferenciação nesses casos é baseada na proporção de massas teciduais e na concentração de células no sangue e na medula óssea (HOFFBRAND; MOSS, 2018). O Quadro 2 mostra como é feita a classificação das leucemias linfocíticas crônicas.

Quadro 2. Classificação das leucemias linfocíticas crônicas

Leucemias de células B	Leucemias de células T
Leucemia linfocítica crônica (LLC)	Leucemia de linfócitos grandes e granulares
Leucemia prolinfocítica (LPL)	Leucemia prolinfocítica de células T (LPL–T)
Leucemia de células pilosas (HCL, *hairy cell leukaemia*)	Leucemia/linfoma de células T do adulto
Leucemia plasmocítica	Síndrome de Sézary

Fonte: Adaptado de Hoffbrand e Moss (2018).

Leucemia linfocítica crônica (LLC)

A LLC é a leucemia crônica mais comum no Ocidente, mas tem baixa incidência no extremo Oriente. Sua maior incidência é entre os 60 e os 80 anos de idade. É mais comum em homens, na proporção de 2:1. Não há correlação do aumento da incidência com fatores ambientais, como carcinogênicos químicos e radiação ionizante. Pode ser devida a uma herança genética ou por mutações esporádicas (mais comum) (SILVA *et al.*, 2016).

A célula envolvida na doença é um linfócito B maduro contendo baixa expressão de imunoglobulinas de superfície dos tipos IgM e IgD. Essas células mutadas apresentam diminuição da apoptose e se acumulam na circulação, na medula óssea, fígado, baço e linfonodos.

O linfoma linfocítico de células B é o equivalente tecidual, contendo as mesmas células. A diferença é que, no linfoma, a concentração dessas células circulantes é < 5.000/µL. Aproximadamente 3% dos idosos acima de 50 anos apresentam linfócitos B monoclonais com o mesmo fenótipo das da LLC. Acredita-se que a LLC se desenvolve a partir dessas células, mas o diagnóstico só é feito em concentrações > 5.000/µL ou se outros tecidos além da medula óssea estiverem envolvidos (HOFFBRAND; MOSS, 2018).

Normalmente, o diagnóstico é feito antes do aparecimento dos sintomas, mas quando presentes, os principais sintomas são o aumento simétrico dos linfonodos cervicais, axilares ou inguinais. Pode haver anemia e trombocitopenia. Em estágios tardios, há hepatoesplenomegalia. Sintomas de imunossupressão também são presentes, com disfunção na imunidade celular e aparecimento de infecções bacterianas, sinusites, pneumonias. Nos casos mais avançados, ocorrem infecções fúngicas e virais, sendo muito comum a herpes-zóster (HOFFBRAND; MOSS, 2018).

A LLC é incurável e a sobrevida média é de 7 anos. A quimioterapia é paliativa, servindo para o alívio do paciente quanto aos sintomas que afetam a qualidade de vida, mas deve ser protelada ao máximo. Por ocorrer com maior frequência em idosos, a maioria dos pacientes morre em decorrência de outras causas não relacionadas, de complicações por doenças infecciosas e, em casos raros, pela conversão em um linfoma agressivo (síndrome de Richter) (FAILACE; FERNANDES, 2015).

Leucemia prolinfocítica de células B (LPL)

É semelhante à LLC, mas as células predominantes são os prolinfócitos (mais de 55%). Os prolinfócitos têm aproximadamente duas vezes o tamanho dos linfócitos e um nucléolo grande e evidente central.

A LPL é um tipo mais raro de leucemia. Ocorre com maior frequência em mulheres idosas e tem pior prognóstico em relação à LLC. Os sintomas são esplenomegalia sem linfonodopatia e contagem alta e com progressão rápida de linfócitos. Quando presente, a anemia sinaliza mau prognóstico. O tratamento é complicado, mas normalmente inclui esplenectomia, quimioterapia e anti-CD20 (HOFFBRAND; MOSS, 2018). A resposta à quimioterapia é baixa e a sobrevida média é de 3 anos. Existem casos intermediários entre LLC e LPL e outros em que a LLC evolui para LPL (FAILACE; FERNANDES, 2015).

Leucemia de células pilosas (HCL – *hairy cell leukaemia*)

Também chamada de leucemia de células cabeludas ou tricoleucemia, a HCL é um tipo raro de leucemia, que acomete mais os homens, na razão de 4:1, e é mais frequente entre 40 e 60 anos. Uma característica específica é a pancitopenia, iniciando-se com neutropenia e leve trombocitopenia e mais tarde desenvolvendo anemia.

É comum haver esplenomegalia, mas raramente ocorre linfonodomegalia e um aumento nas infecções devido à neutropenia. A contagem de leucócitos costuma ficar abaixo de 20.000/μL. A monocitopenia também é uma característica específica desse tipo de leucemia. As células pilosas são linfócitos B grandes com citoplasma abundante, levemente basófilo, contendo vilosidades citoplasmáticas na forma de "franjas". O núcleo pode ser ovalado ou redondo, em formato de halteres ou bilobulado. A concentração das células leucêmicas é baixa no sangue periférico e a medula óssea apresenta infiltração difusa e áreas de fibrose, dificultando a punção (FAILACE; FERNANDES, 2015; HOFFBRAND; MOSS, 2018). Após o tratamento, que normalmente é com 2–clorodesoxiadenosina (CDA) ou com desoxicoformicina (DFC), 80% dos pacientes entram em remissão e a mediana de sobrevida livre de doença é de 16 anos (HOFFBRAND; MOSS, 2018).

Leucemia/linfoma de células T do adulto

Doença rara associada ao contágio com o vírus HTLV–1. É um tipo de vírus semelhante ao HIV, mas que causa proliferação descontrolada de linfócitos T CD4+ ao invés da sua destruição. A prevalência maior do vírus é no Japão e no Caribe, mas também é encontrado em Taiwan, no Oriente Médio, na África, na América do Sul e nos Estados Unidos. Já foram observados casos no Brasil (FAILACE; FERNANDES, 2015; BAIN, 2016).

A transmissão pode ser transplacentária, pelo leite materno, por transfusões sanguíneas ou por via sexual (LONGO, 2013). No hemograma, estão presentes linfócitos com núcleo convoluto, em formato de trevo ou flor. O esfregaço deve ser feito o mais breve possível, pois a conservação da amostra gera alterações semelhantes artefatuais (FAILACE; FERNANDES, 2015).

Na maioria dos casos, a manifestação é de leucemia e geralmente apresenta linfonodomegalia, associada a hepatoesplenomegalia. É comum haver também infiltração cutânea, pulmonar, hipercalcemia, lesões ósseas e níveis elevados de lactato desidrogenase. As lesões na pele podem ter o formato de pápulas, placas, tumores ou ulcerações. As lesões pulmonares podem ser tumores ou infecções oportunistas causadas pela imunodeficiência. De um modo geral, a medula não é muito afetada e a anemia e a trombocitopenia são leves. Alguns pacientes têm evolução lenta, mas na maioria dos casos a doença é agressiva. Não costuma responder bem ao tratamento e o tempo médio de sobrevida é de 7 meses (LONGO, 2013).

Leucemia de linfócitos grandes e granulares (LGG)

Na LGG, a característica principal é a proliferação de linfócitos grandes e granulares, contendo citoplasma abundante e grânulos azurófilos. Os linfócitos podem ser T ou células *natural killer* (NK), em casos mais raros (HOFFBRAND; MOSS, 2018). É importante diferenciar da linfocitose T policlonal reacional, encontrada na infecção por citomegalovírus e em pacientes esplenectomizados. Morfologicamente, não é possível observar diferenças, sendo necessária a imunofenotipagem.

A linfocitose apresenta concentrações entre 4.000 e 20.000 linfócitos/μL (FAILACE; FERNANDES, 2015). A evolução clínica varia desde uma evolução lenta até casos mais agressivos, como os com células NK. A citopenia, em especial a neutropenia, pode agravar o quadro. Outra possível complicação é a presença de anemia hemolítica autoimune e aplasia eritroide pura (FAILACE; FERNANDES, 2015; BAIN, 2016).

Síndrome de Sézary

A síndrome de Sézary é a leucemização da micose fungoide, que é um linfoma T cutâneo de células maduras. No hemograma, os linfócitos podem ser pequenos e semelhantes aos normais ou grandes e com núcleo convoluto, cerebriforme (células de Sézary). O tratamento dermatológico local ou a quimioterapia sistêmica proporciona melhora transitória. A evolução da doença é lenta. Muitos pacientes morrem em decorrência de infecções das lesões cutâneas (FAILACE; FERNANDES, 2015).

Critérios diagnósticos laboratoriais

Leucemias mielocíticas crônicas

O diagnóstico laboratorial das LMCs se baseia nos resultados do hemograma, do mielograma, na análise citogenética e na imunofenotipagem.

Mielograma

Na LMC clássica BCR–ABL1 positiva, a medula apresenta hipercelularidade, com aumento dos precursores de granulócitos, diminuição relativa dos precursores eritroblásticos e aumento dos precursores megacarioblásticos. Na fase blástica, há diminuição da diferenciação da série branca e ocorre infiltração de blastos mielocíticos atípicos; raramente há blastos linfocíticos (LORENZI, 2006). Alguns pacientes apresentam mielofibrose no momento do diagnóstico. Nesses casos, as características da mielofibrose se sobrepõem às da leucemia (BAIN, 2016).

A classificação do mielograma é feita de acordo com duas possibilidades: presença de forma granulocítica ou então forma mista granulocítica/megacariocítica. A forma puramente granulocítica tem maior probabilidade de evoluir para a agudização e o aparecimento de basófilos e blastos. A forma mista normalmente evolui para mielofibrose (LORENZI, 2006).

Imunocitoquímica

A enzima fosfatase alcalina leucocitária diminui a sua concentração no citoplasma dos granulócitos na leucemia crônica. Já nas reações leucemoides granulocíticas, ela está aumentada, auxiliando o diagnóstico e diferenciação a partir dos processos leucêmicos mielocíticos (LORENZI, 2006).

Citogenética

Na LMC BCR–ABL1 positiva, ocorre a presença do cromossomo Ph em quase todos os casos na fase crônica inicial. Nas fases seguintes, acelerada e blástica, aparecem outras alterações (trissomia do 8, 9, 19 ou 21, isocromossomo 17, duplo Ph e deleção do Y. A translocação t(9;22) BCR–ABL1 pode ser verificada por biologia molecular do RNA mensageiro, que pode ser amplificado após o tratamento para verificar se há doença residual (LORENZI, 2006).

Para a leucemia eosinofílica crônica sem outras especificações, é feita a pesquisa de rearranjo F1P1L1–PDGFRA e de outras alterações cromossômicas (trissomia do 8, deleção [20q], isocromossomo 17q e rearranjos do braço longo do cromossomo 5) (BAIN, 2016).

Leucemias linfocíticas crônicas

A presença de linfocitose no sangue periférico não é suficiente para fazermos o diagnóstico de LLC, pois agentes infecciosos, algumas drogas e estados inflamatórios também podem causar linfocitose, denominada reação leucemoide linfocitária. O diagnóstico diferencial é baseado nas características clínicas e, conforme necessário, são realizados outros exames, como mielograma, biópsia medular, biópsia ganglionar e análise de marcadores de superfície (imunofluorescência, citometria de fluxo, citogenética, biologia molecular) (LORENZI, 2006).

Mielograma

A infiltração de células leucêmicas (linfócitos alterados) na medula é correspondente ao grau evolutivo da doença. O mielograma é importante para o acompanhamento do paciente (LORENZI, 2006).

Biópsia da medula óssea

A biópsia da medula permite identificar se há edema intersticial, necrose e hemorragias e revela o grau de infiltração do parênquima. Na LLC, a infiltração pode ser difusa ou não difusa. A infiltração difusa indica progressão da doença (LORENZI, 2006).

Imunofenotipagem

A imunofenotipagem permite diferenciar os linfócitos leucêmicos em B ou T e classificar os subtipos de LLC. Como as LLCs mais comuns são do tipo B, são pesquisados antígenos de células B, como CD19, CD20 e CD21. Também são pesquisados antígenos de células jovens, como HLA–DR, CALLA e CD10. Além disso, conforme necessário, são pesquisados antígenos de células T (LORENZI, 2006). Veja no Quadro 3 a expressão de alguns antígenos nos subtipos de LLC.

Quadro 3. Imunofenótipo das leucemias linfocíticas crônicas

	Leucemia linfocítica crônica comum (LLC)	**Leucemia prolinfocítica crônica (LPC)**	**Leucemia de células pilosas (HCL)**
IgS	Fraca	++	-
CD5	+	-	-
CD22/FMC7	-	+	+
CD23	+	-	-
CD79b	-	++	+/-
CD103	-	-	+

Fonte: Adaptado de Silva *et al.* (2016).

Características hematológicas

Leucemias mielocíticas crônicas

A LMC clássica BCR–ABL1 positiva apresenta uma progressão natural que se inicia com a fase crônica, de progressão lenta, podendo durar de 3 a 5 anos, e segue para a fase acelerada, que é uma fase intermediária, durando de 3 a 18 meses; por fim, passa para a fase aguda ou crise blástica, que é a fase terminal da doença, durando de 3 a 6 meses (SILVA *et al.*, 2016). Em cada fase, o hemograma se modifica. Na Figura 2, podemos ver as fases da LMC e a predominância de células na fase crônica.

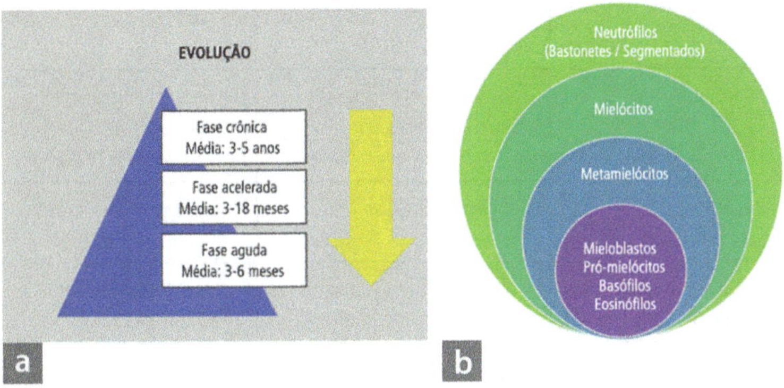

Figura 2. (a) Fases de evolução da LMC. (b) Predomínio de células na fase crônica da LMC.
Fonte: Adaptada de Silva *et al.* (2016).

Fase crônica

Nessa fase, há leucocitose, com contagens acima de 25.000 leucócitos/μL, chegando a 100.000–300.000/μL, mas raramente acima de 400.000/μL. É observada uma hiperplasia mieloide, com neutrofilia, e células em todas as fases de maturação (mieloblastos, promielócitos, mielócitos, metamielócitos, bastonetes e polimorfonucleares), com predominância dos promielócitos sobre os mieloblastos. Os outros granulócitos, eosinófilos e basófilos também estão em contagens elevadas. Pode aparecer anomalia de Pelger–Hüet (neutrófilos sem segmentação nuclear ou núcleo bilobulado) adquirida.

Na séria vermelha, ocorre anemia normocítica e normocrômica, que piora com o aumento da contagem de leucócitos e pode ser também macrocítica, devido ao consumo excessivo de folato. Também é comum ocorrer a reação leucoeritroblástica, com a presença de eritroblastos juntamente com precursores mielocíticos na circulação. É mais comum ocorrer a trombocitose (> 1.000.000 de plaquetas/µL), mas em 10% dos casos pode haver trombocitopenia. O Quadro 4 resume as características do hemograma na fase crônica.

Quadro 4. Características do hemograma na LMC — fase crônica

Eritrócitos	Leucócitos	Plaquetas
Anemia normocítica normocrômica, podendo ser macrocítica	Normalmente > 25.000/µL Com frequência > 100.000/µL Raramente > 400.000/µL	Trombocitose (maior frequência)
Anisocitose leve	Granulócitos em todos os graus de maturação	Eleva-se durante a fase crônica para > 500.000/µL, podendo ser > 1.000.000/µL
Reação leucoeritroblástica	Basofilia/eosinofilia	Normal
Contagem de reticulócitos normal ou elevada	Fosfatase alcalina leucocitária diminuída ou ausente	Trombocitopenia (rara, <10% dos casos)

Fonte: Adaptado de Silva *et al.* (2016).

Fase acelerada

A transformação blástica pode ocorrer subitamente após a fase crônica, mas normalmente há uma fase acelerada ou intermediária, quando ocorre a intensificação da patologia. Nessa fase, pode haver leucocitose resistente ao tratamento, intensificação da basofilia (> 20% das células) e da presença de blastos (< 10% das células) e promielócitos (< 20% das células) e piora da anemia associada à trombocitopenia ou à trombocitose (BAIN, 2016; SILVA *et al.*, 2016).

Crise blástica

Nessa fase, ocorre perda de maturação celular e aumento da concentração de blastos, com contagens > 20% das células. Os blastos podem ser de origem mieloide (65% dos casos), linfoide (35% dos casos) ou podem ser blastos bifenotípicos (< 5% dos casos). A imunofenotipagem é essencial para classificar a origem dos blastos e orientar o tratamento (SILVA *et al.*, 2016). Veja na Figura 3 exemplos de hemogramas de LMC em fase crônica e em crise blástica.

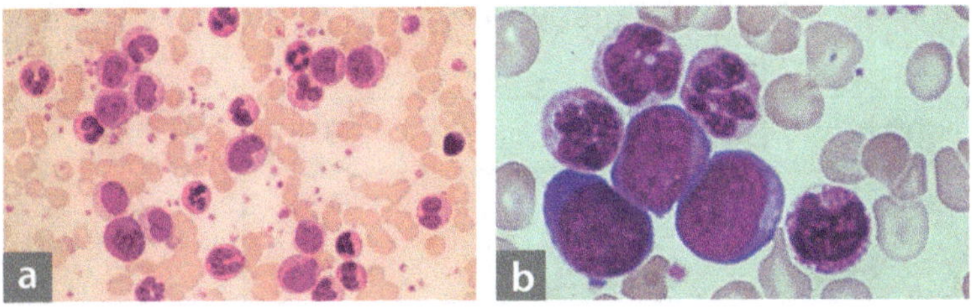

Figura 3. (a) LMC em fase crônica, contendo granulócitos em diversos estágios de maturação, incluindo promielócitos, mielócitos, metamielócitos, bastonetes e neutrófilos segmentados. (b) LMC em transformação mieloblástica aguda, mostrando mieloblastos.

Fonte: Adaptada de Hoffbrand e Moss (2018).

As formas atípicas de LMC (BCR–ABL1 negativas) contêm características específicas de hemograma. As características do hemograma desses outros tipos de LMC estão resumidas no Quadro 5.

Quadro 5. Características do hemograma nas LMCs atípicas

Tipo	Clínica	Sangue	Medula óssea
Leucemia neutrofílica crônica	Benígna Organomegalia leve	Leucocitose Reação leucemoide Raros blastos Alto % de neutrófilos segmentados Fosfatase alcalina +	Hiperplasia granulocítica
Leucemia eosinofílica crônica	Curso subagudo Hepatoesplenomegalia	Leucocitose Neutrofilia + eosinofilia + blastos Numerosos eosinófilos jovens	Hiperplasia granulocítica Numerosos eosinófilos jovens

(*Continua*)

(*Continuação*)

Quadro 5. Características do hemograma nas LMCs atípicas

Tipo	Clínica	Sangue	Medula óssea
Leucemia basofílica crônica	Curso subagudo Hepatoesplenomegalia Infiltração cutânea Hemorragias	Leucocitose Neutrofilia + eosinofilia + basofilia + blastos Numerosos basófilos jovens	Hiperplasia granulocítica Numerosos basófilos e eosinófilos jovens
Leucemia mielomonocítica crônica	Curso benígno ou protraído (pré-leucemia)	Leucocitose discreta e monocitose (formas maduras)	Hiperplasia granulocítica discreta Aumento de eosinófilos e basófilos jovens
LMC da infância	Curso subagudo ou agudo Hepatoesplenomegalia Hemorragias	Leucocitose Neutrofilia e eosinofilia + blastos Plaquetopenia Fosfatase alcalina +	Hiperplasia granulocítica Aumento de blastos
LMC Ph -	Mais grave que a LMC típica Refratária à quimioterapia Menor sobrevida	Leucocitose menor que a LMC típica Plaquetopenia	Hiperplasia granulocítica
LMC + mielofibrose	Hepatoesplenomegalia acentuadas Prognóstico ruim (sintomas cardiorrespiratórios)	Leucocitose discreta, ausente ou leucopenia Anemia Plaquetopenia Basofilia	Hiperplasia granulocítica e eritroblástica Hiperplasia de megacariócitos Mielofibrose (esclerose)

Fonte: Adaptado de Lorenzi (2006).

Leucemias linfocíticas crônicas

A maior parte das leucemias linfocíticas crônicas envolvem a linhagem de células B, mas existem alguns casos de LLC tipo T. Morfologicamente, é impossível de distinguir, sendo necessária a imunofenotipagem. De modo geral, na LLC a leucocitose é variável, dependendo do estágio da doença. Ocorre linfocitose que morfologicamente não é possível de diferenciar das linfocitoses reacionais (benignas, por viroses, por exemplo).

Os linfócitos são do mesmo tamanho dos normais, mas têm uma aparência mais uniforme. Raramente, pode haver inclusões citoplasmáticas globosas, cristais ou grânulos azurófilos. Como os linfócitos alterados da LLC apresentam maior fragilidade mecânica, é comum observarmos restos celulares por lise celular durante a confecção do esfregaço, denominadas manchas de Gumprecht. A linfocitose se deve à diminuição da apoptose e não a um aumento nas divisões celulares. É raro observar blastos na circulação e algumas vezes estão presentes prolinfócitos. Pode ocorrer anemia normocítica e normocrômica e plaquetopenia, frequentemente autoimunes. Nas anemias hemolíticas, pode haver eritroblastos e esferócitos na circulação (LORENZI, 2006; BAIN, 2016).

Em alguns subtipos específicos de LLC, pode haver células com morfologias específicas, como na leucemia prolinfocítica crônica e na leucemia de células cabeludas (LORENZI, 2006). Veja alguns exemplos dessas células na Figura 4.

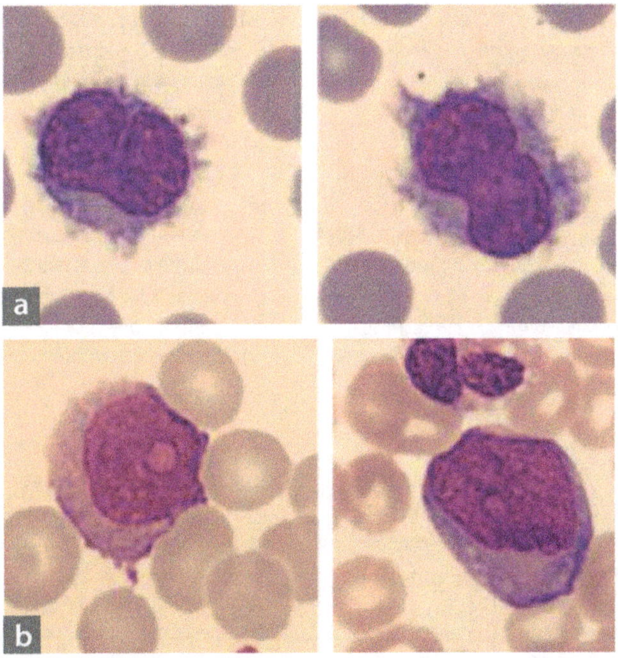

Figura 4. (a) Leucemia de células pilosas ou cabeludas, contendo células com citoplasma abundante e vilosidades citoplasmáticas. (b) Leucemia prolinfocítica crônica, contendo prolinfócitos, que são maiores que os linfócitos, com cromatina mais frouxa, citoplasma abundante e nucléolo evidente.
Fonte: Adaptada de Failace e Fernandes (2015).

Link

Conheça mais sobre as alterações morfológicas celulares que ocorrem em alguns subtipos de leucemias crônicas no Atlas Virtual de Hematologia, produzido pela Universidade Federal de Goiás e disponível no *link* a seguir.

https://qrgo.page.link/3KPRC

Exercícios

1. A leucemia mielocítica crônica BCR–ABL1 positiva (LMC) se deve a uma translocação t(9;22), formando o cromossomo Filadélfia (Ph). Em relação à LMC, escolha a alternativa correta.

a) A translocação t(9;22) também é encontrada em alguns casos de leucemias linfoblásticas agudas.

b) A LMC tem maior prevalência entre os 40 e os 60 anos de idade e é mais comum em mulheres.

c) O gene de fusão BCR–ABL1 codifica uma tirosina quinase que estimula a apoptose celular.

d) Em torno de 40% dos pacientes apresentam boa resposta ao imatinibe.

e) O tratamento com inibidores da tirosina quinase é efetivo para 70% dos pacientes, o restante necessita de transplante alogênico de medula.

2. A leucemia mielomonocítica crônica (LMMC) ocorre principalmente em idosos acima dos 70 anos de idade e é caracterizada por intensa monocitose. Quanto às características da LMMC, escolha a alternativa correta.

a) A monocitose é progressiva e geralmente está acompanhada de eosinofilia.

b) Concentrações de monócitos > 2.000/µL em idosos devem ser acompanhadas para verificar a persistência.

c) A quimioterapia deve ser retardada, pois não é capaz de curar a doença.

d) A proliferação de monócitos na medula é substituída gradualmente pela proliferação de blastos, aliviando a anemia e a trombocitopenia.

e) O tempo médio de sobrevida é de 10 anos.

3. Nas leucemias linfocíticas crônicas, ocorre um aumento na proliferação de linfócitos maduros dos tipos B ou T. São doenças de evolução lenta, mas que ainda não possuem cura. Sobre as leucemias linfocíticas crônicas, escolha a opção correta.

a) A leucemia linfocítica crônica (LLC) do tipo B é mais comum no Oriente e tem baixa incidência no Ocidente.

b) O linfoma linfocítico B é o equivalente tecidual, contendo as mesmas células que a LLC tipo B.

c) A quimioterapia permite uma sobrevida de mais de 10 anos.

d) A leucemia prolinfocítica crônica ocorre mais em homens e tem pior prognóstico em relação à LLC.

e) Na leucemia de células pilosas, a concentração de células alteradas é alta no sangue e na medula.

4. Você é o analista clínico de um laboratório e recebeu o hemograma de um paciente de 50 anos com leucocitose, anemia e trombocitose. Baseado na figura abaixo, mostrando a lâmina do hemograma do paciente, qual é a leucemia mais provável?

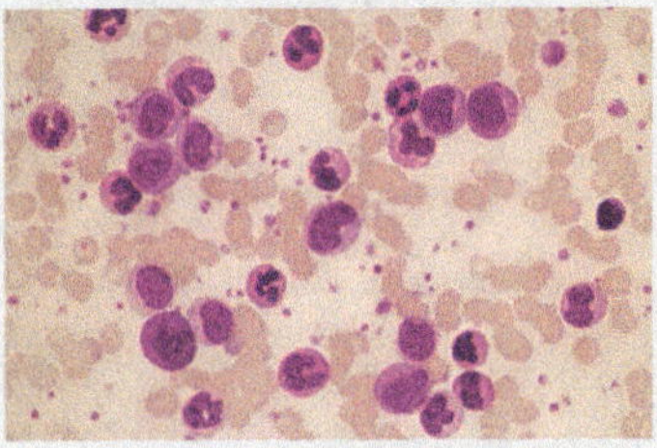

a) Leucemia neutrofílica crônica.

b) Leucemia mielomonocítica crônica.

c) Leucemia eosinofílica crônica.

d) Leucemia linfocítica crônica.

e) Leucemia mielocítica crônica.

5. Nas leucemias linfocíticas crônicas (LLC), é impossível distinguir apenas pela morfologia se os linfócitos são do tipo B ou T. É necessário realizar a imunofenotipagem. Porém, existem características específicas dessa categoria de leucemias presentes no hemograma. Quanto ao hemograma da LLC, escolha a alternativa correta.

a) Na LLC, os linfócitos são maiores que o normal e com nucléolos aparentes.

b) As manchas de Gumprecht são formadas por linfócitos em apoptose.

c) Na LLC, encontramos > 20% de blastos na circulação.

d) A linfocitose ocorre devido à diminuição na apoptose, e não a um aumento nas divisões celulares.

e) Na LLC, pode ocorrer anemia microcítica e hipocrômica.

Referências

BAIN, B. J. *Células sanguíneas:* um guia prático. 5. ed. Porto Alegre: Artmed, 2016.

FAILACE, R.; FERNANDES, F. *Hemograma:* manual de interpretação. 6. ed. Porto Alegre: Artmed, 2015.

HOFFBRAND, A. V.; MOSS, P. A. H. *Fundamentos em hematologia de Hoffbrand.* 7. ed. Porto Alegre: Artmed, 2018.

LONGO, D. L. *Hematologia e oncologia de Harrison.* Porto Alegre: AMGH, 2013.

LORENZI, T. F. *Manual de hematologia:* propedêutica e clínica. 4. ed. Rio de Janeiro: Guanabara Koogan, 2006.

SILVA, P. H. *et al. Hematologia laboratorial:* teoria e procedimentos. Porto Alegre: Artmed, 2016.

Transtornos mieloproliferativos

Objetivos de aprendizagem

Ao final deste texto, você deve apresentar os seguintes aprendizados:

- Definir os principais transtornos mieloproliferativos.
- Caracterizar os principais transtornos mieloproliferativos.
- Identificar os critérios de diagnóstico laboratorial dos transtornos mieloproliferativos.

Introdução

Os transtornos mieloproliferativos são neoplasias de células-tronco hematopoiéticas caracterizadas por uma proliferação desordenada, mas capazes de atingir a maturação celular. Como consequência, no caso da linhagem eritroide, ocorre poliglobulia. Na linhagem megacariocítica, observamos trombocitose e/ou fibrose medular e mielopoese extramedular. Alguns desses distúrbios acabam por se transformar em leucemias agudas.

Neste capítulo, você vai conhecer os principais transtornos mieloproliferativos. Além disso, verá quais são as suas características e como é feito o diagnóstico laboratorial dessas patologias.

Transtornos mieloproliferativos

A Organização Mundial da Saúde (OMS) classifica as doenças mieloproliferativas crônicas em sete patologias, algumas muito raras. Esse grupo de doenças compartilha a sua origem em uma mesma célula-tronco hematopoiética que sofre mutações (LONGO, 2015). Os três principais transtornos não leucêmicos desse grupo são a policitemia vera (PV), a trombocitemia essencial (TE) e a mielofibrose primária (MFP) (HOFFBRAND; MOSS, 2018). Eis sua classificação completa de acordo com a OMS (LONGO, 2015):

- leucemia mieloide crônica BCR/ABL1 positiva;
- leucemia neutrofílica crônica;
- leucemia eosinofílica crônica, não especificada;
- policitemia vera;
- mielofibrose primária;
- trombocitose essencial;
- mastocitose;
- neoplasias mieloproliferativas, não classificável.

Os transtornos mieloproliferativos estão todos inter-relacionados e, ao longo da sua evolução clínica, podem transitar de uma forma de apresentação para a outra. Cada tipo de transtorno está associado a mutações específicas em genes que codificam enzimas tirosina quinases, entre elas a Janus quinase 2 (JAK2) associada, a MPL (receptor para trombopoietina) e a calreticulina (CALR). A mutação de JAK2 está presente em homozigose ou em heterozigose na medula óssea e no sangue de todos os pacientes com PV e em 60% dos pacientes com TE ou MFP, demonstrando a inter-relação entre essas patologias (Figura 1). Essa mutação ocorre no domínio da pseudoquinase, que se acredita regular negativamente a sinalização de JAK2. A JAK2 está diretamente envolvida no desenvolvimento da linhagem mieloide, por participar da sinalização de citocinas e fatores de crescimento como a eritropoetina e a trombopoetina (HOFFBRAND; MOSS, 2018).

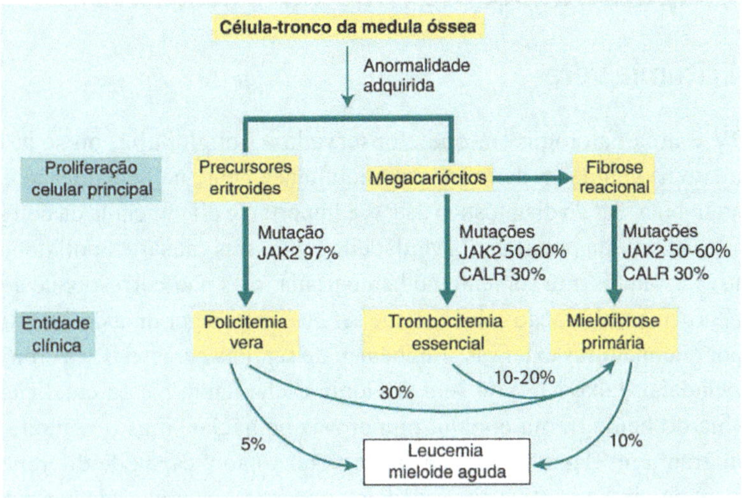

Figura 1. Relação entre os transtornos mieloproliferativos. Todos derivam de uma mutação em célula-tronco ou em célula progenitora pluripotente. Há muitos casos contendo aspectos de duas condições e, em outros casos, a doença transforma-se de uma para outra ou em leucemia mieloide aguda. As três doenças são caracterizadas pelas mutações JAK2 ou CALR.

Fonte: Adaptada de Hoffbrand e Moss (2018).

A mesma mutação está associada a três diferentes transtornos proliferativos, mas em cada distúrbio observa-se a presença de um número diferente de cópias do gene alterado, que normalmente é mais alto na PV do que na TE. Em geral, os pacientes com PV que não possuem mutação no gene da JAK2 possuem mutação no gene da CALR, que é uma proteína versátil, com funções de transdução de sinal e de transcrição gênica. Quanto às mutações nos genes da MFP, elas estão presentes em 5 a 10% dos pacientes com TE e MFP. Existe mutação em algum desses genes em 99% dos pacientes com PV e em 85 a 90% dos pacientes com TE ou MFP. Alguns casos contêm mutações em genes que geram mielodisplasias (como o TET2) ou que geram leucemia mieloide aguda (LMA). Parentes de pacientes com transtornos mieloproliferativos têm uma chance cinco vezes maior de desenvolver esses transtornos que a população em geral, indicando um componente genético (HOFFBRAND; MOSS, 2018).

Principais transtornos mieloproliferativos

Policitemia vera

A PV é uma patologia em que é observada a poliglobulia, ou seja, um aumento na contagem de eritrócitos simultaneamente no hematócrito e na hemoglobina. Para o diagnóstico da PV, é importante diferenciá-la da poliglobulia relativa e da poliglobulia verdadeira por outras causas. A poliglobulia relativa está presente somente no hemograma, mas não corresponde a um aumento na proliferação celular. Pode ser ocasionada por uma desidratação ou por queimaduras extensas. Também pode ser uma característica crônica, associada ao tabagismo ou sem etiologia esclarecida. Nessa condição, a lâmina do hemograma contém numerosas hemácias, mas o restante do hemograma revela-se normal. A hemoglobina não é capaz de diferenciar entre poliglobulia relativa ou verdadeira, pois pode estar elevada mesmo na relativa. A poliglobulia verdadeira consiste em um aumento da concentração de eritrócitos acima do ideal para a altura e peso do paciente. O volume de plasma pode estar normal, aumentado ou diminuído. Ela está presente em casos de hipóxia (altitudes elevadas, doença cardíaca ou pulmonar), aumento na produção de eritropoietina por cistos ou tumores renais, na eritrocitose idiopática (sem causa aparente) e na PV (BAIN, 2016).

A PV é uma proliferação clonal que atinge as três séries mieloides, em especial a eritroide. A multiplicação dos precursores eritroides ocorre independentemente do estímulo pela eritropoetina. A mutação no gene de JAK2 está presente em 97% dos casos. Nos demais, há outras alterações afetando também as tirosinas quinases. É uma doença mais frequente em idosos, com pico entre 60 e 65 anos de idade (FAILACE; FERNANDES, 2015). A incidência é a mesma para homens e mulheres. As características clínicas incluem hiperviscosidade sanguínea, hipervolemia, aumento no metabolismo e trombose. Também podem ocorrer cefaleias, dispneia, visão turva, suor noturno e prurido, especialmente após banhos quentes. A esplenomegalia é um achado em 75% dos pacientes. Podem ocorrer hemorragias ou tromboses e gota, em função do aumento no ácido úrico pelo alto metabolismo das purinas (HOFFBRAND; MOSS, 2018). As tromboses podem ocorrer em áreas não muito comuns; na verdade, a trombose em veias porta ou hepáticas (síndrome de Budd–Chiari), por exemplo, é tão comum na PV que é recomendada a análise genética mesmo que não esteja presente a eritrocitose no hemograma (FAILACE; FERNANDES, 2015). A mielofibrose faz parte da evolução da doença e é um processo reversível e que não impede a hematopoese. Porém, em alguns pacientes, a mielofibrose está acompanhada de hematopoese extramedular com hepatoesplenomegalia e anemia que exige transfusões. Nesse caso, são sinais de falência das células-tronco (LONGO, 2015). Alguns pacientes evoluem para a fase de exaustão medular (*burn-out*) e desenvolvem mielofibrose ou LMA (BAIN, 2016).

O tratamento busca manter o paciente com hemograma mais próximo possível ao normal, com hematócrito de até 45% e plaquetas abaixo de 400.000/µL. Uma alternativa utilizada são as flebotomias terapêuticas para reduzir o hematócrito. São utilizadas em pacientes mais jovens e com doença leve, mas provocam deficiência de ferro, comprometendo a eritropoese, além de não alterar a contagem de plaquetas. Uma medicação muito utilizada é a hidroxicarbamida (hidroxiureia). Ela é indicada para casos mais expressivos, com esplenomegalia, trombocitose, perda de peso e suores noturnos. É um tratamento eficaz para manter equilibrados os índices hematimétricos podendo ser necessário por vários anos para evitar as tromboses. Os efeitos colaterais são mielossupressão, náusea e hipersensibilidade cutânea às radiações UV. (HOFFBRAND; MOSS, 2018).

Outros fármacos utilizados são os inibidores da JAK2. Dentre eles, o mais utilizado é o ruxolitinibe, mas outros medicamentos com a mesma função também estão sendo testados, como lestaurtinibe, pacritinibe e momelotinibe. Eles são utilizados em pacientes que não conseguem ter um controle adequado da doença ou que têm muitos efeitos colaterais à hidroxicarbamida. Devem passar a ser mais utilizados em breve, pois demonstram bons resultados. Em pacientes com idade abaixo dos 40 anos, pode ser utilizado o interferon-α, que inibe a proliferação celular descontrolada. Ele causa efeitos colaterais e, por ser injetável, é um tratamento mais desconfortável que a terapia oral, mas é indicado para evitar a exposição precoce a medicamentos citotóxicos em pacientes mais jovens. Além desses medicamentos, o ácido acetilsalicílico é utilizado em praticamente todos os pacientes para evitar tromboembolismo (HOFFBRAND; MOSS, 2018).

De modo geral, o prognóstico da doença é bom, com sobrevida superior a 10 anos para a maioria dos pacientes tratados. As principais intercorrências são a trombose e as hemorragias. O aumento da viscosidade sanguínea favorece a formação de trombos e as plaquetas apresentam uma função defeituosa, favorecendo a hemorragia. Em torno de 30% dos pacientes evoluem para a mielofibrose e 5% desenvolvem LMA (HOFFBRAND; MOSS, 2018).

Link

Saiba mais sobre a PV lendo o caso clínico disponível no *link* a seguir, publicado originalmente na *Revista de Pediatria do Centro Hospitalar do Porto*, em Portugal.

https://qrgo.page.link/nDfWq

Trombocitemia essencial

A TE, também chamada de trombocitopenia essencial, trombocitose idiopática, trombocitose primária ou trombocitopenia hemorrágica, é uma neoplasia mieloproliferativa em que há uma produção exagerada de plaquetas (LONGO, 2015). Trata-se de uma patologia negativa para a mutação em BCR–ABL1. É mais comum na meia-idade e em idosos, e acometa predominantemente o sexo feminino. A série eritroide normalmente não é afetada e a contagem de plaquetas costuma ficar abaixo de $450 \times 10^3/\mu L$. Não apresenta fibrose na medula óssea.

Para o diagnóstico diferencial, devem ser excluídas outras causas de trombocitose, como a carência de ferro, doenças inflamatórias ou neoplásicas e a mielodisplasia. A mutação no gene da JAK2 ocorre em 50 a 60% dos casos, que normalmente têm semelhanças com a PV, com contagens mais elevadas de eritrócitos e relativa leucocitose, comparando com os casos negativos para essa mutação. A mutação no gene de JAK2 também predispõe a eventos tromboembólicos, por afetar a função plaquetária. Em 75% dos casos negativos para a mutação em JAK2, há mutação no gene da CALR, correspondendo a um terço dos pacientes. Isso ocorre em pacientes mais jovens e com uma maior contagem de plaquetas, mas menor incidência de trombose. Em 4% dos casos, está presente a mutação no gene de MPL (HOFFBRAND; MOSS, 2018). Veja no Quadro 1 suas características mais comuns associadas às principais mutações.

Quadro 1. Achados clínicos e laboratoriais de trombocitemia essencial associada a mutações JAK2 ou CALR

	JAK2 mutado	CALR mutado
Idade	Mais velho	Mais jovem
Hemoglobina	Mais alta	Mais baixa
Contagem de leucócitos	Mais alta	Mais baixa
Contagem de plaquetas	Mais baixa	Mais alta
Eritropoetina sérica	Mais baixa	Mais alta
Risco de trombose	Mais alto	Mais baixo
Transformação em PV	Sim	Não
Risco de transformação e mielofibrose	Igual	Igual
Sobrevida média aproximada	9 anos	17 anos

Fonte: Adaptado de Hoffbrand e Moss (2018).

Muitas vezes, o diagnóstico é feito em exames de rotina, antes de ocorrerem sintomas. Os principais sintomas são tromboses e sangramentos, devido ao funcionamento alterado das plaquetas. Os pacientes com a mutação em JAK2 podem apresentar a síndrome de Budd–Chiari. Em raros casos, o paciente apresenta na verdade PV, com a eritrocitose disfarçada por um aumento no volume plasmático. Nesses casos, com hematócrito > 48% para homens ou > 44% para mulheres, é recomendado realizar a determinação da volemia globular com 51Cr (FAILACE; FERNANDES, 2015). Outro sintoma comum é a eritromelalgia, uma sensação de queimação nos pés e mãos que passa com o uso de ácido acetilsalicílico. Aproximadamente 40% dos pacientes apresentam esplenomegalia palpável. Em outros pacientes, pode ocorrer atrofia do baço causada por infartos. Na medula óssea, é observado um acúmulo de megacariócitos alterados (HOFFBRAND; MOSS, 2018). A TE pode acabar evoluindo para a mielofibrose ou para a LMA. Quando isso ocorre, é normalmente antes do surgimento das características mielodisplásicas (BAIN, 2016).

O objetivo do tratamento da TE é reduzir o risco de trombose e hemorragia, principais agravantes da doença (HOFFBRAND; MOSS, 2018). Nos pacientes mais jovens, com contagens de plaquetas não tão expressivas, é recomendado utilizar medicamentos preventivos para a trombose, especialmente se houver sintomas como cefaleia ou tontura. O mais utilizado é o ácido acetilsalicílico, que inibe a agregação plaquetária. Porém, devem ser realizados periodicamente testes de coagulação para ajuste de dose da medicação (LORENZI, 2006). Os pacientes considerados de alto risco são aqueles com mais de 60 anos e que apresentam contagens de plaquetas > $1.500 \times 10^3/\mu L$ ou com histórico de trombose. Nesses casos, devem ser utilizadas drogas capazes de reduzir as contagens de plaquetas, como hidroxicarbamida ou anagrelide. Os pacientes com menos de 40 anos são considerados de baixo risco e devem ser mantidos monitorados com ácido acetilsalicílico (HOFFBRAND; MOSS, 2018). A hidroxicarbamida tem o inconveniente de apresentar capacidade mutagênica e levar à evolução para LMA ou para mielodisplasia (LORENZI, 2006). Ela também pode ter efeitos colaterais como ulcerações e hiperpigmentação na pele. Por outro lado, o anagrelide tem mais efeitos colaterais, especialmente para o sistema cardiovascular, além de ser caro e aumentar o risco de evolução para mielofibrose. Por esse motivo, sempre que possível, deve-se evitar partir para esses tratamentos. Porém, pode ser utilizada uma combinação de ambos com baixa dosagem para diminuir os efeitos colaterais. Uma alternativa utilizada em pacientes jovens ou em gestantes é o interferon-α, que também mostrou ser eficaz. Medicamentos novos, como os inibidores da JAK2, estão sendo testados (HOFFBRAND; MOSS, 2018).

O prognóstico da doença é variável. Pode se estender por 10 a 20 anos ou mais, mas também pode evoluir para mielofibrose. Poucos casos (5%) se transformam em leucemia aguda (HOFFBRAND; MOSS, 2018). Para casos graves em pacientes jovens, pode ser feito o transplante de medula óssea (LORENZI, 2006).

Mielofibrose primária

A MFP, também denominada mielofibrose idiopática crônica ou mielofibrose com metaplasia mieloide, se caracteriza por fibrose generalizada da medula óssea combinada com hematopoese no baço e no fígado (metaplasia mieloide) (BAIN, 2016; HOFFBRAND; MOSS, 2018). Ela acomete mais homens acima dos 60 anos de idade (LONGO, 2015). Sua causa inicial é a proliferação de um clone celular alterado que compromete toda a série mieloide, especialmente a megacariocítica. A hematopoese medular se torna ineficaz e fatores de crescimento e citocinas liberados pelos megacariócitos e monócitos estimulam a proliferação de fibroblastos e a neoangiogênese. Apesar de muitas vezes derivar da PV ou da TE, ainda é bem mais raro que os demais transtornos mieloproliferativos (FAILACE; FERNANDES, 2015).

A mutação no gene da proteína JAK2 está presente em 55% dos casos. Em 25% dos pacientes, a mutação está no gene de CALR e em 10% dos casos há mutação no gene da proteína MPL. Aproximadamente um terço dos pacientes evolui para MFP a partir da PV ou da TE e alguns têm características clínicas e laboratoriais de ambos os transtornos (HOFFBRAND; MOSS, 2018). Devido à intensa fibrose, a punção medular gera um material hipocelular (medula óssea seca). Então, o diagnóstico é feito a partir da biópsia do osso ilíaco (LORENZI, 2006).

Os sintomas da doença são inespecíficos. Muitos pacientes não apresentam sintomas ainda no momento do diagnóstico, que pode ser feito em hemograma de rotina ou pela presença de esplenomegalia. Diferentemente dos outros transtornos mieloproliferativos, é comum haver suor noturno, fadiga e perda de peso (sintomas de anemia). A hematopoese extramedular pode causar ascite e hipertensão portal, pulmonar ou intracraniana, bem como obstruções intestinal ou ureteral, tampão pericárdico, compressão medular espinal ou nódulos na pele. Se a esplenomegalia for de início súbito, pode causar infarto esplênico, com febre e dor torácica. Pode também ocorrer aumento no ácido úrico e gota (LONGO, 2015).

O objetivo do tratamento é reduzir os sintomas da anemia e da esplenomegalia, pois é somente paliativo. Em pacientes com anemias intensas, são feitas transfusões e reposição de ácido fólico. Uma droga que é utilizada para melhorar a qualidade de vida e reduzir o tamanho do baço é o ruxolitinibe, um inibidor da JAK2 administrado via oral e que ajuda a prolongar a sobrevida. A hidroxicarbamida também pode ser empregada para reduzir o baço e os sintomas do aumento do metabolismo celular. Entre os tratamentos experimentais estão a talidomida, a lenalidomida, a azacitidina e os inibidores da histona desacetilase. Em casos com aumento excessivo do baço, causando trombocitopenia, hipertensão portal e necessidade de frequentes transfusões, pode ser feita a esplenectomia, mas é uma cirurgia arriscada. Para pacientes jovens, pode ser feito o transplante alogênico de medula óssea (HOFFBRAND; MOSS, 2018).

A sobrevida costuma ser de cinco anos, com a insuficiência cardíaca, as infecções e a transformação leucêmica sendo as principais causas de morte (HOFFBRAND; MOSS, 2018). A evolução da doença gera uma insuficiência crescente da medula, com anemia grave, necessitando de transfusões. Além disso, a hepatoesplenomegalia vai piorando em função da hematopoese extramedular. A MFP também pode evoluir de uma fase crônica para uma fase acelerada, com uma grave insuficiência medular. Em torno de 10% dos pacientes evoluem para a leucemia aguda e deixam de responder ao tratamento. Os principais fatores prognósticos são os graus de anemia, leucocitose e trombocitopenia, a presença de blastos na circulação, idade avançada, mutações genéticas complexas e sintomas como febre sem causa aparente, suor noturno e perda de peso (LONGO, 2015).

Diagnóstico laboratorial

Policitemia vera

Na PV, assim como em outras causas de poliglobulia, a lâmina do hemograma apresenta o aspecto de "distensão abarrotada", devido à maior viscosidade do sangue (Figura 2). Além do aumento nas concentrações de eritrócitos, também ocorre aumento nas contagens de leucócitos, especialmente neutrófilos e basófilos. A leucocitose acima de $15 \times 10^3/\mu L$ está relacionada a maior risco de trombose e, quando acima de $13 \times 10^3/\mu L$, a sobrevida é menor. A contagem e o tamanho das plaquetas estão aumentados em dois terços dos pacientes (BAIN, 2016). A morfologia dos eritrócitos costuma ser normal e começa a apresentar alterações com o avançar da doença (anisocitose, pecilocitose e eritroblastos no sangue periférico) (LORENZI, 2006).

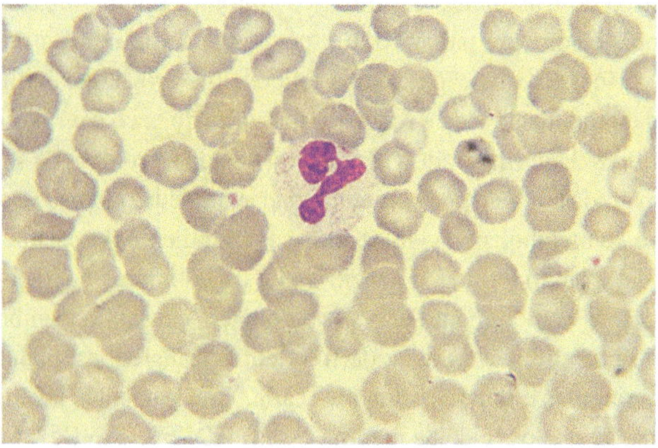

Figura 2. Distensão sanguínea da PV, com aspecto "abarrotado".
Fonte: Bain (2016, p. 384).

Em raros casos, a PV pode ser mascarada pela deficiência de vitamina B12 ou de folato. Ocorre aumento nas contagens de eritrócitos, hematócrito e hemoglobina, mas o volume corpuscular médio (VCM) e a hemoglobina corpuscular média (HCM) permanecem normais ou diminuem com o passar da doença. É muito importante diferenciar a PV de outras causas de eritrocitose. Para isso, a neutrofilia, basofilia, trombocitose com aumento no VPM e plaquetas gigantes orientam o diagnóstico para PV. O aumento nas contagens de basófilos é muito útil, pois não ocorrem em outras causas de poliglobulia. O ideal é que a poliglobulia seja confirmada com uma coleta de sangue sem o uso do garrote, para evitar a estase sanguínea (BAIN, 2016).

A dosagem sérica de eritropoietina também auxilia no diagnóstico, pois está diminuída na PV e normal em outras poliglobulias. Porém, alguns pacientes apresentam dosagem de eritropoietina normal no início da doença, sendo necessário avaliar conjuntamente com outros exames. Um exame que exclui o diagnóstico de outras poliglobulias é a determinação da volemia plasmática e eritrocitária com radioisótopos, mas esse teste está caindo em desuso. Quando houver suspeita de PV, mas os valores de Ht hematócrito (Ht) e hemoglobina (Hb) não ultrapassarem os critérios para o diagnóstico, pode ser feita uma biópsia de medula óssea como alternativa ao exame com radioisótopos. Como complemento à biópsia, deve ser feito um teste molecular, pois a presença de mutação envolvida com proliferação celular clonal confirma a neoplasia hematológica. A análise da mutação JAK2 V617F é feita no sangue periférico e é positiva na imensa maioria dos pacientes com PV. Por outro lado, não distingue a PV da TE. Caso essa mutação não esteja presente, pode ser pesquisada a mutação no éxon 12 de JAK2. A vitamina B12 sérica também costuma estar elevada em função do aumento das suas proteínas de ligação (BAIN, 2016).

No mielograma, a série eritroide apresenta hipercelularidade, com aumento conjunto dos megacariócitos. A fibrose medular pode estar presente. Nos casos que evoluem para leucemia mieloide aguda, ocorre oligocitemia e queda no hematócrito e na hemoglobina do sangue periférico. A reação da fosfatase alcalina leucocitária costuma estar elevada ou normal na PV, diferentemente da leucemia mieloide crônica. Na biópsia de medula óssea, percebe-se aumento nos megacariócitos, nas fibras reticulínicas e na celularidade de modo geral (LORENZI, 2006).

Trombocitemia essencial

Na TE, o hemograma apresenta trombocitose, que geralmente é diagnosticada ao acaso, em exames de rotina. A contagem de plaquetas vai aumentando gradativamente durante meses ou anos. Ao diagnóstico, os valores costumam estar entre 400.000 e 600.000/µL. Segundo a OMS, o diagnóstico é feito quando a contagem de plaquetas está acima de 450.000/µL, associada a outros fatores. Porém, alguns pacientes já apresentam contagens superiores a 2 milhões/µL no momento do diagnóstico.

As demais células do hemograma costumam estar normais, mas pode haver neutrofilia, basofilia e raros mielócitos (FAILACE; FERNANDES, 2015).

A neutrofilia ocorre em um terço dos pacientes e está associada a um maior risco de tromboses. A contagem de basófilos normalmente não ultrapassa os 3%. Se for maior que 5%, sugere a presença da mutação BCR–ABL1. As plaquetas apresentam anisocitose, com grande número de macroplaquetas, sendo algumas hipogranuladas (Figura 3). O volume plaquetário médio (VMP) e o *platelet distribution width* (PDW, ou anisocitose plaquetária) estão elevados, diferentemente das trombocitoses reacionais (BAIN, 2016). Não costuma haver esplenomegalia. A biópsia de medula óssea tende a ser mais esclarecedora que o mielograma e apresenta hipercelularidade com megacariócitos contendo hiperploidia (cariótipo alterado, contendo um ou mais cromossomos supranumerários) e conglomerados de plaquetas. As áreas fibróticas indicam possível evolução para MFP (FAILACE; FERNANDES, 2015).

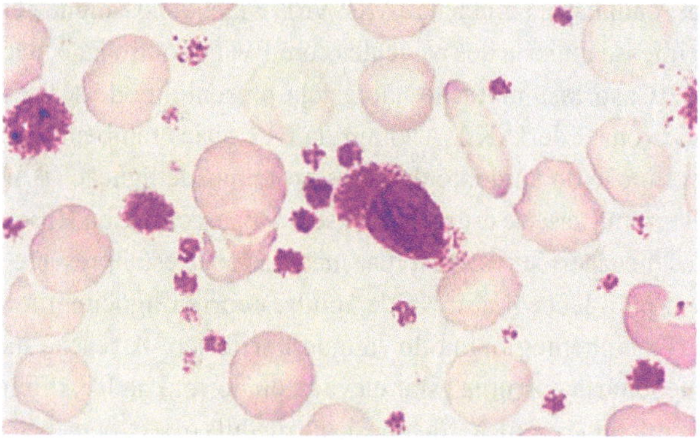

Figura 3. Distensão sanguínea na TE, contendo grande número de plaquetas com anisocitose e um fragmento nucleado de um megacariócito.
Fonte: Hoffbrand e Moss (2018, p. 173).

É importante distinguir a TE de outras causas de trombocitose, principalmente das que ocorrem em casos de neoplasias ou hemorragias ocultas e de doenças do tecido conectivo. A deficiência de ferro também costuma causar trombocitose, com contagens iguais ou maiores que 450.000/µL. Em alguns casos de PV com ferropenia ou antes do aparecimento da eritrocitose, pode haver confusão com TE. Por esses motivos, é essencial a realização de testes moleculares (BAIN, 2016).

O primeiro teste molecular a ser realizado é para a mutação JAK2 V617F, que está presente em dois terços dos pacientes e é relacionada à hemoglobina e contagens de leucócitos aumentadas e hiperplasias eritropoetica e granulocitopoetica, com eritropoietina e ferritina mais baixas, maiores chances de microcitose e de evolução para PV. Em gestantes, também apresenta pior prognóstico para o feto. A mutação CALR ocorre em um quarto dos pacientes e a MPL, em 5–10%. Quando ocorrerem características atípicas da doença, como mielodisplasias ou presença de blastos circulantes, é recomendado fazer teste citogenético ou molecular para excluir a mutação BCR–ABL1, característica da LMA (BAIN, 2016).

Mielofibrose primária (MFP)

Na MFP, o hemograma tem um aspecto leucoeritroblástico, com anisocitose, pecilocitose e dacriócitos (eritrócitos em formato de gota), acompanhados de eliptócitos curtos (*stubby cells*) (Figura 4). No início da doença, ocorre leucocitose e trombocitose, mas a evolução leva à pancitopenia. É comum a presença de macroplaquetas e fragmentos de megacariócitos (BAIN, 2016). O diagnóstico diferencial com a LMA é possível pela aparente inconsistência entre a pronunciada esplenomegalia e a leucocitose não tão pronunciada, além da presença de dacriócitos, da positividade dos neutrófilos para fosfatase alcalina leucocitária (teste em desuso) e pelos testes citogenéticos e moleculares (FAILACE; FERNANDES, 2015).

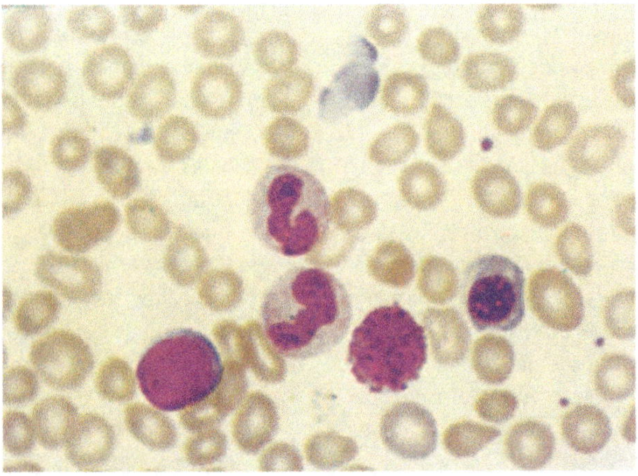

Figura 4. Distensão sanguínea na MFP, contendo dacriócitos com lesão na membrana devido à passagem pelo baço, eliptócitos curtos, um eritroblasto e granulócitos imaturos, indicando hematopoese extramedular.
Fonte: Longo (2015, p.125).

É importante a realização de testes moleculares e citogenéticos para o esclarecimento do prognóstico e diagnóstico diferencial. A mutação JAK V617F está presente em 50% dos casos e é mais comum naqueles que evoluíram a partir de PV. A mutação CALR ocorre em um terço dos casos e a MPL, em 5–10% (BAIN, 2016). Os casos com a mutação CARL apresentam menor contagem de leucócitos, maiores contagens de plaquetas e maior sobrevida (HOFFBRAND; MOSS, 2018). Caso não haja nenhuma das três mutações mais comuns, a pesquisa da mutação BCR–ABL1 pode esclarecer se houve evolução a partir de leucemia mielocítica crônica (LMC) (BAIN, 2016).

Nessa condição, a aspiração da medula é difícil, devido à fibrose. A biópsia apresenta megacariocitose, fibrose e neoangiogênese (FAILACE; FERNANDES, 2015). Tanto na LMC quanto na MFP, os linfonodos podem estar aumentados. A punção dos linfonodos apresenta grande número de granulócitos imaturos e maduros, resultado da metaplasia mieloide observada nos transtornos mieloproliferativos (LORENZI, 2006). O ácido úrico e a desidrogenase láctica (LDH) séricos estão aumentados devido ao aumento na hematopoese, mesmo que ineficaz (HOFFBRAND; MOSS, 2018).

Exercícios

1. Os diferentes transtornos mieloproliferativos podem apresentar a mesma mutação gênica e estão inter-relacionados, podendo transitar de uma apresentação clínica para outra. Quanto aos aspectos clínicos dos transtornos mieloproliferativos, escolha a alternativa correta.

a) A mutação CALR está presente em 20% dos pacientes com trombocitemia essencial.

b) A mutação JAK2 ocorre em 80% dos pacientes com mielofibrose primária.

c) Vinte por cento dos pacientes com policitemia vera evoluem para leucemia linfocítica aguda.

d) A mutação JAK2 está presente em 50–60% dos pacientes com trombocitemia essencial.

e) Apenas 5% dos casos de mielofibrose primária evoluem para LMA.

2. A PV é uma neoplasia mieloproliferativa que afeta as três séries mieloides, em especial a eritroide. Quanto à PV, escolha a alternativa correta.

a) As características clínicas da PV incluem cefaleias, dispneia, suor noturno e prurido.

b) A esplenomegalia ocorre em 20% dos pacientes com PV.

c) Na PV, pode ocorrer diminuição na dosagem de ácido úrico devido ao metabolismo das purinas.

d) Na síndrome de Budd–Chiari, a trombose de veias cardíacas é uma ocorrência muito presente na PV.

e) A flebotomia terapêutica é indicada para pacientes idosos que não respondem ao tratamento.

3. A TE é um transtorno caracterizado pela produção excessiva de plaquetas. No que diz respeito às características clínicas da TE, escolha a opção correta.

a) Na TE, a série eritroide também costuma ser afetada, ocorrendo eritrocitose.

b) Quando há mutação no gene de JAK2, aumenta a predisposição a tromboembolismo.

c) Na TE, a eritromelalgia, sensação de queimação no estômago é comum e melhora com o uso do ácido acetilsalicílico.

d) Os pacientes com menos de 40 anos são considerados de alto risco e devem receber hidroxicarbamida.

e) Pacientes com a mutação CALR têm uma sobrevida média estimada de 3 anos.

4. Você é o analista clínico de um laboratório e recebe uma lâmina com as características da imagem a seguir. Baseado nas características do hemograma, qual é o provável distúrbio do paciente?

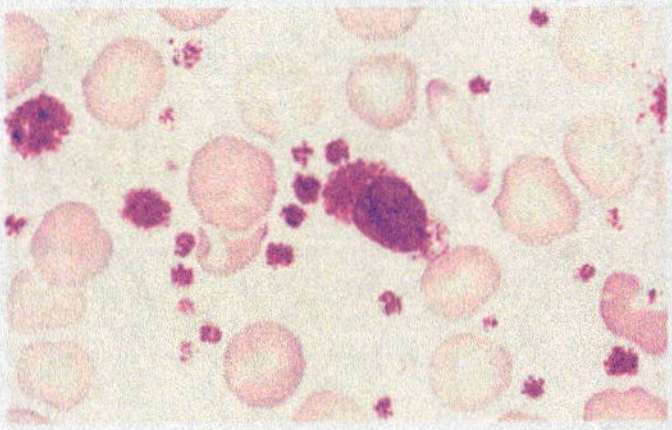

Fonte: Hoffbrand e Moss (2018, p. 173).

a) PV.

b) Mielofibrose primária.

c) LMA.

d) Anemia falciforme.

e) TE.

5. Na PV, o hemograma se caracteriza por haver poliglobulia. Quanto ao diagnóstico da PV, escolha a alternativa correta.

a) A leucocitose na PV está associada a maior sobrevida.

b) A morfologia eritrocitária inicia normal e começa a apresentar pecilocitose no avançar da doença.

c) A eritropoetina costuma estar elevada na PV.

d) A eritrocitose está acompanhada de leucocitose, especialmente de neutrófilos e eosinófilos.

e) Na PV, a contagem e o tamanho das plaquetas estão aumentados em 50% dos pacientes.

Referências

BAIN, B. J. *Células sanguíneas:* um guia prático. 5. ed. Porto Alegre: Artmed, 2016.

FAILACE, R.; FERNANDES, F. *Hemograma:* manual de interpretação. 6. ed. Porto Alegre: Artmed, 2015.

HOFFBRAND, A. V.; MOSS, P. A. H. *Fundamentos em hematologia de Hoffbrand.* 7. ed. Porto Alegre: Artmed, 2018.

LONGO, D. L. *Hematologia e oncologia de Harrison.* 2. ed. Porto Alegre: AMGH, 2015.

LORENZI, T. F. *Manual de hematologia:* propedêutica e clínica. 4. ed. Rio de Janeiro: Guanabara Koogan, 2006.

Transtornos linfoproliferativos

Objetivos de aprendizagem

Ao final deste texto, você deve apresentar os seguintes aprendizados:

- Definir os principais transtornos linfoproliferativos.
- Caracterizar os principais transtornos linfoproliferativos.
- Reconhecer os critérios de diagnóstico laboratorial dos transtornos linfoproliferativos.

Introdução

Uma proliferação exagerada dos linfócitos pode ocorrer como resposta normal do organismo ao combater uma infecção ou como consequência de um clone maligno. As infecções virais costumam gerar uma reação associada à proliferação de linfócitos reacionais em concentrações elevadas, especialmente em crianças. Por sua vez, adultos que apresentam linfonodomegalia, febre e suor noturno podem ter desenvolvido uma neoplasia de tecidos linfoides periféricos, que incluem os linfomas.

Neste capítulo, você conhecerá as principais causas de linfocitose, acompanhará exemplos de patologias mais comuns envolvendo a proliferação linfocítica e verá como é feito o diagnóstico laboratorial dessas patologias.

Transtornos linfoproliferativos

Os linfócitos predominantes no sistema circulatório são pequenos e possuem cromatina densa, com pouquíssimo citoplasma hialino. Os linfócitos maiores apresentam citoplasma mais amplo e o núcleo pode conter chanfraduras, ficando algumas vezes semelhantes a monócitos. Os linfócitos T são responsáveis pela imunidade celular ou tecidual, enquanto os linfócitos B são encarregados da imunidade humoral (produção de imunoglobulinas). O sangue é composto de 70–90%

de linfócitos T e 5–20% de linfócitos B. Dentre os linfócitos T, dois terços são auxiliares ou indutores (*helper*, CD4+) e os demais são citotóxicos ou supressores (CD8+). No grupo dos linfócitos grandes, 16% possuem citoplasma abundante contendo grânulos azurófilos. Por isso, são chamados de linfócitos grandes e granulados (LGGs). Destes, 80% não possuem características de linfócitos T nem B, mas possuem funções semelhantes aos macrófagos, sendo chamados de células *natural killer* (NK). O restante dos LGGs são linfócitos T CD8+ (FAILACE; FERNANDES, 2015). A Figura 1 ilustra esses diferentes tipos de linfócitos.

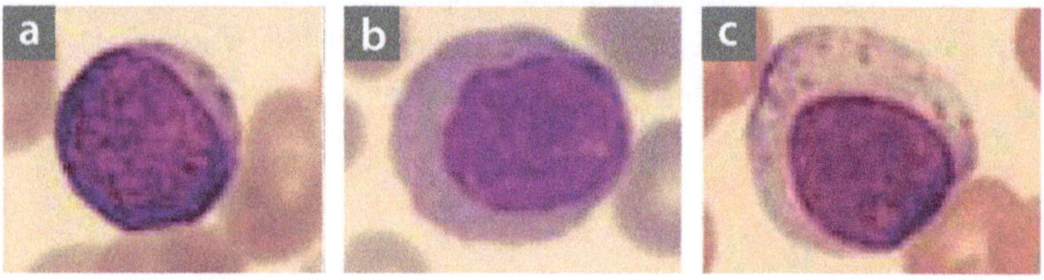

Figura 1. Tipos de linfócitos: (a) linfócito pequeno, com cromatina densa e citoplasma escasso; (b) linfócito grande, com citoplasma maior e cromatina menos condensada; (c) linfócito grande e granular, com citoplasma abundante e grânulos azurófilos.

Fonte: Adaptada de Failace e Fernandes (2015).

Quando os linfócitos ficam ativados, eles apresentam cromatina frouxa, nucléolos evidentes e citoplasma abundante e basófilo. São os chamados "linfócitos atípicos" ou "virócitos". A ativação dos linfócitos B, por outro lado, gera os plasmócitos, que são células com núcleo excêntrico e citoplasma intensamente basófilo, contendo um halo mais claro em torno do núcleo (centríolo). Os plasmócitos sintetizam imunoglobulinas. Eventualmente, eles são vistos em situações de normalidade, em concentrações muito baixas (1 a 2%), especialmente em crianças. Porém, quando o sistema imune é ativado, especialmente nas viroses, podemos ver os linfócitos atípicos e os plasmócitos na circulação (FAILACE; FERNANDES, 2015).

A linfocitose é uma reação muito comum em crianças e adolescentes, em resposta a infecções que gerariam neutrofilia em adultos. As contagens de linfócitos são as mesmas para homens e mulheres; considera-se linfocitose as contagens acima de 3.500/µL em adultos (BAIN, 2016).

As linfocitoses também podem ocorrer sem a presença de atipias celulares. No caso das crianças, é necessário saber qual é a contagem normal de cada indivíduo (que já é mais alta que para adultos) para poder diferenciar a linfocitose fisiológica pela idade daquela causada por infecções. Uma das causas mais comuns de linfocitose é a infecção pela *Bordetella pertussis*, a bactéria causadora da coqueluche. Nessa doença, as contagens de leucócitos costumam ficar entre 12.000 e 25.000/μL, com percentual de linfócitos > 85%. Outra doença que causa linfocitose é a virose por enterovírus, como o coxsackie B2, que gera uma linfocitose aguda de evolução longa (três a oito semanas). As contagens de linfócitos, nesse caso, podem ficar entre 40.000 e 80.000/μL (FAILACE; FERNANDES, 2015).

Em adultos, quando a linfocitose encontra-se abaixo de 6.000/μL em pessoas com menos de 40 anos, é indicativo de infecção viral e deve ser feito o acompanhamento. Em pessoas acima dos 40 anos, deve-se atentar para a possibilidade de leucemia linfocítica crônica. Também é recomendável verificar se o paciente fez esplenectomia, que causa linfocitose. Outras doenças que costumam gerar linfocitose sem atipias são a sífilis e a fase aguda da doença de Chagas (FAILACE; FERNANDES, 2015).

Em contraponto às proliferações celulares benignas, a linfocitose também pode ser clonal, gerada por células neoplásicas que sofreram mutações causadoras de proliferação desordenada. Entre estas, estão as leucemias e os linfomas. As leucemias se originam em células hematopoiéticas da medula óssea e invadem o sistema circulatório; já os linfomas são tumores sólidos de linfócitos alterados que se desenvolvem no ambiente extramedular. Alguns linfomas podem adquirir formas leucêmicas, passando para a circulação periférica.

Os linfomas envolvem principalmente os linfonodos. Na região cortical do linfonodo (Figura 2), existem folículos primários, que são formados por linfócitos pequenos, que se proliferam e se diferenciam a partir de estímulos por antígenos, formando os folículos secundários, ou centros germinativos. Os folículos primários e os centros germinativos são constituídos de linfócitos B e são responsáveis pela produção de imunoglobulinas. O centro germinativo é composto por dois tipos de linfócitos B: os centroblastos e os centrócitos. Os centroblastos são células grandes e ativadas e ficam na área central; os centrócitos são menores e ficam na região periférica. No centro germinativo, também estão presentes linfócitos T auxiliares do tipo Th2, que são ativados pelos antígenos que foram fagocitados pelos macrófagos da parede dos sinusoides. Outro tipo celular dos linfonodos são as células dendríticas, que são divididas entre as foliculares e as interdigitais (na região cortical). Essas células são responsáveis pela formação de células de memória, plasmócitos e produção de imunoglobulinas. Na região medular do linfonodo, estão localizados linfócitos agregados que formam cordões, compostos principalmente por plasmócitos (SILVA *et al.*, 2016).

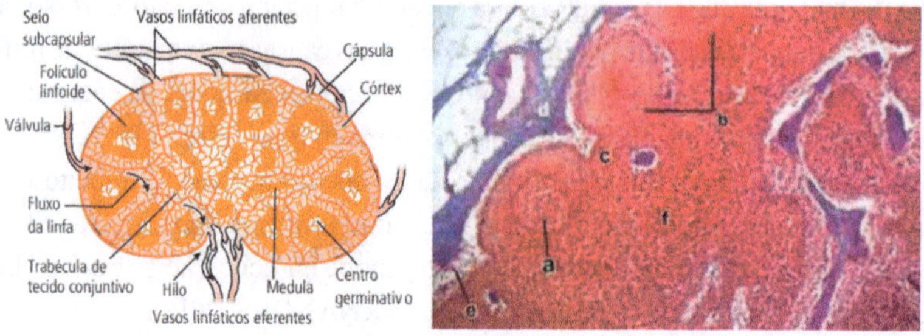

Figura 2. À esquerda, a estrutura geral de um linfonodo. À direita, o corte histológico de um linfonodo: (a) centro germinativo; (b) folículos; (c) córtex; (d) cápsula; (f) medula.
Fonte: Adaptada de Silva *et al.* (2016).

A maior prevalência dos linfomas ocorre em adultos do sexo masculino, com proporção entre homens e mulheres de 2:1. A principal manifestação é a linfoadenomegalia, que atinge em 60–70% dos casos os linfonodos cervicais, em 10–15% os linfonodos axilares e em 6–12% os linfonodos inguinais. Os linfonodos retroperitoneais também podem estar envolvidos, sendo mais difícil o diagnóstico devido à posição anatômica. A doença pode se expandir pelo sistema linfático, atingindo outros linfonodos. O estadiamento considera o número de linfonodos envolvidos e se eles se encontram no mesmo lado dos linfonodos que originaram a doença (supradiafragmático — acima do diafragma; infradiafragmático — abaixo do diafragma). Em 10% dos casos, outros órgãos ou tecidos estão envolvidos, sendo os principais o mediastino, a medula óssea, o trato gastrointestinal, os ossos, pulmões e sistema nervoso (SILVA *et al.*, 2016).

O estadiamento também considera a presença de sintomas como febre superior a 38° C de origem desconhecida, suor noturno e perde de peso (> 10%) nos últimos seis meses. Apesar de ainda haver a classificação em linfomas de Hodgkin (LH) e linfomas não Hodgkin (LNH), a Organização Mundial da Saúde (OMS) considera na sua classificação não só os aspectos morfológicos, mas também a imunofenotipagem, a citogenética, a biologia molecular e as características clínicas da doença (Quadro 1). Dessa forma, o LH acabou se tornando somente mais um tipo na classificação, conforme foram descobertos os diversos tipos de LNH e suas subcategorias (SILVA *et al.*, 2016).

Quadro 1. Classificação das neoplasias linfoides segundo a OMS

Neoplasia de células B precursoras ▪ **Leucemia/linfoma linfoblástico de precursores B (leucemia linfoblástica aguda de precursores de células B)**	Neoplasia de células T precursoras ▪ **Linfoma/leucemia linfoblástica de precursores T (leucemia linfoblástica aguda de precursores de células T)**	Doença de Hodgkin com predomínio linfocitário
Neoplasias de células B maduras (periféricas) ▪ Leucemia linfocítica crônica de células B/linfoma de pequenos linfócitos ▪ Leucemia prolinfocítica de células B ▪ Linfoma linfoplasmocítico ▪ Linfoma esplênico da zona marginal (+– linfócitos vilosos) ▪ **Leucemia de células pilosas**	Neoplasias de células T maduras (periféricas) ▪ Leucemia prolinfocítica de células T ▪ Leucemia linfocítica de células T granulares ▪ Leucemia agressiva de células NK ▪ Linfoma leucemia de células T do adulto (HTLV-1+) ▪ Linfoma extranodal de células NK/T do tipo nasal	Doença de Hodgkin clássica ▪ Doenças de Hodgkin, esclerose nodular ▪ Doenças de Hodgkin clássica, rica em linfócitos ▪ Doenças de Hodgkin, celularidade mista ▪ Doenças de Hodgkin com depleção linfocitária
▪ **Mieloma/plasmocitoma** ▪ **Linfoma de células B de zona marginal extranodal do tipo MALT** ▪ **Linfoma de células do manto**	▪ Linfoma de células T do tipo enteropatia ▪ Linfoma de células Tγδ hepatoesplênico ▪ Linfoma de células T subcutâneo semelhante à paniculite	
▪ **Linfoma folicular** ▪ Linfoma B nodal da zona marginal (+– células B monocitoides) ▪ **Linfoma difuso de grandes células B** ▪ **Linfoma de Burkitt/leucemia de células de Burkitt**	▪ **Micose fungoide/síndrome de Sézary** ▪ Linfoma anaplásico de grandes células do tipo cutâneo primário ▪ **Linfoma de células T periféricas, sem outra especificação (SOE)** ▪ **Linfoma angioimunoblástico de células T** ▪ **Linfoma anaplásico de grandes células, tipo sistêmico primário**	

OBS.: As neoplasias em negrito ocorrem em pelo menos 1% dos pacientes; HTLV, vírus linfotrófico de células T humanas; MALT, tecido linfoide associado à mucosa; NK, células *natural killer*.

Fonte: Adaptado de Longo (2015).

Principais transtornos linfoproliferativos

Transtornos linfoproliferativos reacionais

Mononucleose infecciosa

A mononucleose infecciosa (MNI) é causada pelo vírus Epstein–Barr (EBV). É um vírus da família dos herpesvírus e pode causar infecção primária ou latente. A infecção normalmente ocorre na faixa etária dos 10 aos 40 anos e costuma ser mais grave em pacientes mais velhos. A transmissão primária ocorre por via oral, infectando os linfócitos B da mucosa. Durante a primeira semana, os linfócitos B infectados se multiplicam e o vírus se multiplica conjuntamente, sendo secretado pela saliva e infectando também outras células. Na infecção primária, o vírus pode ficar latente nos linfócitos B por vários anos. Os linfócitos T auxiliares (*helper*) estimulam os linfócitos B normais a produzir anticorpos direcionados ao vírus. Os anticorpos produzidos ativam linfócitos T, que se proliferam e adquirem características citotóxicas. São os linfócitos atípicos vistos no hemograma. Pessoas hígidas conseguem frear a proliferação dos linfócitos B infectados e combater a doença. Porém, pessoas imunodeprimidas podem ter complicações como pneumonite, meningoencefalite, pericardite e hepatite, relacionadas à infiltração de linfócitos (SILVA *et al.*, 2016).

Os sintomas são linfonodomegalia cervical bilateral (em 75% dos casos), linfonodomegalia generalizada simétrica (50% dos casos), dor de garganta com inflamação da mucosa oral e da faringe; pode haver amigdalite folicular, febre, exantema morbiliforme (eritema generalizado), cefaleia intensa e sintomas oculares, como fotofobia, conjuntivite e edema periorbital (HOFFBRAND; MOSS, 2018).

Na maioria dos pacientes, o tratamento é sintomático. Para casos com manifestações sistêmicas graves, podem ser utilizados corticosteroides. O uso de ampicilina causa exantema eritematoso. A maior parte dos pacientes se recupera em 4 a 6 semanas (HOFFBRAND; MOSS, 2018).

Citomegalovírus

O citomegalovírus (CMV) faz parte da família dos herpesvírus e atinge todas as faixas etárias, podendo apresentar as mais variadas manifestações. Em pessoas imunocompetentes, pode haver infecção assintomática ou subclínica. Pode ocorrer uma síndrome mononucleosa em pessoas hígidas, mas em pacientes imunodeprimidos provoca uma doença disseminada. O vírus está presente em líquidos biológicos como o leite materno, a saliva, o sêmen, a secreção cervical e também nas fezes e na urina. A transmissão ocorre por contato íntimo, pela via sexual e da mãe para o feto. As transfusões sanguíneas também podem ser uma via de contágio, caso estejam presentes leucócitos infectados viáveis. Após o contágio, o CMV fica de forma latente no organismo por toda a vida, sendo reativado em momentos de baixa na imunidade celular, como no caso de transplantados, nas neoplasias hematológicas e na infecção pelo vírus da imunodeficiência adquirida (HIV) (SILVA *et al.*, 2016).

Os fetos infectados podem apresentar petéquias, hepatoesplenomegalia e icterícia (60–80% dos casos). Também pode acarretar microcefalia, diminuição no crescimento intrauterino e prematuridade (30–50% dos casos). A taxa de mortalidade fica em torno de 20–30% dos bebês. Em 25% dos casos, a doença é assintomática no momento do nascimento, mas o bebê manifesta, a seguir, alterações psicomotoras, auditivas, oculares e anormalidades dentárias. Outras formas de contágio são no momento do parto, pelo leite materno ou por outras secreções (SILVA *et al.*, 2016).

Em adultos jovens sadios, é comum ocorrer a síndrome mononucleosa após o contágio, gerando febre alta, fadiga, mal-estar, dores musculares, cefaleia e esplenomegalia. Porém, ao contrário da mononucleose, a faringite, a linfadenopatia e a icterícia são sintomas raros. Em adultos saudáveis, a recuperação é plena e não deixa sequelas, mas o vírus segue sendo excretado por meses ou anos (SILVA *et al.*, 2016).

Em pacientes imunodeprimidos, como transplantados de órgãos ou pacientes com HIV, as consequências são mais graves, causando febre, leucopenia, hepatite, pneumonia, esofagite, gastrite, colite e retinite. Pode ocasionar a perda do órgão transplantado e levar à morte. Há também associação entre o CMV e o desenvolvimento de anticorpos ativados pelo frio (crioaglutininas) (SILVA *et al.*, 2016).

Síndrome da imunodeficiência adquirida

A síndrome da imunodeficiência adquirida (Aids) é causada pela infecção pelo HIV. O HIV é um retrovírus que gera uma infecção crônica, com grandes períodos de latência. O vírus pode ser transmitido pela via sexual, pelo compartilhamento de agulhas em usuários de drogas, por transfusões sanguíneas, por transmissão vertical (da mãe para o feto) ou pelo leite materno. O alvo de infecção são as células contendo o receptor CD4, entre elas os linfócitos T auxiliares, monócitos, macrófagos, células de Langerhans, células dendríticas, megacariócitos e células do timo (SILVA *et al.*, 2016).

A infecção pelo HIV desregula o sistema imunológico, eliminando os linfócitos T CD4+ e diminuindo a atividade das células NK. Os macrófagos acabam servindo como reservatórios para o vírus. As alterações na imunidade humoral provocam a produção de autoanticorpos e predispõem os pacientes ao desenvolvimento de linfomas e à produção de anticorpos direcionados a hemácias, plaquetas, neutrófilos e linfócitos (SILVA *et al.*, 2016).

No momento da soroconversão, quando o paciente passa a apresentar anticorpos contra o vírus HIV, ocorre uma doença aguda, seguida pela fase latente, com duração variável, de meses a anos, até que apareçam as manifestações da infecção crônica. Na transição da fase latente para a fase crônica, com manifestações clínicas, pode ocorrer uma proliferação de linfócitos grandes e granulares CD8+. Muitas vezes, ocorre simultaneamente uma síndrome semelhante à de Sjögren, com infiltração de linfócitos nas glândulas salivares, pulmões e rins (BAIN, 2016).

Transtornos linfoproliferativos malignos

Dentre os transtornos linfoproliferativos malignos, estão as leucemias de linfócitos T e B maduros e os linfomas. As leucemias costumam ter células leucêmicas circulantes, enquanto os linfomas tendem a ficar contidos nos linfonodos e em outros tecidos, podendo, porém, apresentar uma fase leucêmica no seu início ou com a progressão da doença (BAIN, 2016).

Linfoma de Hodgkin

O LH é uma neoplasia de linfócitos B que foi descrita em 1832 por Thomas Hodgkin. Suas características histológicas foram descritas por Carl Sternberg em 1898 e por Dorothy Reed em 1902. Ambos descreveram a presença de células muito grandes em meio aos linfócitos, que foram denominadas posteriormente como células de Reed–Sternberg (RS) (Figura 3). A presença das células RS juntamente com as células de Hodgkin (CH), que são células mononucleares grandes, é essencial para fechar o diagnóstico. As células de RS são células grandes, multinucleadas ou com núcleo bilobado, contendo nucléolos evidentes e eosinofílicos. A cromatina que circunda os nucléolos é mais clara (contendo vesículas), o que deixa essas células com o aspecto de "olho de coruja" (SILVA *et al.*, 2016). As células de RS e as CH são células neoplásicas, que estão acompanhadas de células inflamatórias que infiltram os linfonodos. As células de RS se originam de linfócitos B que tiveram mutações nos genes de imunoglobulinas, impedindo a sua síntese completa. As CH perdem a expressão do HLA classe I e frequentemente possuem mutações no gene da β2-microglobulina.

O genoma do vírus Epstein–Barr é detectado em mais de 50% dos casos de LH, mas não se sabe ao certo sobre o seu envolvimento na patologia (HOFFBRAND; MOSS, 2018).

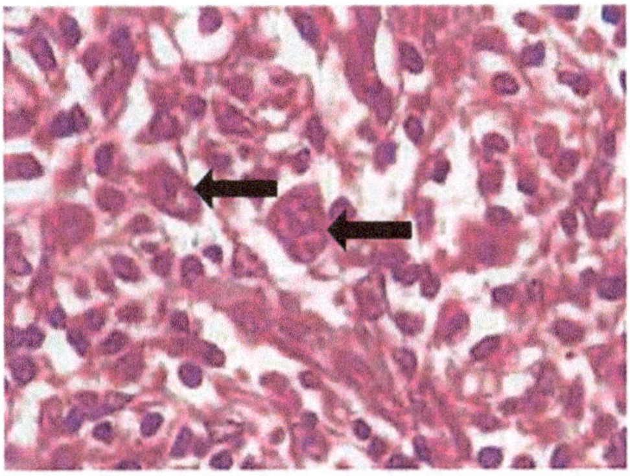

Figura 3. Célula de RS, "olho de coruja", na ponta da seta mais de baixo e CHs na ponta da mais de cima.

Fonte: Adaptada de Silva *et al.* (2016).

O LH é classificado em dois grupos: LH com predominância de linfócitos medulares (5% dos casos) e LH clássico (95% dos casos). O LH clássico, por sua vez, é subdividido em quatro grupos, em ordem de maior prevalência: esclerose medular (70%), celularidade mista (20%), depleção linfocitária (5%) e rico em linfócitos (5%) (SILVA *et al.*, 2016).

A doença pode surgir em qualquer idade, mas é mais comum em adultos jovens e a proporção de homens para mulheres atingidos é de 2:1. Os principais sintomas são (HOFFBRAND; MOSS, 2018):

- Linfonodomegalia, com linfonodos firmes, indolores e separados. Os linfonodos mais comumente envolvidos são os cervicais (60–70% dos casos), seguidos dos axilares (10–15%) e dos inguinais (6–12%).
- Esplenomegalia (50% dos casos), podendo estar acompanhada de hepatomegalia.
- Envolvimento do mediastino (10% dos casos), sendo mais comum no subtipo esclerose medular, especialmente em mulheres jovens. Pode ocorrer derrame pleural e obstrução da veia cava superior.

- LH cutâneo (10% dos casos) é uma complicação da doença avançada, que pode atingir outros órgãos.
- Sintomas sistêmicos ocorrem em pacientes com a doença disseminada, entre eles: perda de peso, suor noturno, fraqueza, fadiga, anorexia e caquexia.

O tratamento é feito somente com quimioterapia ou com combinação de quimioterapia e radioterapia. Para homens que desejem ser pais no futuro, é recomendável fazer a criopreservação de espermatozoides antes do início do tratamento. Para as mulheres, é recomendável consultar um especialista em fertilidade com essa finalidade. Caso sejam necessárias transfusões, é recomendável irradiar os hemocomponentes para evitar que ocorra doença do enxerto contra o hospedeiro, pois os leucócitos viáveis podem se enxertar devido à baixa imunidade celular. A dose e o tipo de quimioterapia utilizada e a combinação com radioterapia dependerão do estágio e do tipo de linfoma (HOFFBRAND; MOSS, 2018).

O acompanhamento da resposta ao tratamento é feito com exames clínicos e de imagem (tomografia computadorizada [TC] e tomografia por emissão de pósitrons [TEP]). É importante fazer o acompanhamento da função pulmonar em pacientes idosos e nos que utilizarem bleomicina. No final do tratamento, é necessário repetir a biópsia dos linfonodos e realizar TC/TEP. Em torno de 25% dos pacientes sofrem recaídas ou não respondem ao tratamento. Nesses casos, pode ser utilizado outro quimioterápico e combiná-lo com radioterapia (HOFFBRAND; MOSS, 2018).

O tratamento com um anticorpo anti-CD30 ligado a uma substância que desarranja os microtúbulos, brentuximabe-vedotina, pode obter respostas favoráveis em alguns casos. Uma alternativa é realizar quimioterapia com altas doses, seguida por transplante autólogo de células-tronco. Esse procedimento é indicado para a maior parte dos pacientes abaixo dos 65 anos. Caso os demais tratamentos não funcionem, pode-se recorrer ao transplante alogênico de células-tronco. Um novo tratamento que está sendo testado é um bloqueador da molécula inibidora PD-1 nos linfócitos T. As células do LH apresentam altos níveis de expressão do ligante do PD-1, que é o PDL-1. Quando PD1 se liga a PDL-1, a resposta dos linfócitos T contra as células tumorais é inibida. O bloqueador da molécula PD-1 impede que ela se ligue a PDL-1 e assim, permite que o linfócito T lise a célula tumoral. Esta droga está se mostrando altamente eficaz. O prognóstico do paciente é dependente da idade e do subtipo do LH, mas a sobrevida global é de 85% (HOFFBRAND; MOSS, 2018).

Linfomas não Hodgkin

Os LNHs são um grupo de tumores de células da linhagem linfocítica, sendo formados em 85% dos casos por linfócitos B e, nos restantes, 15% por células T ou NK. Os linfomas do tipo B se originam de células B em diferentes estágios de desenvolvimento (Figura 4), podendo se dividir entre os semelhantes às células B da medula óssea, às células dos centros germinativos (CG) e às células pós-CG nos linfonodos. Os linfomas do tipo T podem se assemelhar a precursores das células T da medula óssea ou do timo, ou então a linfócitos T maduros da circulação (HOFFBRAND; MOSS, 2018).

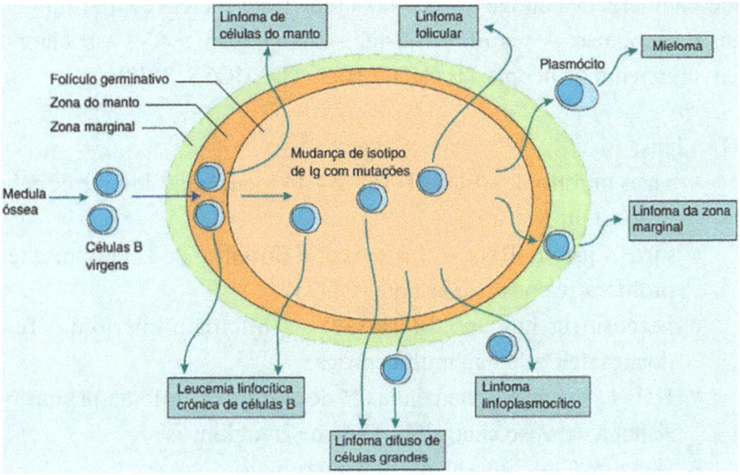

Figura 4. Origem celular de neoplasias da linhagem dos linfócitos B. Os linfócitos B normais migram da medula óssea para o tecido linfoide secundário. Quando são apresentadas a antígenos, se forma um centro germinativo e ocorre a hipermutação somática dos genes de imunoglobulinas. Os linfócitos B se transformam em células de memória ou em plasmócitos e atingem a circulação. Dependendo do tipo de mutação dos genes de imunoglobulinas ou do fenótipo da membrana, é possível identificar em qual estágio se originou a neoplasia. O linfoma das células do manto e alguns linfomas do tipo leucemias linfocíticas crônicas do tipo B (LLC-B) não possuem mutações nos genes de imunoglobulinas. Por outro lado, os linfomas da zona marginal, difuso de células grandes, de células foliculares, plasmocitoide e algumas LLC-B possuem mutações nos genes de imunoglobulinas.

Fonte: Hoffbrand e Moss (2018, p. 215).

Os LNHs são um grupo variado de doenças, podendo ser neoplasias altamente proliferativas e fatais ou tumores mais bem tolerados e que respondem melhor ao tratamento. Desse modo, podem ser subdivididos em linfomas de **alto grau** — que são agressivos e necessitam de tratamento imediato, podendo algumas vezes obter cura — e os linfomas de **baixo grau** —que são indolentes, respondem bem ao tratamento, mas são mais difíceis de curar (HOFFBRAND; MOSS, 2018).

Em algumas situações, é difícil diferenciar os linfomas, que atingem linfonodos, baço ou outros órgãos sólidos das leucemias, que ocorrem na medula óssea e na circulação periférica. A leucemia linfocítica crônica e o linfoma linfocítico de células pequenas são, de fato, a mesma doença e nos linfomas, algumas células, em baixas concentrações, podem atingir a circulação. Alguns subtipos de linfomas foram associados a infecções prévias. Porém, normalmente há alterações citogenéticas que modificam o ciclo celular ou geram falhas na apoptose. A seguir, são listadas algumas infecções associadas ao desenvolvimento de neoplasias (HOFFBRAND; MOSS, 2018):

- **Vírus:**
  - vírus linfotrópico T tipo 1 (HTLV-1) — leucemia/linfoma de células T do adulto;
  - vírus Epstein–Barr — linfomas de Burkitt e de Hodgkin; doença proliferativa pós-transplante (PTLD);
  - herpesvírus humano 8 (HHV-8) — linfoma primário de efusão; doenca de Catleman multicêntrica;
  - HIV-1 — linfoma de células B de alto grau; linfoma primário do sistema nervoso central; linfoma de Hodgkin;
  - Hepatite C — linfoma da zona marginal.
- **Bactérias:**
  - *Helicobacter pylori* — linfoma gástrico de tecido linfoide associado à mucosa (MALT).
- **Protozoários:**
  - Malária — linfoma de Burkitt.

Os sintomas mais comuns dos linfomas são a linfonodomegalia superficial, manifestações relativas à citopenia (anemia, infecções por neutropenia, púrpura com trombocitopenia), dor abdominal por hepatoesplenomegalia e envolvimento dos linfonodos retroperitoneais. Também podem ocorrer sintomas de disseminação para outros órgãos, como pele, cérebro, testículos e tireoide. Em alguns casos mais raros, pode haver sintomas sistêmicos, como febre, suor noturno, perda de peso e envolvimento orofaríngeo, com dor de garganta e respiração ruidosa (HOFFBRAND; MOSS, 2018).

O tratamento se inicia com quimioterapia associada a um anticorpo monoclonal contra a célula neoplásica. Alguns medicamentos que estão sendo testados são os agentes orais que bloqueiam a ação das proteínas BTK ou PI3KD, drogas que inibem a atividade de BLC-2 e fármacos bloqueadores da atividade de quinases, como a ALK, aumentada no linfoma anaplásico de células grandes. Quanto aos anticorpos monoclonais, os anticorpos anti-CD20 se mostraram eficientes nos casos de LNH tipo B. Entre eles, estão o rituximabe, o ofatumumabe e o obinutuzumabe. Já o anti-CD30, é utilizado no linfoma anaplásico de células grandes e no linfoma de Hodgkin (HOFFBRAND; MOSS, 2018).

Diagnóstico laboratorial

Mononucleose infecciosa

O hemograma na mononucleose apresenta linfocitose e leucocitose em função da alta concentração de linfócitos atípicos, que são principalmente os linfócitos T ativados. Normalmente, o percentual de linfócitos na contagem diferencial fica acima de 50% e os linfócitos atípicos correspondem a mais de 10% dos linfócitos. Alguns pacientes apresentam trombocitopenia e em raros casos, há anemia. Os linfócitos atípicos são altamente pleomórficos, alguns apresentando citoplasma abundante e altamente basófilo, outros com nucléolos evidentes, que podem ser semelhantes aos blastos da leucemia linfocítica aguda, com formatos reniformes, ovais, lobulados ou de trevo (Figura 5) (BAIN, 2016). As contagens mais altas de linfócitos atípicos ocorrem entre o sétimo e o décimo dias de doença (HOFFBRAND; MOSS, 2018).

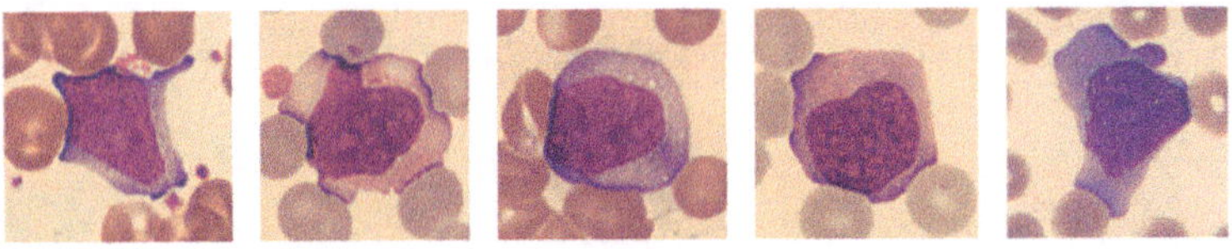

Figura 5. Linfócitos atípicos na mononucleose infecciosa.

Fonte: Failace e Fernandes (2015, documento *on-line*).

Para confirmação do diagnóstico, pode ser feita a pesquisa de anticorpos heterófilos contra eritrócitos de carneiro ou de cavalo. Atualmente são feitos testes de triagem em lâmina, como o *monospot* ou monoteste, que utilizam hemácias de cavalo e pesquisam se há aglutinação por anticorpos IgM do paciente. Os títulos mais altos de anticorpos heterófilos ocorrem geralmente entre a segunda e a terceira semanas e os anticorpos IgM costumam durar por seis semanas (HOFFBRAND; MOSS, 2018).

Caso esteja disponível no laboratório, pode ser feita a pesquisa de anticorpos IgM contra um antígeno do capsídeo do EBV (VCA) nas primeiras duas ou três semanas. O anticorpo IgG contra o antígeno nuclear (EBNA) e o anticorpo IgG anti-VCA se desenvolvem posteriormente e permanecem por toda a vida (HOFFBRAND; MOSS, 2018).

Alguns pacientes desenvolvem como consequência da mononucleose uma anemia hemolítica autoimune, com anticorpos IgM do tipo crioaglutininas (anticorpos sensíveis ao frio), que costumam ser sensíveis ao antígeno "i". A trombocitopenia pode ocorrer no período febril e raramente ocorre púrpura trombocitopênica autoimune após a mononucleose. O diagnóstico diferencial deve ser feito em relação ao CMV, ao HIV, à leucemia aguda, gripe, rubéola, amigdalite bacteriana e hepatite infecciosa (HOFFBRAND; MOSS, 2018).

Citomegalovírus

Na CMV, o hemograma apresenta leucocitose devido à linfocitose (normalmente > 4.500 linfócitos/µL), com mais de 20% de linfócitos atípicos. Essas características estão presentes em 70–80% dos casos. A trombocitopenia também costuma ocorrer, pois o CMV infecta os megacariócitos e diminui a produção de plaquetas. Também pode ocorrer uma púrpura vascular devido à uma ação direta do vírus no vaso. Outro achado é a anemia autoimune induzida pelo CMV, com *coombs* direto positivo (SILVA *et al.*, 2016).

Exemplo

Tomemos como exemplo o hemograma de uma criança de 9 meses de vida com infecção pelo CMV (Quadro 2). A criança chegou ao laboratório apresentando petéquias. Ao exame clínico, havia febre, hepatoesplenomegalia e perda de peso. O hemograma demonstrou discreta anemia normocítica e normocrômica. Havia leucocitose devido à linfocitose, com presença de linfócitos atípicos e trombocitopenia. Foram solicitados exames de sorologia para toxoplasmose, mononucleose e CMV, bem como pesquisa de anticorpo anti-Epstein–Barr. O único resultado reagente foi para CMV.

Quadro 2. Hemograma de criança infectada pelo CMV

Eritrócitos	3.980.000	/μL		
Hemoglobina	10,3	g/dL		
Volume globular	30,1	%		
VCM	77,3	fL		
HCM	26,4	pg		
CHCM	34,2	%		
Leucócitos	25.000	/μL		
Bastonetes	09	%	2.250	/μL
Segmentados	12	%	3.000	/μL
Neutrófilos	21	%	5.250	/μL
Monócitos	03	%	750	/μL
Linfócitos	60	%	15.000	/μL
Linfócitos atípicos	16	%	4.000	/μL
Plaquetas			62.000	/μL

Fonte: Adaptado de Silva *et al.* (2016).

Síndrome da imunodeficiência adquirida

O hemograma na Aids, em uma fase inicial, é semelhante ao da mononucleose, porém com menor número de linfócitos atípicos. Após a recuperação da fase aguda, o hemograma pode ficar normal por anos no período de latência. Nesse período, pode haver plaquetopenia autoimune isolada. Com a progressão da doença, ocorre uma queda na concentração de linfócitos CD4+. Como esse tipo é o mais presente na circulação, diminui a contagem global de leucócitos. Ao mesmo tempo, ocorre uma linfocitose reacional por linfócitos CD8+, que pode mascarar a queda inicial nos linfócitos CD4+. A queda progressiva nas contagens de linfócitos leva ao desenvolvimento de infecções e neoplasias em função da imunodepressão. A essa altura, o hemograma reflete as características da Aids e das infecções oportunistas. Por outro lado, a infecção pelo HIV por si só gera anemia normocítica e normocrômica, trombocitopenia e neutropenia, com neutrófilos displásicos. Uma característica recorrente nesses casos é a presença de neutrófilos com fragmentos nucleares destacados. As displasias nos neutrófilos também podem ser neutrófilos hipogranulares e peugeroides (pseudo-Pelguer–Hüet), além de núcleos grandes e disformes. Uma possível complicação é a púrpura trombocitopênica trombótica, que ocorre raramente. Nesses casos, ocorre a presença de hemácias fragmentadas e trombocitopenia. As infecções recorrentes podem causar anemia e induzem a formação de *rouleaux* (hemácias empilhadas). Os linfócitos atípicos são comuns, especialmente os em formato de trevo. Nos estágios finais da doença, ocorre pancitopenia (BAIN, 2016).

Além da doença em si, os pacientes com HIV também podem ter complicações iatrogênicas, como macrocitose e pancitopenia provocadas pela zidovudina, neutropenia pelo ganciclovir e anemia hemolítica pelo uso de dapsona. Nas infecções crônicas por HIV, a série neutrofílica apresenta hipogranulação e diminuição das segmentações nucleares, sinais de displasia (BAIN, 2016).

Dependendo do estágio em que se encontra o paciente, o diagnóstico diferencial deve ser feito com a mononucleose e outras infecções virais, a púrpura trombocitopênica idiopática (PTI) e a púrpura trombocitopênica trombótica (PPT). Quando há proliferação de linfócitos grandes e granulares, pode ser confundida com a leucemia de linfócitos grandes e granulares, pois o receptor de linfócitos T, quando analisado, demonstra expansão clonal. Também é importante estabelecer distinção em relação à aplasia eritroide pura, pois a imunodeficiência impede a eliminação do parvovírus B19, tornando a aplasia gerada por ele crônica ao invés de transitória. Nas fases terminais da doença, pode ser confundida com as síndromes mielodisplásicas, devido à insuficiência da medula óssea (BAIN, 2016).

Linfoma de Hodgkin

No LH, o hemograma é inespecífico, pois as células neoplásicas não se encontram na circulação. Quando a doença está localizada e limitada a um ponto específico, o hemograma não apresenta alterações. Nos casos de doença disseminada, as características são semelhantes às das doenças inflamatórias crônicas, com neutrofilia sem desvio à esquerda e, algumas vezes, eosinofilia. A linfocitopenia só ocorre na doença mais avançada e especialmente no subtipo de depleção linfocítica. Devido à atividade inflamatória, a velocidade de sedimentação globular (VSG) fica aumentada e ocorre a formação de *rouleaux*. Na presença de grandes massas no mediastino e na região cervical, principalmente no subtipo esclerose nodular, a neutrofilia pode ser acentuada, chegando a 20.000 neutrófilos/µL, sem desvio à esquerda e acompanhados de eosinófilos. A anemia hemolítica autoimune e a púrpura trombocitopênica podem anteceder, acompanhar ou aparecer posteriormente à doença (FAILACE; FERNANDES, 2015).

Os marcadores inflamatórios, como a proteína C reativa (PCR), ficam aumentados no LH, bem como a desidrogenase láctica (LDH), que se eleva em 30–40% dos casos (SILVA *et al.*, 2016). O ferro sérico e a capacidade ferropéxica costumam estar diminuídos, e a ferritina fica normal ou elevada (BAIN, 2016).

Em casos raros, o LH pode invadir a medula óssea. Nessas situações, pode ocorrer pancitopenia, mas não é comum ocorrer reação leucoeritroblástica, como nas invasões por outros tipos de tumor. Para o diagnóstico, é necessário fazer a biópsia da medula, que também é utilizada para o estadiamento da doença (FAILACE; FERNANDES, 2015).

O diagnóstico diferencial inclui os outros tipos de linfomas e doenças infecciosas e inflamatórias (BAIN, 2016). Para fechar o diagnóstico, é necessária a biópsia do linfonodo. A presença das células de RS e das CHs é essencial para determinar o tipo de linfoma. Na imunofenotipagem, elas são positivas para CD30 e CD15, mas não possuem marcadores de células B. As células inflamatórias que invadem o linfonodo são linfócitos, histiócitos, neutrófilos, eosinófilos e plasmócitos (Figura 6). A fibrose formada é variável. Quando o tecido for infiltrado por macrócitos, fica marcado com CD68. Se essa marcação for forte, indica um mau prognóstico (HOFFBRAND; MOSS, 2018).

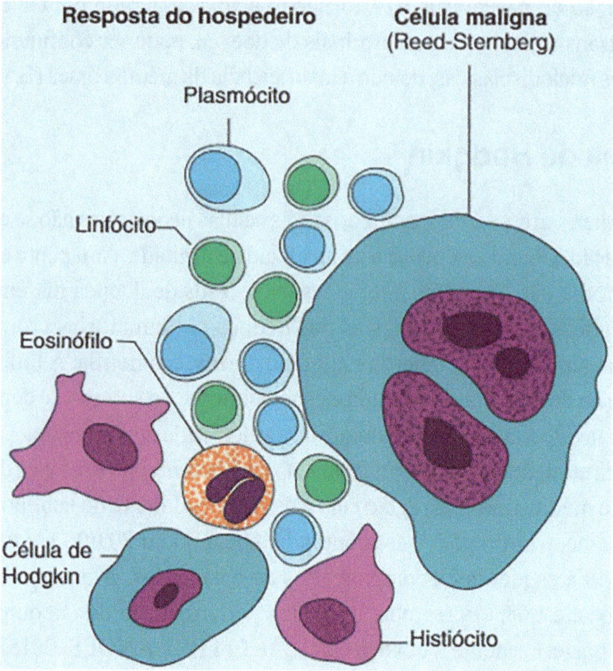

Figura 6. Esquema da histologia do linfonodo no LH.
Fonte: Hoffbrand e Moss (2018, p. 207).

A classificação histológica em cinco subtipos inclui quatro subtipos clássicos e o tipo linfocítico nodular. Os subtipos clássicos têm o mesmo prognóstico e tratamento; já o tipo linfocítico nodular não apresenta as células de RS, tem muitas características dos LNHs e é tratado da mesma maneira que estes (HOFFBRAND; MOSS, 2018).

Linfomas não Hodgkin

Nos LNHs, assim como para o LH, o diagnóstico é feito pela biópsia do linfonodo. Na biópsia, é feita a avaliação histológica, citogenética e imunofenotípica (Quadro 3). Nos casos avançados da doença, com invasão da medula óssea, pode haver anemia, trombocitopenia e neutropenia. Em alguns pacientes, são encontradas células neoplásicas do linfoma na circulação (células da zona do manto, de linfoma folicular clivado ou blastos). Quando necessária, pode ser feita a biópsia da medula óssea. A LDH se eleva nos tipos de proliferação rápida, podendo haver também aumento no ácido úrico. Em alguns casos, ocorre pico de paraproteínas no proteinograma. É importante fazer o diagnóstico diferencial com a infecção por HIV (HOFFBRAND; MOSS, 2018).

Quadro 3. Características imunofenotípicas dos linfomas mais comuns de células B

	Sig	CD20	CD5	CD10	CD23	BCL6	MUM1
Linfoma linfocítico de células pequenas/LLC	Fraca	+	+	–	+	–	–
Leucemia de células pilosas (HCL)	+	+	–	–	–	–	–
Linfoma linfoplasmocítico	+	+	–	–	–	–	+
Linfoma MALT	+	+	–	–	+/–	–	+/–
Linfoma folicular	+	+	–	+	+/–	+	–
Linfoma de células do manto	+	+	+	–	–	–	–
Linfoma difuso de células grandes GCB	+/–	+	–	–		+	–
Linfoma difuso de células grandes ABC	+/–	+	–	–		–	+
Linfoma de Burkitt	+	+	–	+	–	+	–

LLC, leucemia linfocítica crônica; MALT, tecido linfoide associado à mucosa; GCB, célula tipo centrogerminal; ABC, célula B tipo ativada; MUM1 é um fator de transcrição linfocítico-específico; SIG, imunoglobulina de superfície.

Fonte: Adaptado de Hoffbrand e Moss (2018).

A avaliação citogenética para os LNHs é essencial para determinar o prognóstico e o tratamento, pois muitos subtipos estão diretamente associados a mutações específicas. Alguns exemplos são a translocação t(14;18) do linfoma folicular; a t(11;14) do linfoma das células do manto, a t(8;14) no linfoma de Burkitt e a t(2;5) do linfoma anaplásico de células grandes. Além disso, a mutação MYD88 está presente em quase todos os pacientes com linfoma linfoplasmocítico. Nos linfomas de células B, é comum o rearranjo clonal dos genes das imunoglobulinas; já nos de células T, ocorre rearranjo dos genes do receptor de linfócitos T (TCR) (HOFFBRAND; MOSS, 2018).

Exercícios

1. A mononucleose infecciosa é causada pelo vírus Epstein–Barr, que é transmitido pela via oral. No que se refere à mononucleose, escolha a alternativa correta.

a) Na infecção primária, o vírus Epstein–Barr infecta os linfócitos T da mucosa oral.

b) Os linfócitos T auxiliares estimulam os linfócitos B normais a produzir anticorpos contra o vírus.

c) No hemograma, os linfócitos atípicos correspondem a 50% ou mais dos linfócitos contados.

d) As contagens mais altas de linfócitos atípicos ocorrem entre o terceiro e o quinto dias da doença.

e) Os anticorpos IgM contra o vírus Epstein–Barr duram por duas a três semanas.

2. O CMV é um herpesvírus que atinge pessoas de todas as idades, podendo se manifestar ou produzir infecção assintomática. Quanto à infecção pelo CMV, escolha a opção correta.

a) O CMV é transmitido pelo contato com secreções biológicas como o leite materno e a saliva.

b) Após o contágio, a infecção persiste por um ano, período em que pode haver a transmissão.

c) Na infecção por CMV, o hemograma apresenta leucocitose devido à neutrofilia.

d) A trombocitose costuma estar presente, devido à infecção dos megacariócitos pelo CMV.

e) Uma característica do hemograma na infecção por CMV é a anemia microcítica e hipocrômica.

3. A Aids, causada por infecção pelo vírus HIV, gera uma série de alterações nos linfócitos. No que diz respeito à Aids, escolha a alternativa correta.

a) O vírus HIV desregula o sistema imune, eliminando os linfócitos CD8+.

b) Na transição da fase latente para a crônica, pode haver uma proliferação de células *natural killer.*

c) A fase inicial da Aids é semelhante à mononucleose, porém com menor número de linfócitos atípicos.

d) A infecção pelo vírus HIV gera por si só uma anemia macrocítica e hipocrômica.

e) Uma característica do hemograma no HIV é a neutrofilia com neutrófilos displásicos.

4. O LH é uma neoplasia de linfócitos B, descrita pela primeira vez em 1832 por Thomas Hodgkin. Quanto às suas características, escolha a opção correta.

a) Os linfonodos mais comumente envolvidos são os inguinais, seguidos dos cervicais e axilares.

b) A esplenomegalia está presente em 20% dos casos.
c) No LH, é comum observarmos a presença das células linfomatosas na circulação periférica.
d) Devido à baixa atividade inflamatória, a velocidade de sedimentação globular (VSG) fica diminuída.
e) O subtipo linfocítico nodular não apresenta as células de RS.

5. Os LNHs são neoplasias de células B, células T ou células *natural killer*, podendo ser originados em diferentes estágios do desenvolvimento celular. A respeito dos LNHs, escolha a alternativa correta.

a) O linfoma das células do manto possui mutações nos genes de imunoglobulinas.
b) Nos casos avançados da doença, pode haver anemia, tormbocitopenia e eosinofilia.
c) A mutação MYD88 está presente em quase todos os pacientes com linfoma das células do manto.
d) Em alguns casos de LNH, pode haver a presença de uma paraproteína no proteinograma.
e) Nos linfomas de células T é comum o rearranjo clonal dos genes das imunoglobulinas.

Referências

BAIN, B. J. *Células sanguíneas:* um guia prático. 5. ed. Porto Alegre: Artmed, 2016.

FAILACE, R.; FERNANDES, F. *Hemograma:* manual de interpretação. 6. ed. Porto Alegre: Artmed, 2015.

HOFFBRAND, A. V.; MOSS, P. A. H. *Fundamentos em hematologia de Hoffbrand*. 7. ed. Porto Alegre: Artmed, 2018.

LONGO, D. L. *Hematologia e oncologia de Harrison*. 2. ed. Porto Alegre: AMGH, 2015.

SILVA, P. H. *et al. Hematologia laboratorial:* teoria e procedimentos. Porto Alegre: Artmed, 2016.

Síndromes mielodisplásicas

Objetivos de aprendizagem

Ao final deste texto, você deve apresentar os seguintes aprendizados:

- Definir as síndromes mielodisplásicas.
- Caracterizar as principais síndromes mielodisplásicas.
- Reconhecer os critérios de diagnóstico laboratorial das síndromes mielodisplásicas.

Introdução

As síndromes mielodisplásicas representam um conjunto heterogêneo de doenças que afetam a medula óssea, provocando distúrbios na proliferação celular. Às vezes, ocorrem alterações de número de células de mais de um tipo no sangue periférico, trazendo consequências danosas ao indivíduo. Entretanto, costumam se apresentar como assintomáticas e com diagnóstico ocorrendo devido a achados em exames laboratoriais de rotina.

Neste capítulo, você vai aprender sobre as diversas classificações de síndromes mielodisplásicas. Além disso, aprenderá a caracterizar suas principais manifestações e reconhecerá seus critérios de diagnóstico laboratorial.

Conceitos básicos

A síndrome mielodisplásica (SMD) constitui um conjunto de distúrbios hematológicos classificados, segundo a Organização Mundial de Saúde (OMS), dentro do espectro maior de neoplasias mieloides. As SMDs são caracterizadas por alterações clonais das células-tronco hematopoiéticas, que levam a insuficiência progressiva da medula óssea com alteração displásica (alterações da morfologia celular) em uma ou mais linhagens celulares (Figura 1), citopenia periférica refratária e um aumentado risco de progressão para leucemia mieloide aguda (LMA) (SPERLING; GIBSON; EBERT, 2017).

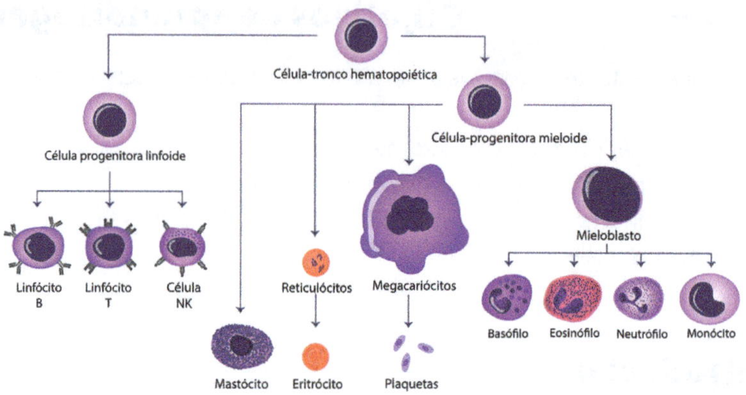

Figura 1. Representação da hematopoiese humana.
Fonte: Adaptada de extender_01/Shutterstock.com.

A OMS propôs uma atualização de sua classificação das SMDs em 2016, baseada na caracterização das células do sangue e da medula óssea (Quadro 1). Pode ainda haver classificação baseada em aspectos clínicos e, não havendo identificação da etiologia, a SMD será classificada como primária. Caso seu surgimento seja decorrente de uma doença prévia, a SMD é chamada de secundária. Essa determinação se faz importante para o prognóstico do curso clínico, uma vez que a secundária tem menos possibilidade de resposta ao tratamento (HONG; HE, 2017).

Quadro 1. Classificação das SMDs pela OMS e suas características ao diagnóstico

Tipo	Linhagens displásicas	Citopenias[1]	Sideroblastos de anel (RS) em elementos eritroides da medula óssea	Blastos	Citogenética
SMD com displasia de linhagem única	1	1 ou 2	RS < 15% (ou < 5%[2])	Sangue periférico com < 1% Medula óssea com < 5% Sem bastões de Auer	Qualquer, a menos que cumpra os critérios para del(5q) isolado
SMD com displasia multilinhagem	2 ou 3	1–3	RS < 15% (ou < 5%[2])	Sangue periférico com <1% Medula óssea com < 5% Sem bastões de Auer	Qualquer, a menos que cumpra os critérios para del(5q) isolado
SMD com sideroblastos em anel	1	1 ou 2	RS ∑ 15% (ou ∑ 5%[2])	Sangue periférico com < 1% Medula óssea com < 5% Sem bastões de Auer	Qualquer, a menos que cumpra os critérios para del(5q) isolado
SMD com sideroblastos em anel e com displasia de linhagem única	2 ou 3	1–3	RS ∑ 15% (ou ∑ 5%[2])	Sangue periférico com < 1% Medula óssea com < 5% Sem bastões de Auer	Qualquer, a menos que cumpra os critérios para del(5q) isolado
SMD com del(5q) isolado	1–3	1–2	Nenhum ou alguns	Sangue periférico com < 1% Medula óssea com < 5% Sem bastões de Auer	del(5q) sozinha ou com 1 anormalidade adicional exceto 7 ou del(7q)

(Continua)

(*Continuação*)

Quadro 1. Classificação das SMDs pela OMS e suas características ao diagnóstico

Tipo	Linhagens displásicas	Citopenias[1]	Sideroblastos de anel (RS) em elementos eritroides da medula óssea	Blastos	Citogenética
SMD com excesso de blastos SMD com excesso de blastos[1]	0–3	1–3	Nenhum ou alguns	Sangue periférico com 2~4% ou medula óssea com 5~9%, Sem bastões de Auer	Qualquer
SMD com excesso de blasto[2]	0–3	1–3	Nenhum ou alguns	Sangue periférico com 5~19% ou medula óssea com 10%~19% Ou presença de bastões de Auer	Qualquer
SMD não classificada com 1% de blastos no sangue periférico	1–3	1–3	Nenhum ou alguns	Sangue periférico com = 1%[3], medula óssea com < 5%, Presença de bastões de Auer	Qualquer
SMD com displasia de linhagem única e pancitopenia	1	3	Nenhum ou alguns	Sangue periférico com < 1% Medula óssea com < 5% Sem bastões de Auer	Qualquer

(*Continua*)

(Continuação)

Quadro 1. Classificação das SMDs pela OMS e suas características ao diagnóstico

Tipo	Linhagens displásicas	Citopenias[1]	Sideroblastos de anel (RS) em elementos eritroides da medula óssea	Blastos	Citogenética
Definindo anormalidade citogenética	0	1–3	< 15%[4]	Sangue periférico com < 1% Medula óssea com < 5% Sem bastões de Auer	SMS definindo anormalidade citogenética
Citopenia refratária da infância	1–3	1–3	Nenhum	Sangue periférico com < 1% Medula óssea com < 5% Sem bastões de Auer	Qualquer

Legenda:
1: Citopenias definidoras de SMD: Hb < 100g/L, plaquetas < 100×109/L, contagem absoluta de neutrófilo < 1,8×109/L; contagem absoluta de monócitos < 1,0×109/L.
2: Com mutação SF3B1.
3: 1% de blastos no sangue periférico deve ser registrado em pelo menos duas observações separadas.
4: Se ≥ 15% sideroblastos em anel e displasia eritroide significativa, são classificados como SMD com sideroblastos em anel e com displasia de linhagem única.

Fonte: Adaptado de Arber (2019).

Fique atento

Os sideroblastos em anel são observados em eritroblastos. São considerados precursores eritroides patológicos, com cinco ou mais grânulos de ferro circundando ao menos um terço do núcleo devido a um acúmulo de ferro nas mitocôndrias perinucleares dessas células.

A SMD pode ser considerada o mais comum dos distúrbios hematológicos malignos, sendo estimados de 6,3 a 13,1 casos por 100 mil pessoas nos Estados Unidos. No Brasil, não há dados epidemiológicos registrados. Em adultos, a idade avançada é sugerida como fator predisponente para o surgimento, com idades médias entre 71 e 76 anos ao diagnóstico. Costuma não apresentar sintomas, sendo diagnosticada casualmente em exames de rotina, devido ao aparecimento das citopenias. Nos casos em que sintomas estão associados, é comum o relato de fadiga, muito relacionada à anemia, hemorragia devido à trombocitopenia e febre ou infecções recorrentes como resultado de neutropenia.

O curso clínico é extremamente variável: há pacientes que vivem muitos anos com mínima terapia e outros que evoluem rapidamente para LMA. Vários sistemas de prognósticos são propostos, como o International Prognostic Scoring System (IPSS), o IPSS revisado (IPSS–R), o WHO-based Prognostic Scoring System (WPSS) e o MD Anderson Comprehensive Scoring System (MDA–CSS) (DEININGER; TYNER; SOLARY, 2017; SPERLING; GIBSON; EBERT, 2017).

As neoplasias mieloproliferativas (NMPs), a LMA e as chamadas síndromes de sobreposição SMD/NMP constituem as demais neoplasias mieloides (DEININGER; TYNER; SOLARY, 2017). Na verdade, a síndrome de sobreposição SMD/NMP possuía classes distintas, mas observou-se um grau considerável de sobreposição de alterações genéticas entre estas duas entidades. Enquanto as NMPs possuem proliferação celular em excesso, com morfologia normal e preservação das características de diferenciação, as doenças de SMD possuem células mieloides displásicas e hematopoiese inefetiva. Entretanto, a patogenia de SMD ainda não se encontra completamente elucidada, mas está estabelecido que se inicia com uma única mutação em uma célula progenitora hematopoiética multipotente (Figura 2). Esse modelo de expansão clonal assemelha-se aos modelos de carcinogênese (SPERLING; GIBSON; EBERT, 2017).

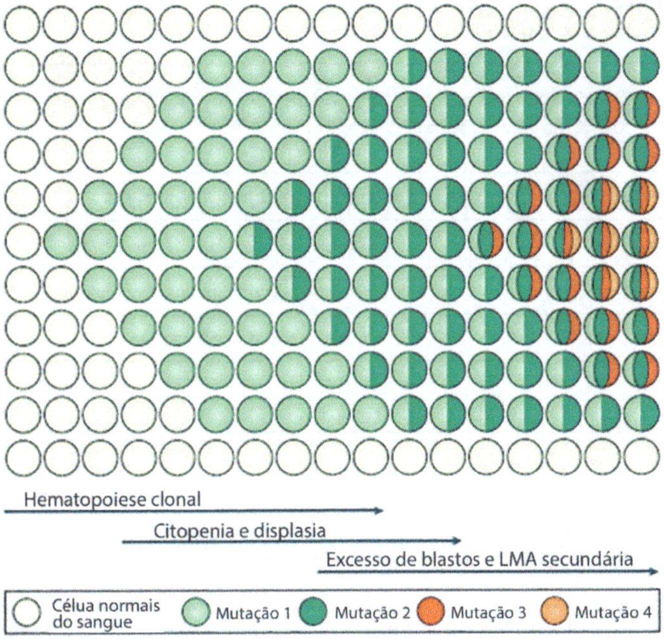

Figura 2. Representação da expansão clonal em SMD. À medida que a expansão clonal mutante aumenta, vão surgindo novas lesões genéticas ou epigenéticas que podem promover progressão para a malignidade evidente. Esses eventos subclonais secundários tendem a levar ao surgimento de displasia evidente, SMD e LMA secundária.

Fonte: Adaptada de Sperling, Gibson e Ebert (2017).

Frequentemente são encontradas alterações citogenéticas (Quadro 2 e observar também o Quadro 1). Alterações moleculares também estão presentes (Figura 3) sendo relatada associação com duas ou três mutações pontuais. Tais mutações, chamadas de condutoras (*driver*) de maneira geral acometem genes envolvendo processos epigenéticos, como metilação do DNA e modificação de cromatina. Alterações no *splicing* também são observadas envolvendo genes relacionados à patogenia de SMD. Alterações nos genes ASXL1 e SF3B1 são comumente associadas especificamente à SMD (MANIER *et al.*, 2017).

Quadro 2. Exemplos de anormalidades citogenéticas em mielodisplasias e suas correlações com o prognóstico

Prognóstico	Anormalidade citogenética
Muito bom	–Y ou del(11q)
Bom	Normal ou del(5q)
Intermediário	Del(7q) ou dois clones independentes
Ruim	Inv(3) ou dupla, incluindo -7 ou 1 del(7q)
Muito ruim	Complexas: > 3 anormalidades

Fonte: Adaptado de Hoffbrand e Moss (2018).

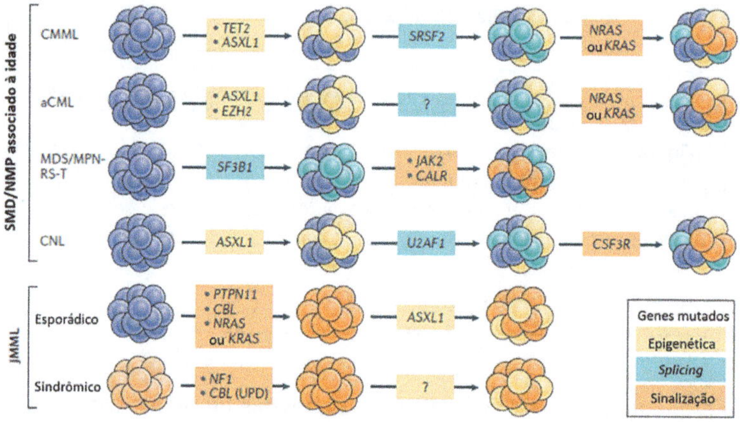

Figura 3. Evolução clonal em SMD/NMP e as principais alterações moleculares associadas. Leucemia mielomonocítica juvenil sindrômica (JMML); síndrome mielodisplásica/neoplasia mieloproliferativa (MDS/MPN); leucemia neutrofílica crônica (CNL); leucemia mieloide crônica atípica (aCML); *additional sex combs-like* 1 (ASXL1); calreticulina (CALR); gene que codifica uma ligase de ubiquitina E3 (CBL); leucemia mielomonocítica crônica (CMML); receptor de fator 3 estimulador de colônias de granulócitos (CSF3R); intensificador de zeste 2 (EZH2); janus quinase 2 (JAK2); SMD/NMP com sideroblastos em anel e trombocitose (MDS/MPN-RS-T); neurofibromina 1 (NF1); proteína tirosina fosfatase, não receptor tipo 11 (PTPN11); subunidade 1 do fator de união 3b (SF3B1); fator de junção 2 rico em serina e arginina (SRSF2); tet metilcitosina dioxigenase 2 (TET2); fator auxiliar 1 de RNA nuclear pequeno (U2AF1); dissomia uniparental (UPD). *Splicing* refere-se ao mecanismo de rearranjo do RNA após sua transcrição para que posteriormente ocorra a tradução.

Fonte: Adaptada de Deininger, Tyner e Solary (2017).

Principais síndromes mielodisplásicas

Como observamos na seção anterior, a SMD caracteriza-se por uma alteração na produção de células sanguíneas pela medula óssea. Às vezes, há um desequilíbrio entre a proliferação celular e a apoptose na medula óssea, levando a uma diminuição numérica nas células sanguíneas, provocando o chamado paradoxo da medula hipercelular com pancitopenia no sangue periférico. Em uma medula acometida por SMD, as taxas de mitose se elevam, caracterizando-se a hipercelularidade. Entretanto, as taxas de apoptose também se elevam no decorrer da hematopoiese, levando a um pequeno número de células que conseguem chegar à corrente sanguínea, caracterizando a chamada pancitopenia.

Dessa maneira, dentro das SMD há uma grande quantidade de doenças que se inter-relacionam, tais como policitemia, mieloma, gamopatia monoclonal e plasmocitoma. Todas essas doenças partilham da origem de uma célula progenitora hematopoiética multipotente, com uma alteração na produção de elementos do sangue, com ou sem displasia importante, e possibilidade de transformação, em taxas variadas, em LMA (HOFFBRAND; MOSS, 2018).

Define-se como **policitemia** o aumento da quantidade de hemoglobina, podendo tal aumento ser real ou apenas aparente, em decorrência de uma diminuição do volume plasmático (GINZBURG *et al.*, 2018). Podemos classificá-la em:

- Policitemia vera (PV): uma desordem de clonal de células-tronco, na qual toda a produção celular da medula óssea é variante.
- Policitemia secundária: um grupo de doenças não correlacionadas, em que há um aumento da produção de eritropoetina (EPO), podendo ter uma causa fisiológica (hipóxia tissular) ou não fisiológica.
- Policitemia familiar: uma rara eritrocitose primária que acomete uma ou mais pessoas de uma mesma família.
- Policitemia por estresse: uma eritrocitose secundária que provoca uma diminuição do volume de plasma, associada a um pequeno aumento de massa de eritrócitos.

Dentre essas policitemias, a PV apresenta comprometimento da medula óssea, podendo ser definida como uma SMD. Caracteriza-se por uma eritrocitose (aumento do número de eritrócitos) e hiperplasia megacariocítica, fadiga, prurido aquagênico (coceira após banhos, principalmente banhos mornos), sintomas microvasculares e esplenomegalia sintomática (LONGO, 2015). Uma significativa parcela dos pacientes apresenta deficiência de ferro ao diagnóstico. É uma doença negativa para BCR–ABL, mas apresenta uma mutação condutora no gene JAK2. Esta é uma tirosina-quinase não receptora, envolvida com a transdução de sinal do receptor de eritropoietina (EpoR). Vias de sinalização de regulação de sobrevivência, proliferação e diferenciação dos precursores eritroides estão envolvidos com a ativação de JAK2 (Figura 4). A principal alteração relatada associada à PV é a mutação de JAK2 V617F, tendo como consequência a regulação positiva de JAK/STAT (transdutor de sinal e ativador de transcrição) e regulação positiva dos genes a *downstream* (a jusante em relação ao promotor do gene) dessa via (GINZBURG *et al.*, 2018).

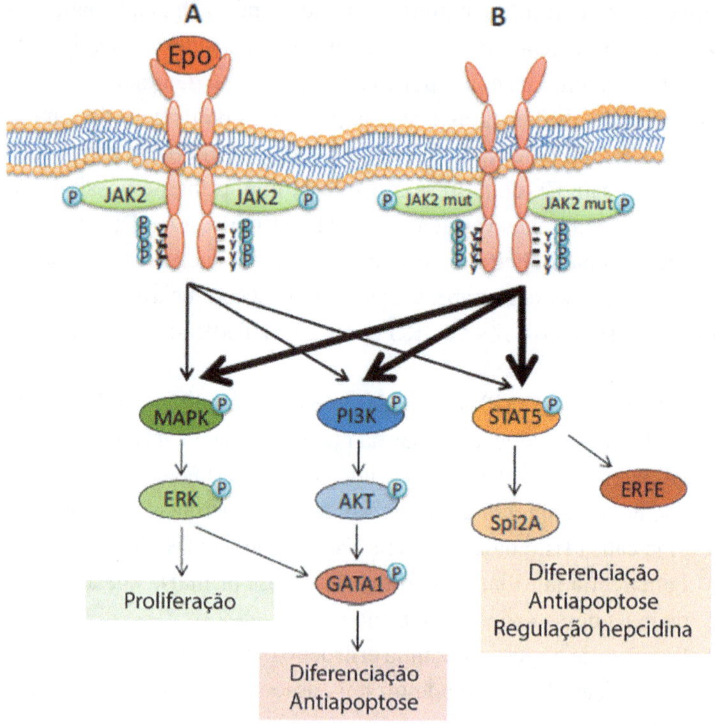

Figura 4. Via de sinalização JAK2: sinalização normal (A); sinalização alterada na policitemia vera (B); eritropoietina (Epo); janus quinase 2 (JAK2); mutação JAK2 V617F e éxon 12 (Mut JAK2); transdutor de sinal e ativador da transcrição 5 (STAT5); fosfatidilinositol 3 quinase (PI3K); proteína quinase ativada por mitogenação (MAPK); cinase regulada por sinal extracelular (ERK); serina/treonina-proteína-cinase B (AKT); fator de transcrição 1 de globina (GATA1); membro da família *spindlin* 2A (Spi2A); eritroferrona (ERFE).

Fonte: Adaptada de Ginzburg *et al.* (2018).

Fique atento

Os termos *downstream* e *upstream* são emprestados das referências de navegação. *Downstream* em tradução literal quer dizer "a jusante". Refere-se à posição relativa de alguma estrutura na sequência de DNA ou RNA. Relaciona-se com o termo *upstream* (a montante). Por convenção, a montante e a jusante referem-se à direção de 5' para 3' na qual a transcrição de RNA acontece. A montante é voltada para a extremidade 5' da molécula de RNA e a jusante voltada para a extremidade 3'. Ao considerar o DNA de cadeia dupla, é a montante para a extremidade 5' da cadeia codificadora para o gene em questão e a jusante voltada para a extremidade 3'. Devido à natureza antiparalela do DNA, isso significa que a extremidade 3' da estrutura helicoidal da matriz está a montante do gene e a extremidade 5' está a jusante.

Os plasmócitos são células B que se diferenciaram para combater uma infecção e são especializadas em produção de anticorpos (Figura 5). Elas se desenvolvem em órgãos linfoides e nos locais de resposta imune, podendo eventualmente migrar para a medula óssea e continuar a secreção de anticorpos por um longo período (NUTT *et al.*, 2015).

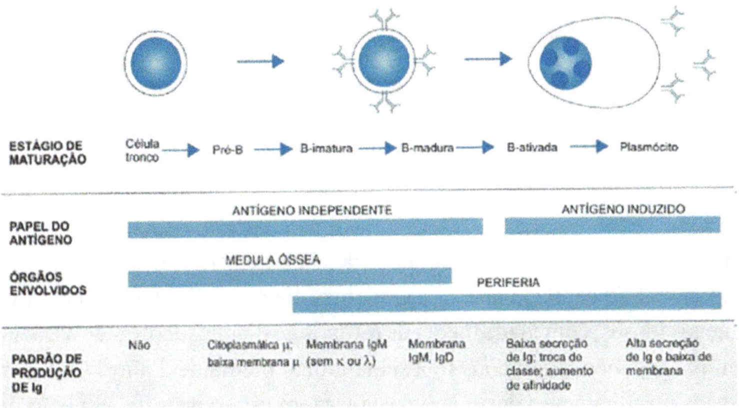

Figura 5. Ontogênese dos plasmócitos.

Fonte: Falcão e Dalmazzo (2007, p. 4).

Distúrbios nessa produção de anticorpos e na proliferação de plasmócitos podem, eventualmente, evoluir para **mielomas múltiplos** (MM) que se relacionam com outros distúrbios considerados como alterações pré-malignas ao MM (Figura 6). Todas essas doenças, como se relacionam com distúrbios mieloproliferativos, podem ser englobadas na classificação de SMD (KUEHL; BERGSAGEL, 2012; LONGO, 2015).

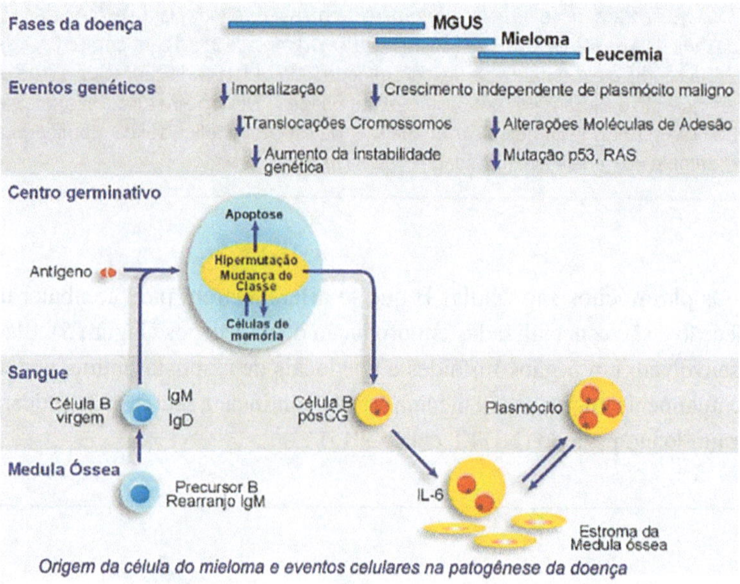

Figura 6. Esquema comparativo entre as fases da doença e eventos genéticos do MM com a ontogênese dos linfócitos B.

Fonte: Falcão e Dalmazzo (2007, p. 4).

Os MMs são neoplasias hematológicas caracterizadas por uma proliferação clonal de células plasmáticas na medula óssea. Normalmente, afetam pacientes idosos, com idade média de 69 anos ao diagnóstico. Estão associados a um prognóstico ruim, com sobrevida global média de 5 anos. Os recentes avanços no tratamento desta neoplasia trazem esperanças de aumento desta sobrevida. Os sinais e sintomas clínicos envolvem dor óssea, insuficiência renal, hipercalcemia, anemia e infecções recorrentes.

A etiologia ainda não foi completamente elucidada, mas estão associados fatores genéticos e cromossômicos, radiação e agentes químicos (LONGO, 2015). A caracterização do MM é a presença de M–proteína (imunoglobulina) elevada, que é um anticorpo não necessário ao corpo e que não auxilia no combate a infecções, podendo se acumular na medula e causar espessamento (aumento da viscosidade) do sangue ou dano renal. Cada M–proteína consiste em duas cadeias de polipeptídios pesadas da mesma classe e subclasse e duas cadeias de polipeptídios leves do mesmo tipo (KUEHL; BERGSAGEL, 2012; BRAGGIO; KORTÜM; STEWART, 2015).

Às vezes, a gamopatia monoclonal de significado indeterminado (MGUS) é reportada como sendo um estágio pré-maligno do MM, caracterizado pela produção de M–proteína (também encontrada em MM) pelos plasmócitos não cancerígenos quando ainda não há outras manifestações clínicas de neoplasia. Pode ocorrer devido à associação a outras doenças que produzem M–proteína como anticorpo em grande quantidade. Em geral, é assintomática, mas alguns pacientes relatam neuropatia periférica, com riscos aumentados de perdas e fraturas ósseas. Considerada benigna na maioria dos casos, há uma estimativa de progressão maligna em até 25% dos casos, podendo evoluir para um MM (GLAVEY; LEUNG, 2016).

O **plasmocitoma** caracteriza-se pelo surgimento de um tumor formado por células plasmáticas que pode acometer os ossos (plasmocitoma ósseo) ou tecidos moles como tonsilas e garganta (plasmocitoma extramedular). Assim como MM e MGUS, há a produção de M–proteína. Não há comprometimento da medula óssea (JELINEK *et al.*, 2015).

Critérios de diagnóstico laboratorial das principais síndromes mielodisplásicas

As principais doenças correlacionadas às SMDs citadas até aqui possuem, como característica em comum, um número baixo de pacientes que relatam sintomatologia clínica, sendo o seu diagnóstico laboratorial associado a achados em exames de rotinas que despertam interesse. O exame laboratorial mais importante nesse sentido, então, é o hemograma, que irá, eventualmente, apresentar valores alterados que levam a suposições diagnósticas, as quais devem ser esclarecidas com exames e avaliações mais específicos. O diagnóstico final não é simples, pois trata-se de uma grande variedade de doenças agrupadas dentro das SMDs.

Ao hemograma, a maioria dos pacientes com SMD apresenta um quadro de anemia com presença de taxa normal ou diminuída de reticulócitos, podendo apresentar trombocitopenia e/ou leucopenia. A presença de eritroblastos periféricos sugere que sejam feitos exames para diferenciação de LMA. As análises de aspirados de medula óssea são um recurso diagnóstico importante nestes casos, pois permitem análises de celularidade, distribuição topográfica das células, análises por imunofenotipagem por citometria de fluxo e análises citogenéticas em busca de alterações do cariótipo (vide Quadro 2). Análises moleculares também podem ser utilizadas para rastreio de alterações em genes específicos para determinadas doenças (SILVA; NASCIMENTO, 2018).

Para a PV, a suspeita diagnóstica deve surgir pela alteração, no hemograma, da concentração de hemoglobina (hemoglobina > 18,5 g/dL nos homens ou > 16,5 g/dL nas mulheres), associada a sinais/sintomas clínicos de tromboses em locais incomuns. O aumento do hematócrito pode não estar associado em alguns pacientes. Podem ser solicitadas testagem de mutações do JAK2. Caso sejam negativos para JAK2V617F e JAK2 no éxon 12, deve-se solicitar testagem para CALR e LNK, nesta ordem, para melhor caracterização da doença e diagnóstico diferencial para outras SMDs.

A biopsia de medula óssea não determina o diagnóstico de PV. Quando solicitada, os achados incluem mostra panmielose (aumento da celularidade devido a proliferação de todas as séries hematopoiéticas), megacariócitos grandes e deformados e, algumas vezes, aumento das fibras de reticulina. Nesses pacientes, a dosagem sérica de eritropoietina normalmente é baixa. Outras alterações laboratoriais inespecíficas que podem ser encontradas em pacientes com PV são aumento da vitamina B12 e da capacidade de fixação da B12, a hiperuricemia e a hiperuricosúria (em ≥ 30% dos pacientes), bem como diminuição da expressão de MP (receptor da trombopoietina) nos megacariócitos e nas plaquetas.

A suspeita de MM deve ser levada em consideração em pacientes acima de 40 anos que reportam dor óssea persistente, sem explicação, principalmente noturna ou durante o repouso. Os exames sanguíneos de rotina (hemograma, velocidade de hemossedimentação [VHS] e perfil bioquímico com ureia, creatinina, cálcio, ácido úrico e lactato desidrogenase [LDH]) apresentam-se alterados, com anemia normocítica-normocrômica na maioria dos pacientes. As contagens de plaquetas e leucócitos são normais. A VHS apresenta-se acima de 100 mm/h e os demais exames listados, elevados. Também é reportado proteinúria, que é o aumento concentração de proteína na urina, que pode ser identificada por exames em urina 24h (RAJKUMAR, 2016; RAJKUMAR; KUMAR, 2016).

A MGUS é diagnosticada quando há concentrações baixas de M–proteínas (< 3 g/dL no soro) ou urina (< 300 mg/24h), permanecendo estável com o tempo e ausência de lesões líticas ósseas, anemia e disfunção renal. Avaliações acessórias do paciente (radiografias e densitometria óssea) são interessantes para avaliação de riscos de fraturas. A medula óssea mostra apenas plasmocitose leve (< 10% de células nucleadas) (JELINEK *et al.*, 2015).

O plasmocitoma ósseo é identificado por exames de imagem do esqueleto, que irá apresentar um tumor; a biopsia deste evidenciará sua constituição por plasmócitos monoclonais, idênticos aos observados no MM. De maneira geral, quando realizado o exame de aspirado de medula, não há número elevado de plasmócitos, e as análises proteicas do soro e urina não demonstram presença de M–proteína. Em raros pacientes, pode aparecer concentração reduzida dessa proteína, que tende a desaparecer com o tratamento para o tumor. O plasmocitoma extramedular apresenta diagnóstico similar, com evidenciação do tumor por exames de imagem (em geral acometendo as vias aéreas superiores), ausência de infiltrado plasmocitário na medula óssea e sem presença de M–proteína na urina e no soro do paciente (RAJKUMAR, 2016; RAJKUMAR; KUMAR, 2016).

Exercícios

1. Quando se fala em síndrome mielodisplásica (SMD), é comum reportar-se ao paradoxo da medula hipercelular com pancitopenia no sangue periférico. Marque a alternativa que melhor justifica esta ocorrência.

a) Na medula com SMD, há um desequilíbrio entre as taxas de mitose e apoptose, elevando-se as taxas de mitose.

b) Os mecanismos apoptóticos são interrompidos quando ocorre a SMD, levando a uma hipercelularidade reflexa ao sangue periférico.

c) Na medula com SMD, há uma alta taxa de replicação celular, mas também com altas taxas de apoptose, levando a menor número de células chegando ao sangue periférico.

d) As taxas de mitose tornam-se muito superiores às taxas de apoptose, mas há uma barreira tumoral impedindo a saída dessas células para o sangue periférico.

e) As taxas de apoptose elevam-se até quatro vezes as taxas de mitose, ocasionando uma diminuição na oferta de células para o sangue periférico.

2. Policitemia vera é uma afecção mieloproliferativa que leva a um aumento na quantidade de hemoglobina, que pode ser real ou apenas aparente, em decorrência da diminuição do volume celular. Assinale a alternativa que aponta um importante achado laboratorial desta patologia.

a) Predomínio de linfoblastos, com aumento absoluto na massa leucocitária.

b) Predomínio de precursores eritroides, com aumento absoluto na massa eritrocitária.

c) Predomínio de mieloblastos, com aumento absoluto na massa leucocitária.

d) Predomínio de mieloblastos, com presença acentuada de anemia.

e) Predomínio de monoblastos, com redução na massa eritrocitária.

3. O diagnóstico molecular com avaliação de mutações correlacionadas a SMD auxilia na elucidação de casos, tendo em vista sua heterogeneidade. Sobre a positividade para a mutação da JAK2, uma tirosina quinase citoplasmática envolvida na proliferação celular, sabe-se que:
   a) exclui a possibilidade de SMD.
   b) diferencia os subtipos das doenças mieloproliferativas crônicas BCR–ABL negativas.
   c) exclui a possibilidade de uma eritrocitose reacional.
   d) confirma, em conjunto com outros exames, a policitemia vera.
   e) afirma tratar-se de um mieloma múltiplo.
4. A presença de M–proteína sérica em níveis baixos e estável com o tempo, sem lesões líticas de ossos, anemia ou disfunção renal, é indicativa de qual doença mielodisplásica?
   a) Plasmocitoma ósseo.
   b) Policitemia vera.
   c) Mieloma múltiplo.
   d) Policitemia familial.
   e) Gamopatia monoclonal de significado indeterminado.
5. Um paciente, em consulta no serviço de saúde, relata dor lombar há cerca de 8 meses. Não relata outros agravos de saúde. São solicitados hemograma, exames bioquímicos, dentre eles a dosagem de cálcio no soro, e exame de urina. Os primeiros resultados demonstraram uma anemia associada a uma leucopenia. A dosagem de cálcio apresentou-se anormalmente elevada. Novos exames foram solicitados, incluindo dosagem de proteína na urina e no soro, e ambos apresentaram-se positivos. Com base nas características citadas, marque a alternativa que indica corretamente a principal suspeita clínica.
   a) Mieloma múltiplo.
   b) Gamopatia monoclonal de significado indeterminado.
   c) Policitemia vera.
   d) Plasmocitoma ósseo.
   e) Policitemia secundária.

Referências

ARBER, D. A. The 2016 WHO classification of acute myeloid leukemia: what the practicing clinician needs to know. *Seminars in Hematology*, v. 56, n. 2, p. 90–95, 2019. Disponível em: https://www.ncbi.nlm.nih.gov/pubmed/30926096. Acesso em: 28 out. 2019.

BRAGGIO, K. E.; KORTÜM, A. M.; STEWART, K. SnapShot: multiple myeloma. *Cancer Cell*, v. 28, n. 5, p. 678–678.el, 2015. Disponível em: https://www.sciencedirect.com/science/article/pii/S1535610815003918?via%3Dihub. Acesso em: 28 out. 2019.

DEININGER, M. W. N.; TYNER, J. W.; SOLARY, E. Turning the tide in myelodysplastic/myeloproliferative neoplasms. *Nature Reviews Cancer*, v. 17, n. 7, p. 425–440, 2017. Disponível em: https://www.nature.com/articles/nrc.2017.40. Acesso em: 28 out. 2019.

FALCÃO, R. P.; DALMAZZO, L. P. O valor da imunofenotipagem para o diagnóstico do mieloma múltiplo e na avaliação da doença residual mínima. *Revista Brasileira de Hematologia e Hemoterapia*, v. 29, n. 1, p. 3–9, 2007. Disponível em: http://www.scielo.br/scielo.php?pid=S1516-84842007000100003&script=sci_abstract&tlng=pt. Acesso em: 28 out. 2019.

GINZBURG, Y. Z. *et al.* Dysregulated iron metabolism in polycythemia vera: etiology and Consequences. *Leukemia*, v. 32, n. 10, p. 2.105–2.116, 2018. Disponível em: https://www.ncbi.nlm.nih.gov/pubmed/30042411. Acesso em: 28 out. 2019.

GLAVEY, S. V.; LEUNG, N. Monoclonal gammopathy: the good, the bad and the ugly. *Blood Reviews*, v. 30, n. 3, p. 223–231, 2016. Disponível em: https://www.ncbi.nlm.nih.gov/pubmed/26732417. Acesso em: 28 out. 2019.

HOFFBRAND, A. V.; MOSS, P. A. H. *Fundamentos em hematologia de Hoffbrand*. 7. ed. Porto Alegre: Artmed, 2018.

HONG, M.; HE, G. The 2016 revision to the World Health Organization classification of myelodysplastic syndromes. *Journal of Translational Internal Medicine*, v. 5, n. 3, p. 139–143, 2017. Disponível em: https://www.ncbi.nlm.nih.gov/pmc/articles/PMC5655460/. Acesso em: 28 out. 2019.

JELINEK, T. *et al.* Plasma cell leukemia: from biology to treatment. *European Journal of Haematolology*, v. 95, n. 1, p. 16–26, 2015. Disponível em: https://onlinelibrary.wiley.com/doi/10.1111/ejh.12533. Acesso em: 28 out. 2019.

KUEHL, W. M.; BERGSAGEL, P. L. Molecular pathogenesis of multiple myeloma and its premalignant precursor. *Journal of Clinical Investigation*, v. 122, n. 10, p. 3.456–3.463, 2012. Disponível em: https://www.ncbi.nlm.nih.gov/pubmed/23023717. Acesso em: 28 out. 2019.

LONGO, D. L. *Hematologia e oncologia de Harrison*. 2. ed. Porto Alegre: AMGH, 2015.

MANIER, S. *et al.* Genomic complexity of multiple myeloma and its clinical implications. *Nature Reviews Clinical Oncology*, v. 14, n. 2, p. 100–113, 2017. Disponível em: https://www.ncbi.nlm.nih.gov/pubmed/27531699. Acesso em: 28 out. 2019.

NUTT, S. L. *et al.* The generation of antibody-secreting plasma cells. *Nature Reviews Immunology*, v.15, n. 3, p. 160–71, 2015. Disponível em: https://www.nature.com/articles/nri3795. Acesso em: 28 out. 2019.

RAJKUMAR, S. V. Myeloma today: disease definitions and treatment advances. *American Journal of Hematology*, v. 91, n. 9, p. 965, 2016. Disponível em: https://www.ncbi.nlm.nih.gov/pmc/articles/PMC4715763/. Acesso em: 28 out. 2019.

RAJKUMAR, S. V.; KUMAR, S. Multiple myeloma: diagnosis and treatment. *Mayo Clinic Proceedings*, v. 91, n. 1, p.101–119, 2016. Disponível em: https://www.mayoclinicproceedings.org/article/S0025-6196(15)00895-2/fulltext. Acesso em: 28 out. 2019.

SILVA, E. B.; NASCIMENTO, J. A. O diagnóstico das síndromes mielodisplásicas: revisão da literatura. *Revista Brasileira de Análises Clínicas*, v. 50, n. 4, p. 315–20, 2018. Disponível em: https://pesquisa.bvsalud.org/portal/resource/pt/biblio-995958. Acesso em: 28 out. 2019.

SPERLING, A. S.; GIBSON, C. J.; EBERT, B. L. The genetics of myelodysplastic syndrome: from clonal haematopoiesis to secondary leukaemia. *Nature Reviews Cancer*, v. 17, n. 1, p. 5–19, 2017. Disponível em: https://www.nature.com/articles/nrc.2016.112. Acesso em: 28 out. 2019.

Insuficiência medular, mielofibroses, aplasias

Objetivos de aprendizagem

Ao final deste texto, você deve apresentar os seguintes aprendizados:

- Identificar as causas associadas à insuficiência medular, mielofibroses e aplasias.
- Reconhecer as consequências de processos de insuficiência medular, mielofibroses e aplasias.
- Descrever os critérios de diagnóstico laboratorial da insuficiência medular, mielofibroses e aplasias.

Introdução

A insuficiência medular caracteriza-se por baixa produção de células sanguíneas, devido a inúmeras causas. Temos como principal representante desse tipo de patologia a anemia aplástica, que muitas vezes é utilizada como sinônimo da aplasia medular (insuficiência medular). Outras doenças que apresentam essas características são a anemia de Fanconi e a mielofibrose.

Neste capítulo, você aprenderá sobre as causas da insuficiência medular, as consequências aos pacientes e os critérios de diagnóstico laboratorial associados a anemia aplástica, anemia de Fanconi e mielofibrose.

Causas de insuficiência medular, mielofibroses e aplasias

A **insuficiência medular** pode ser conceituada como uma deficiência na produção de células sanguíneas, caracterizada por uma pancitopenia, que é a diminuição das três linhagens celulares no hemograma (Figura 1).

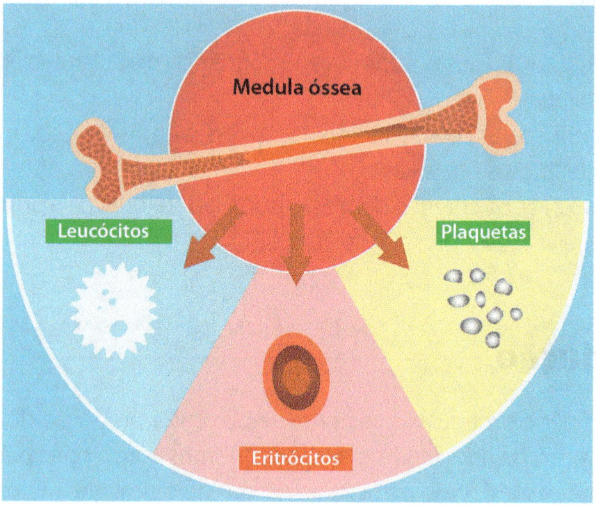

Figura 1. As três linhagens celulares produzidas pela medula óssea e que aparecem com valores diminuídos no hemograma, caracterizando a pancitopenia.
Fonte: Adaptada de Nasky/Shutterstock.com.

As suas causas são as mais variadas, mas é possível dividi-las em dois grupos: a diminuição da produção de células e o aumento da destruição periférica (Quadro 1). Neste capítulo, dentre as causas mais comuns de insuficiência medular, iremos discorrer acerca da anemia aplástica, da anemia de Fanconi e da mielofibrose. A anemia aplástica muitas das vezes é chamada de aplasia medular, sendo considerados termos sinônimos na literatura (MIANO; DUFOUR, 2015).

Quadro 1. As duas causas principais de pancitopenia e suas possíveis consequências patológicas

Diminuição da função medular	Aumento da destruição periférica
Aplasia (redução das células-tronco hematopoiéticas)	Esplenomegalia
Leucemia aguda, mielodisplasia e mieloma	
Infiltração por linfoma, tumores sólidos tuberculose	
Anemia magaloblástica	
Hemoglobinúria paroxística noturna	
Mielofibrose	
Síndrome hemofagocítica	

Fonte: Adaptado de Hoffbrand e Moss (2018).

De maneira geral, os fatores responsáveis pelo aparecimento de **aplasia aplástica** envolvem a exposição prolongada a radiações, uso de drogas citotóxicas, exposição ao benzeno e seus derivados, exposição a alguns inseticidas, infecções virais (como por citomegalovírus), alguns medicamentos, como cloranfenicol, e doenças autoimunes (HOFFBRAND; MOSS, 2018)

Na ausência de sinais de displasia (alteração da proliferação celular) e de fibrose medular, a anemia aplástica é caracterizada por uma pancitopenia causada por uma persistente hipoplasia medular (Figura 2). É considerada rara no Ocidente, com cerca de 1 a 2 casos por milhão de pessoas ao ano, mas no Oriente apresenta incidência até três vezes maior, ocorrendo mais frequentemente em pacientes do sexo masculino, mais jovens e de nível socioeconômico mais baixo. De forma geral, acomete pessoas de qualquer idade, com picos de incidência em indivíduos entre 10 e 25 anos e acima de 60 anos de idade (MIANO; DUFOUR, 2015).

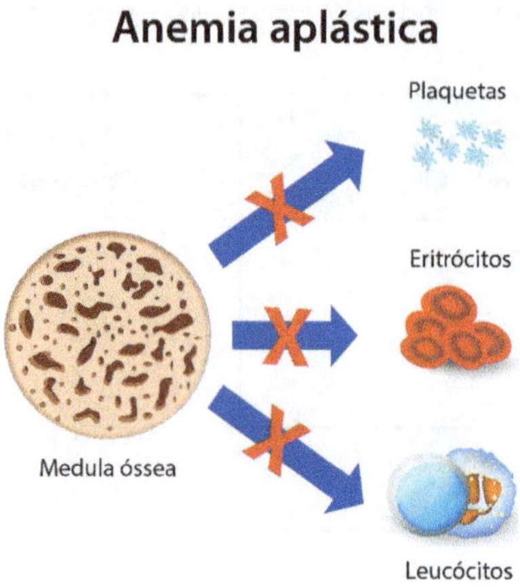

Figura 2. Anemia aplástica causa pancitopenia no sangue periférico.

Fonte: Adaptada de Designua/Shutterstock.com.

Pode ter etiologia idiopática, isto é, não conhecida, mas normalmente é proveniente ou de exposição a fatores ambientais ou de características hereditárias. Dentre os fatores ambientais, podemos citar a exposição a benzeno e seus derivados, organofosfatos e outros solventes orgânicos, diclorodifeniltricloroetano (DDT) e outros pesticidas, drogas recreativas como o *ecstasy*, alguns fármacos (há, por exemplo, os que conhecidamente causam depressão medular, como as nitrosureias, ciclosfamida e antraciclinas, e há os que raramente a causam, como o cloranfenicol, sulfonamidas, anti-inflamatórios, antidepressivos, anticonvulsonantes, entre outros), infecção por vírus (Epstein–Barr), hepatites soronegativas para os vírus da hepatite, gestação e doenças autoimunes, como o lúpus eritematoso (SCHOETTLER; NATHAN, 2018).

A anemia aplástica pode ser classificada como primária (congênita ou adquirida) ou secundária. As consideradas primárias são aquelas em que a anemia aplástica não é consequência de outro agravo da saúde, sendo aqui incluídas as anemias congênitas de Fanconi e não Fanconi e as idiopáticas. As secundárias são aquelas provenientes de outros agravos de saúde ou de, por exemplo, exposição a fatores ambientais como os já citados (SCHOETTLER; NATHAN, 2018).

De origem congênita devido a uma herança autossômica recessiva, a anemia de Fanconi é uma anemia aplástica hereditária. As alterações genéticas encontradas são muito heterogêneas, sendo registrados cerca de 21 genes alterados. Tais genes são descritos como envolvidos na reparação do DNA e na estabilidade genômica. O primeiro gene identificado, o FANCC, somente foi reportado cerca de 50 anos após a identificação da doença. Em seguida, foram descobertos outros genes associados: FANCA, FANCE, FANCF, FANCG e o FANCD2. Em 2002, foi reportada associação do gene FANCD2 e do BRCA2, sendo este último primariamente vinculado à susceptibilidade ao câncer de mama e de ovário, mas associado à anemia de Fanconi devido a eventos de recombinação de homólogos na via do BRCA. Em 2007, o número de genes envolvidos foi expandido para 13 e, mais recentemente, foi descoberto o envolvimento dos genes RAD51C (conhecido também como FANCO), SLX4, ERCC4 e RAD51 (conhecido também como FANCT). Outros genes vêm sendo descobertos e, desse modo, a anemia de Fanconi apresenta atualmente o envolvimento de cerca de alterações em 21 genes (CECCALDI; SARANGI; ANDREA, 2016; NALEPA; CLAPP, 2018). No Quadro 2, temos a nomenclatura de todos os 21 genes e sua estimativa de ligação à anemia de Fanconi.

Quadro 2. Genes reportados como envolvidos na anemia de Fanconi e suas frequências de ocorrência

Nomenclatura do gene na anemia de Fanconi	Nome alternativo	Estimativa de ligação à anemia de Fanconi
FANCA	–	60%
FANCB	–	2% (ligada ao X)
FANCC	–	12%
FANCD1	BRCA2	2%
FANCD2	–	2%
FANCE	–	2%
FANCF	–	2%
FANCG	–	10%
FANCI	–	<2%
FANCJ	BRIP1	<2%
FANCL	–	Rara
FANCM	–	Rara

(Continua)

(Continuação)

Quadro 2. Genes reportados como envolvidos na anemia de Fanconi e suas frequências de ocorrência

Nomenclatura do gene na anemia de Fanconi	Nome alternativo	Estimativa de ligação à anemia de Fanconi
FANCN	PALB2	Rara
FANCO	RAD51C	Rara
FANCP	SLX4	Rara
FANCQ	ERCC4	Rara
FANCR	RAD51	Rara
FANCS	BRCA1	Rara
FANCT	UBE2T	Rara
FANCU	XRCC2	Rara
FANCV	REV7	Rara

Fonte: Adaptado de Nalepa e Clapp (2018).

A **mielofibrose** é caracterizada como uma doença mieloproliferativa em decorrência da fibrose da medula óssea, gerando uma hematopoese deficiente, com consequente pancitopenia pela evolução da doença. Assim como a anemia aplástica, pode ser classificada como primária (quando sem causa conhecida) ou secundária a outras doenças, como a policitemia vera.

Na mielofibrose, as células-tronco pluripotentes sofrem uma alteração que as fazem estimular os fibroblastos medulares a secretarem colágeno de forma excessiva. Cerca de 50% dos casos de mielofibrose apresentam alterações no gene JAK2 (normalmente a alteração JAK2 V617F, também encontrada da policitemia vera), envolvido na transdução do sinal para a eritropoietina, trombopoietina e fator estimulador de colônia de granulócitos (G-CSF) entre outras moléculas. A mielofibrose é mais comum em pacientes entre 50 e 60 anos de idade e do sexo masculino (Figura 3) (MUGHAL *et al.*, 2014).

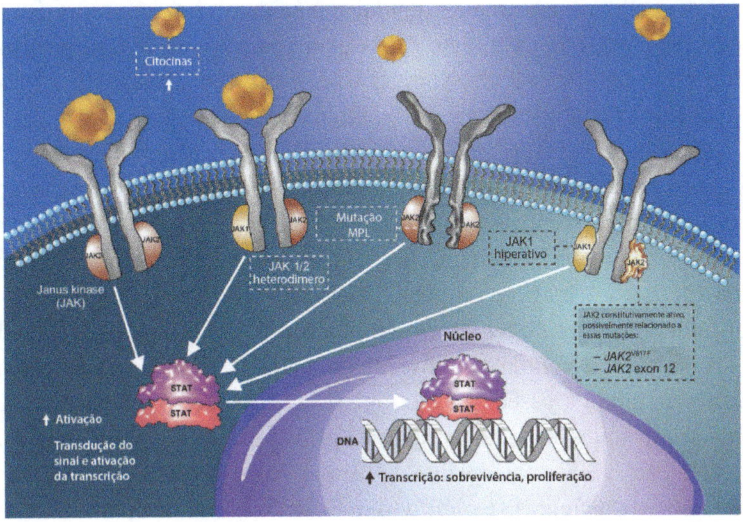

Figura 3. Mecanismos patogênicos na mielofibrose envolvendo sinalização desregulada de JAK–STAT. Mutações que afetam a função do receptor de citocinas (como mutações no MPL que causam ativação autônoma do ligante do receptor de trombopoietina) ou mutações no JAK2 que resultam em atividade constitutiva deste gene levam à superativação da sinalização do JAK-STAT nas células-tronco hematopoiéticas, com consequente mieloproliferação e produção excessiva de citocinas pró-inflamatórias. Siglas: JAK, Janus quinase; MPL, oncogene do vírus da leucemia mieloproliferativa ; STAT, transdutor de sinal e ativador de transcrição.

Fonte: Adaptada de Mughal *et al.* (2014).

Consequências de processos de insuficiência medular, mielofibroses e aplasias

As doenças envolvendo insuficiência medular, especialmente as anemias aplásicas, têm por características clinicas em comum a pancitopenia, isto é, a diminuição da quantidade de células de todas as linhagens celulares no sangue periférico. Esta característica leva a sinais e sintomas clínicos que incluem fraqueza e fadiga fácil, além de trombocitopenia, que pode ocasionar petéquias, equimoses e sangramentos gengivais. Isso ocorre pela diminuição dos tipos celulares na corrente sanguínea, uma vez que as hemácias têm por função principal o carreamento de oxigênio para os tecidos, as plaquetas estão intimamente envolvidas com os processos de coagulação do sangue e os leucócitos são os responsáveis pela imunidade do nosso organismo.

A anemia de Fanconi, devido à sua etiologia congênita por alterações em genes relacionados com reparo celular, apresenta associação com retardo de crescimento e alterações esqueletais, podendo acarretar até mesmo microcefalia e ausência do rádio ou de polegares, bem como alterações do trato urinário e da pele. Também é observada uma frequência anormalmente alta de quebras cromossômicas espontâneas. Em torno dos 7 anos de idade, é comum o indivíduo com anemia de Fanconi apresentar falência da medula óssea. As alterações hematológicas, entretanto, tendem a surgir antes. O tratamento mais eficaz e com perspectiva de cura para este paciente é o transplante de células-tronco hematopoiéticas, com resultados excepcionais se o indivíduo estiver na fase de aplasia medular e tiver sido pouco transfundido.

A mielofibrose, por sua vez, costuma se apresentar inicialmente assintomática e, quando presentes, os sintomas são correlacionados à anemia associada: fraqueza, fadiga e esplenomegalia. Também são relatados pacientes que apresentam sudorese noturna, perda de peso sem explicação, febre, eritropoese extramedular, sangramentos (gastrointestinais ou surgimento de petéquias) e trombose de veia porta. Todos esses sintomas vão surgindo e se agravando conforme se instala a fibrose medular e a pancitopenia torna-se aparente.

Critérios de diagnóstico laboratorial de insuficiência medular, mielofibroses e aplasias

O diagnóstico das **aplasias celulares** inicia-se com a avaliação de um hemograma, com decréscimo de valores em pelo menos duas linhagens celulares para diagnóstico confirmatório. Para o diagnóstico da anemia aplástica, os valores de hemoglobina devem estar abaixo de 10 g/dL, abaixo de $1{,}5 \times 10^9$/L para neutrófilos e/ou 50×10^9/L para plaquetas. Deve ser feita também a contagem de reticulócitos, isto é, pesquisa de hemácias imaturas no sangue periférico, sendo os reticulócitos um estágio intermediário na maturação dos eritroblastos em eritrócitos (Figura 4).

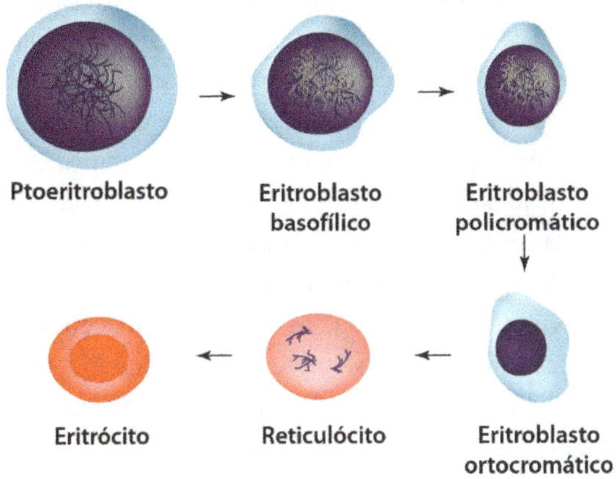

Figura 4. O desenvolvimento dos eritrócitos. Observe que os reticulócitos são o estágio imediatamente antecessor ao eritrócito, apresentando ainda traços de ácidos nucleicos no citoplasma.

Fonte: Adaptada de Timonina/Shutterstock.com.

A análise de aspirados de medula óssea, chamada de mielograma, também é necessária para se avaliar a celularidade e a qualidade da medula óssea. A combinação dos resultados desses exames (hemograma, contagem de reticulócitos e mielograma) pode definir a severidade da anemia aplástica conforme o critério Camitta (Quadro 3) (MIANO; DUFOUR, 2015).

Quadro 3. Critérios de avaliação para definição da anemia aplástica em pacientes

Anemia aplástica não severa	Diminuição da celularidade da medula óssea e citopenia no sangue periférico, não cumprindo os critérios para anemia aplástica severa
Anemia aplástica severa	Celularidade da medula óssea < 25% Pelo menos 2 de: ▪ Contagem de neutrófilos < 0,5 × 10^9/L ▪ Contagem de plaquetas < 20 × 10^9/L ▪ Contagem de reticulócitos < 20 × 10^9/L
Anemia aplástica muito severa	Todos os critérios de cumprimento da anemia aplástica severa mais contagem de neutrófilos < 0,2 × 10^9/L

Fonte: Adaptado de Miano e Dufour (2015).

Para a **anemia de Fanconi**, a suspeita clínica surge pela análise das deformidades, como a displasia do dedo polegar das mãos e do rádio em neonatos. Entretanto, suspeita-se que cerca de um terço dos indivíduos acometidos não apresentem deformidades ao nascimento, o que leva à necessidade de um rastreio para anemia de Fanconi nas crianças que apresentam pancitopenia crônica idiopática.

Esse rastreio de anemia de Fanconi é baseado, então, na característica de que essa patologia leva à uma maior frequência de quebras cromossômicas espontâneas. *In vitro*, podemos expor células a baixas doses de mitomicina C (MMC) ou diepoxibutano (DEB), que desencadeiam a quebra do cromossomo quando presente a patologia. Esse teste é chamado de "ensaio de ruptura cromossômica" (Figura 5). O teste é feito primeiramente em linfócitos. Caso o resultado seja negativo, mas se as indicações clínicas forem contundentes, é necessário repetir o ensaio em fibroblastos, uma vez que um número considerável de pacientes tem a reversão somática da fragilidade cromossômica nos linfócitos. Análises genéticas dos genes envolvidos em anemia de Fanconi (vide Quadro 2) devem ser executadas a fim de validar os resultados e realizar o aconselhamento genético (MIANO;DUFOUR, 2015).

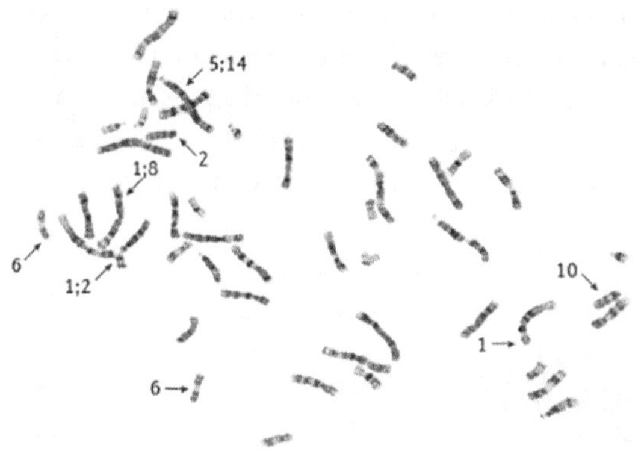

Figura 5. Teste de quebra cromossômica por DEB (um agente de reticulação) positivo. A presença de múltiplas quebras cromossômicas e cromossomos multirradiais reflete a quebra do DNA após a exposição dos linfócitos de um paciente com anemia de Fanconi ao DEB em baixa dose. Os números indicam os cromossomos onde ocorreram rupturas e fusões.
Fonte: Nalepa e Clapp (2018, documento *on-line*).

Na **mielofibrose**, o diagnóstico parte da análise do hemograma, que, em geral, apresenta uma anemia — com valores de hemoglobina abaixo de 10g/dL em cerca de 60% dos casos — normocrômica e normocítica e, em uma menor quantidade de casos, hipocrômica e microcítica, devido à deficiência de ferro. As hemácias apresentam poiquilocitose (alterações de morfologia), com eritrócitos na forma de dacriócitos (forma de gota ou lágrima) (Figura 6) e eritroblastos em circulação (vide Figura 4). O leucograma e o plaquetograma podem apresentar leucocitose e trombocitose, mas com o avançar da doença, apresenta-se com leucopenia e plaquetopenia (MUGHAL *et al.*, 2014).

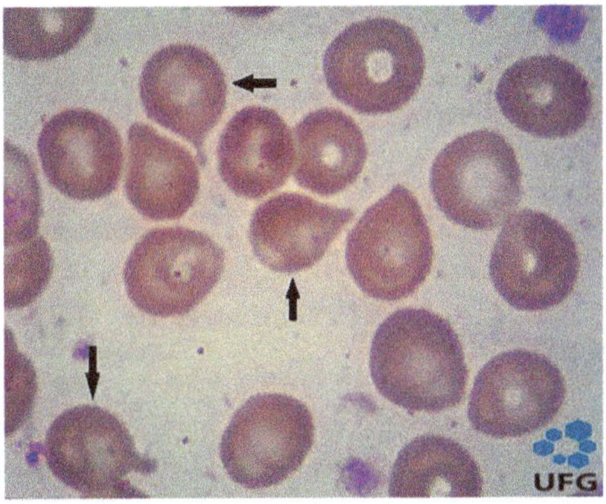

Figura 6. Imagem apresentando um esfregaço sanguíneo com alterações na morfologia das hemácias (poiquilocitose). Nas setas, estão indicados os dacriócitos, hemácias em forma de lágrima.
Fonte: Adaptada de Dacriótitos (2019).

O mielograma também é solicitado, apresentando alterações de hipercelularidade na fase pré-fibrótica, com hiperplasia (crescimento anormal) dos setores mieloides. A fibrose reticulínica é mínima nesta fase. Quando se instala a fase fibrótica, o aspirado medular usualmente se torna seco, e há fibrose reticulínica ou colagênica. Os megacariócitos são morfologicamente heterogêneos (pleomórficos), com variação de tamanhos (MUGHAL *et al.*, 2014).

É importante realizar o exame de cariótipo para diferenciação da leucemia mieloide crônica (LMC), havendo a dificuldade da coleta do aspirado da medula devido à fibrose. São encontradas as seguintes alterações: del(13q),del(20q), trissomia parcial 1q, além de +8 e +9. Na LMC, é encontrado o cromossomo Filadélfia. Também podem ser realizados testes de análises de mutações de JAK2 V617F e outras, facilitados por envolverem amostras de sangue periférico, o que auxilia a coleta (MUGHAL *et al.*, 2014).

Exercícios

1. Nas doenças de insuficiência medular, a anemia de Fanconi ocupa um lugar de importância. Ela geralmente é de caráter hereditário, com etiologia genética. Sobre essa patologia, analise as seguintes afirmativas:

I. A anemia de Fanconi apresenta alto risco de desenvolvimento de mielodisplasias e leucemia mieloide aguda.
II. O modelo de hereditariedade da anemia de Fanconi é autossômico dominante.
III. São frequentes na anemia de Fanconi anormalidades físicas, como estatura baixa, microcefalia e anormalidades radiais.
IV. O transplante de células-tronco hematopoiéticas é o único procedimento curativo para as manifestações hematológicas da anemia de Fanconi.

Assinale a alternativa correta.

a) Somente as afirmativas I e IV são verdadeiras.
b) Somente as afirmativas II, III e IV são verdadeiras.
c) Somente as afirmativas II e III são verdadeiras.
d) Somente as afirmativas I, III e IV são verdadeiras.
e) Somente as afirmativas I e IV são verdadeiras.

2. A anemia aplástica é caracterizada por pancitopenia no sangue periférico, medula óssea hipocelular e ausência de alterações clonais. Sobre o assunto, assinale a alternativa correta.

a) É considerada rara no Ocidente, com cerca de 1 a 2 casos por milhão de pessoas ao ano, mas no Oriente possui incidência até três vezes maior, ocorrendo mais frequentemente em pacientes do sexo masculino.
b) A origem desta patologia é essencialmente genética, com alterações no gene JAK2, que participa da transdução de sinal da eritropoetina, trombopoietina e fator estimulador de colônia de granulócitos (GCSF), entre outras moléculas.
c) São conhecidos mais de 20 genes envolvidos na etiologia desta patologia, que tem por características ser autossômica recessiva. São relatadas ainda deforma-

ções anatômicas que auxiliam no diagnóstico presuntivo.

d) A medula óssea analisada via mielograma apresenta-se repleta de reticulina, caracterizando uma fibrose medular persistente que leva a quadros severos de pancitopenia e com sobrevida média de 5 anos.

e) O gene JAK2 apresenta-se alterado, com sintomas clínicos de deformidades anatômicas e herança de padrão autossômico recessivo. Também apresenta uma taxa de sobrevida média de 5 anos, com paciente rapidamente evoluindo a óbito.

3. Considerando as síndromes de falências medulares, mais especificamente a anemia aplástica severa, assinale a opção correta acerca dos achados nos exames complementares que são úteis para avaliação da insuficiência de produção de células pela medula óssea. Marque a alternativa correta com relação ao tema.

a) A mielofibrose ocorre em decorrência da fibrose da medula óssea, gerando uma hematopoese deficiente, com consequente pancitopenia.

b) O diagnóstico das aplasias celulares inicia-se com a avaliação de um mielograma, com decréscimo de valores em pelo menos duas linhagens celulares para diagnóstico confirmatório.

c) A mielofibrose apresenta como característica molecular o envolvimento de genes do reparo celular, levando a alterações anatômicas importantes, como deformidades do rádio.

d) Em qualquer forma de insuficiência medular há presença de depósitos de reticulina, tendo envolvimento de certo grau de fibrose.

e) A presença de eritroblastos no sangue periférico indica falência medular, devido à liberação de formas imaturas no sangue periférico.

4. A anemia faz parte das afecções hematopoiéticas, caracterizada pela diminuição do número de glóbulos vermelhos. Ela pode se apresentar, também, como um distúrbio caracterizado por hipoplasia ou aplasia da medula óssea, o que resulta em pancitopenia. Nessa forma, é chamada de anemia:

a) ferropriva.
b) aplástica.
c) falciforme.
d) hemolítica.
e) megaloblástica.

5. Sobre a anemia aplástica, leia as assertivas a seguir.

I. É uma doença caracterizada por falha da medula óssea em produzir células sanguíneas.
II. Várias doenças e fatores ambientais podem causar essa doença.
III. Nessa doença há hipocelularidade da medula óssea e consequente diminuição dos megacariócitos, precursores eritroides e mieloides.

Assinale a alternativa correta.

a) As assertivas I e II são verdadeiras.
b) Somente a II é verdadeira.
c) As assertivas I e III são verdadeiras.
d) As assertivas I, II e III são verdadeiras.
e) Somente a III é verdadeira.

Referências

CECCALDI, R.; SARANGI, P.; ANDREA, A. D. The Fanconi anaemia pathway: new players and new functions. *Nature Reviews Molecular Cell Biology*, v. 17, n. 6, p. 337–349, 2016. Disponível em: https://www.nature.com/articles/nrm.2016.48. Acesso em: 8 nov. 2019.

CHABNER, A. LONGO, D. L. *Hematologia e oncologia de Harrison*. 2. ed. Porto Alegre: AMGH, 2015.

DACRIÓCITOS. *In*: ALCÂNTARA, K. C. *et al*. *Atlas de hematologia*. Goiânia: UFG, [2019]. Disponível em: https://hematologia.farmacia.ufg.br/n/68847-dacriocitos. Acesso em: 8 nov. 2019.

HOFFBRAND, A. V.; MOSS, P. A. H. *Fundamentos em hematologia de Hoffbrand*. 7. ed. Porto Alegre: Artmed, 2018. *E-book*.

MIANO, M.; DUFOUR, C. The diagnosis and treatment of aplastic anemia: a review. *International Journal of Hematology*, v. 101, n. 6, p. 527–535, 2015. Disponível em: https://www.ncbi.nlm.nih.gov/pubmed/25837779. Acesso em: 8 nov. 2019.

MUGHAL, T. I. *et al*. Myelofibrosis-associated complications: pathogenesis, clinical manifestations, and effects on outcomes. *International Journal of General Medicine*, n. 7, p. 89–101, 2014. Disponível em: h https://www.ncbi.nlm.nih.gov/pubmed/24501543. Acesso em: 8 nov. 2019.

NALEPA, G.; CLAPP, D. W. Fanconi anaemia and cancer: an intricate relationship. *Nature Reviews Cancer*, n. 18, p. 168–185, 2018. Disponível em: https://www.nature.com/articles/nrc.2017.116. Acesso em: 8 nov. 2019.

SCHOETTLER, M. L.; NATHAN, D. G. The pathophysiology of acquired aplastic anemia: current concepts revisited. *Hematology/Oncology Clinics of North America*, v. 32, n. 4, p. 581–594, 2018. Disponível em: https://www.sciencedirect.com/science/article/abs/pii/S0889858818307044?via%3Dihub. Acesso em: 8 nov. 2019.

Fique atento

Os *links* para *sites* da Web fornecidos neste capítulo foram todos testados, e seu funcionamento foi comprovado no momento da publicação do material. No entanto, a rede é extremamente dinâmica; suas páginas estão constantemente mudando de local e conteúdo. Assim, os editores declaram não ter qualquer responsabilidade sobre qualidade, precisão ou integralidade das informações referidas em tais *links*.

Células-tronco e transplante de medula óssea

Objetivos de aprendizagem

Ao final deste texto, você deve apresentar os seguintes aprendizados:

- Reconhecer os principais tipos de célula-tronco.
- Caracterizar o transplante de medula óssea e as provas laboratoriais associadas.
- Identificar os critérios hematológicos de pega medular.

Introdução

As células-tronco são uma classe de células extremamente importantes. Sem a existência delas, nenhum órgão ou tecido teria a capacidade de se desenvolver. Esse tipo de célula vem sendo muito utilizado nos últimos anos para uma variedade de terapias celulares, como é o caso do transplante de células-tronco para o reestabelecimento do sistema hematopoiético após graves doenças, como linfomas e leucemias.

Neste capítulo, você vai entender melhor o que é uma célula-tronco, quais são seus principais tipos e compreender melhor sua função e sua importância no organismo. Além disso, vai conhecer mais sobre os meandros do transplante de medula, os critérios observados antes de se recomendar um transplante, os exames laboratoriais associados e como se dá a recuperação do paciente transplantado.

O que é uma célula-tronco?

Células-tronco (CT) são células indiferenciadas, que possuem um alto poder de autorrenovação e diferenciação. Dessa forma, são muito importantes para a manutenção e renovação celular. É a partir delas que se originam as células de todos os nossos órgãos e tecidos (SILVA *et al.*, 2016). No processo de mitose, as células-tronco podem originar outra célula-tronco (processo de autorrenovação) ou se diferenciar em uma linhagem celular específica (processo de diferenciação) (LONGO, 2015; HOFFBRAND; MOSS, 2018). Seu esquema de divisão está demonstrado na Figura 1.

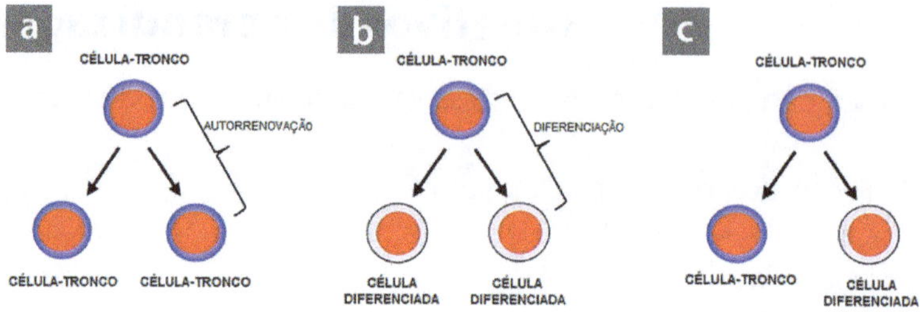

Figura 1. Representação das divisões da célula-tronco: (a) divisão simétrica, quando uma célula-tronco origina outras duas células-tronco (autorrenovação); (b) diferenciação, quando uma célula-tronco origina duas células diferenciadas; e (c) divisão assimétrica, quando uma célula-tronco origina uma igual a ela e outra diferenciada.

Fonte: Adaptada de Longo (2015).

À medida que as CT se diferenciam, vão perdendo plasticidade (capacidade de diferenciação) e habilidade de autorrenovação. O processo de diferenciação em outro tipo celular é irreversível (LONGO, 2015; SILVA *et al.*, 2016).

Existem diferentes maneiras de classificar as CT, sendo uma delas conforme seu nível de plasticidade, como apresentado no Quadro 1.

Quadro 1. Classificação das células-tronco conforme seu nível de plasticidade

Tipo celular	Definição	Exemplo
Células-tronco totipotentes	São células capazes de gerar toda e qualquer célula de um organismo. Estão presentes a partir da fecundação e originam as primeiras células.	Células-tronco do zigoto

(Continua)

(Continuação)

Quadro 1. Classificação das células-tronco conforme seu nível de plasticidade

Tipo celular	Definição	Exemplo
Células-tronco pluripotentes	Derivadas das células-tronco totipotentes. Diferenciam-se em qualquer célula derivada do endoderma, mesoderma e ectoderma do embrião.	Células-tronco embrionárias
Células-tronco multipotentes	Presentes em todos os tecidos adultos. São células mais diferenciadas e capazes de gerar células de uma mesma linhagem celular.	Células-tronco hematopoiéticas

Fonte: Adaptado de Garcia e Fernández (2012) e Silva *et al.* (2016).

As CT também podem ser divididas conforme a sua origem. As **células-tronco embrionárias (CTE)**, como o próprio nome já diz, surgem nos primeiros estágios de divisão celular, após a fecundação e também na formação do embrião. Já as **células-tronco adultas (CTA)** estão presentes em todos os tecidos de um organismo adulto, como coração, cérebro, medula óssea, baço, rins e demais, e são capazes de gerar células mais diferenciadas, na linhagem celular do tecido em que se encontram, que vão desde as células progenitoras até as células mais maduras (GARCIA; FERNÁNDEZ, 2012).

Há ainda outro tipo de célula-tronco, conhecido como célula-tronco de pluripotência induzida (iPS, sigla em inglês para *induced pluripotent stem cell*). As iPSs são produzidas *in vitro*, a partir de uma amostra de tecido coletado do paciente. Geralmente, o tecido escolhido é a pele, embora, em teoria, outros também possam ser coletados. Dessa amostra, são separadas células somáticas, que serão tratadas em meio de cultura específico, onde é feita a reprogramação genética dessas células. Essa reprogramação é realizada pela inserção de retrovírus nessas células, contendo quatro genes (Oct–4, Sox–2, Klf–4 e c–Myc) que irão fazer com que a célula adulta retorne ao seu estágio de célula-tronco embrionária, recuperando sua capacidade de autorrenovação e diferenciação (Figura 2). A produção de iPS tem sido muito importante para a área da pesquisa experimental e clínica desde a sua primeira utilização em 2007, pois minimiza o uso de embriões humanos para a retirada de CTE. A produção de iPS também tem destaque na terapia celular, pois possibilita a obtenção de células específicas para cada caso de tratamento e paciente, descartando o risco de rejeição a transplantes (GARCIA; FERNÁNDEZ, 2012; IPTC, 2013).

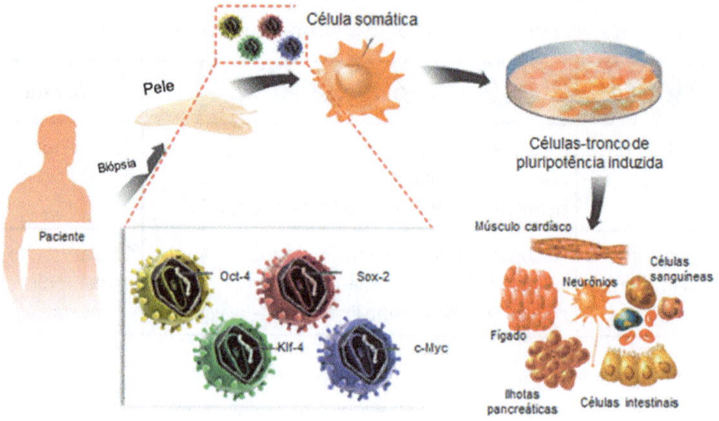

Figura 2. Representação da indução das células somáticas a retornarem ao estágio de células-tronco embrionárias, que, ao recuperarem seu potencial diferenciação, podem originar células de qualquer tecido.
Fonte: Adaptada de IPTC (2013).

Dentre as CT multipotentes, temos as hematopoiéticas, que vão iniciar a diferenciação das células que compõem o sangue (eritrócitos, leucócitos e plaquetas) (GARCIA; FERNÁNDEZ, 2012). O processo de hematopoiese desenvolve-se inicialmente no saco vitelínico, a partir do 15° dia da formação do embrião. À medida que o feto se desenvolve, as células entram na circulação, e o fígado torna-se o principal órgão de produção hematopoiética. Como a taxa de produção de células brancas nesse órgão é baixa, o baço, os linfonodos e o timo também começam a produzir células sanguíneas, nesses dois últimos, células específicas da linhagem linfoide. Enquanto a hematopoiese se mantém nesses órgãos e linfonodos, aproximadamente do 5° mês de gestação até o nascimento, o processo se inicia também na medula óssea. A partir da terceira semana do nascimento da criança, a hematopoiese fica restrita à medula óssea, em praticamente todos os ossos, onde permanece por toda a vida, em situações normais (LONGO, 2015; SILVA *et al.*, 2016; HOFFBRAND; MOSS, 2018).

Fique atento

Para se ter uma ideia do poder proliferativo de uma célula-tronco, são geradas cerca de 10^6 células sanguíneas maduras após 20 divisões celulares. A capacidade de divisão das células-tronco depende do encurtamento dos telômeros, mas é possível que se dividam aproximadamente 50 vezes (HOFFBRAND; MOSS, 2018).

Nos dois primeiros anos de vida, toda medula óssea é hematopoiética, mas no decorrer da infância, essa medula é substituída por gordura nos ossos longos. No adulto, a medula hematopoiética fica restrita a ossos como esterno, vértebras, costelas, ossos pélvicos e porções proximais do fêmur e úmero, mas cerca de 50% dessa medula ainda é composta de gordura (Figura 3). Em algumas condições específicas ou doenças, essa medula gordurosa pode se reverter e voltar a produzir células hematopoiéticas normais (LONGO, 2015; SILVA *et al.*, 2016; HOFFBRAND; MOSS, 2018).

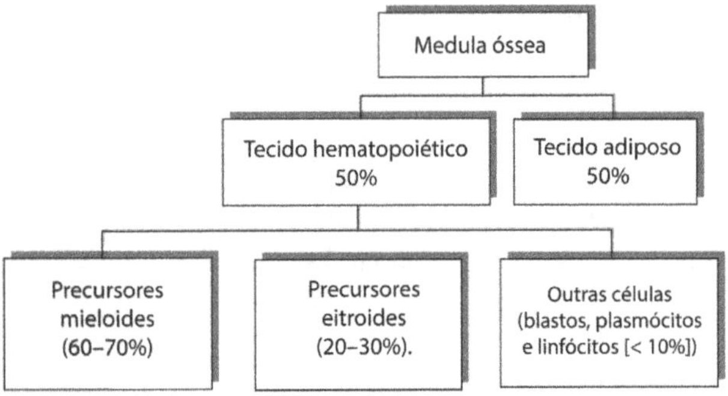

Figura 3. Composição da medula óssea adulta.
Fonte: Adaptada de Silva *et al.* (2016).

Transplante de medula: da coleta à transfusão

Alguns tipos de doenças, como leucemias e linfomas, são capazes de afetar a produção e a renovação celular da medula óssea. Em casos graves, indica-se o transplante de células-tronco (TCT) para a recuperação da função medular. Antes de realizar um TCT, é necessário que alguns fatores sejam avaliados para garantir o sucesso do procedimento.

Primeiramente, deve ser feito o diagnóstico da doença a partir de um hemograma e um mielograma (HOFFBRAND; MOSS, 2018). No **hemograma**, encontramos uma série de alterações que sugerem distúrbios hematopoiéticos até neoplasias. Cada doença apresenta suas alterações específicas, mas em geral, há brusca diminuição ou aumento nas contagens de leucócitos, alterações na contagem de plaquetas e eritrócitos, aparecimento de células atípicas no exame diferencial e também de células imaturas circulantes. Além disso, também pode haver alterações nos níveis de hemoglobina e hematócrito (SILVA *et al.*, 2016; HOFFBRAND; MOSS, 2018).

Exemplo

A Figura 4 é um exemplo de hemograma de um paciente com leucemia promielocítica aguda. Note as grandes alterações no número de eritrócitos e quantificação de hemoglobina e hematócrito, a baixa contagem de neutrófilos e plaquetas e a presença de promielócitos, que se caracterizam por possuir núcleos irregulares, com a presença de bastões de Auer e hipergranulação.

ERITRÓCITOS	2,55	M/μL
HEMOGLOBINA	7,4	g/dL
HEMATÓCRITO	23,0	%
VCM	90,2	fL
HCM	29	pg
CHCM	32,2	%
RDW	15,1	
Eritrócitos fragmentados 1+		
LEUCÓCITOS	4.400	/μL
fórmula	%	/μL
Neutrófilos	4,0	176
Linfócitos	60,0	2640
Monócitos	10,0	440
Eosinófilos	1,0	44
Basófilos	0	0
Promielócitos	25,0	1100
Alguns promielócitos com bastões de Auer		
PLAQUETAS	7.000	/μL

Figura 4. Exemplo de hemograma de paciente com leucemia promielocítica aguda.

Fonte: Adaptada de Failace e Fernandes (2015).

A partir das alterações encontradas no hemograma, podem ser feitos outros exames para confirmar ou não o diagnóstico da doença. O **exame citológico da medula**, também conhecido como **mielograma**, permite avaliar diversos parâmetros e pode ser feito a partir da aspiração por punção da medula óssea, coletada preferencialmente da crista ilíaca ou do osso esterno. O material aspirado é utilizado para:

- **Imunofenotipagem:** realizada por citometria de fluxo, em que ocorre a marcação com anticorpos específicos para certos antígenos de membrana. Essa avaliação ajuda na classificação dos tipos celulares presentes na amostra (linhagem e estágio de maturação), possibilitando a diferenciação dos diversos tipos de linfoma e leucemias (FAILACE; FERNANDES, 2015; SILVA *et al.*, 2016).
- **Citogenética:** possibilita a avaliação *in vitro* dos cromossomos e o estabelecimento do padrão de divisão celular. Permite também o estabelecimento do cariótipo e a avaliação de anormalidades cromossômicas, que muitas vezes auxiliam na confirmação do diagnóstico de neoplasias hematológicas. Geralmente é aliada com a técnica de hibridização *in situ* fluorescente (FISH) (FAILACE; FERNANDES, 2015; BAIN, 2016).
- **Biologia molecular:** permite a avaliação de genes associados às diversas neoplasias, conhecidos como oncogenes. O estudo dos oncogenes também auxilia no diagnóstico e classificação do tipo de neoplasia, fatores prognósticos e tratamento (translocações entre os genes FIP1L1-PDGFR [t(4;6)], por exemplo, estão associadas ao diagnóstico de leucemia eosinofílica crônica. Pacientes com esse tipo de mutação respondem bem ao tratamento com Imatinibe) (FAILACE; FERNANDES, 2015; BAIN, 2016).

Já o exame **histopatológico da medula por biópsia** é importante para avaliar a composição medular, permitindo comparar a proporção de tecido hematopoiético e tecido de sustentação, sobretudo o adiposo, (normalmente encontramos uma proporção de 1:1) e a prevalência de células hematopoiéticas. Assim, podemos classificar a medula como **normocelular** (medula normal), **hipercelular** (quando há predomínio de células hematopoiéticas, como em leucemias e doenças mieloproliferativas) ou **hipocelular** (quando há predomínio de tecido adiposo e poucas células, como por ocasião de imunodeficiência e quimioterapia). Geralmente, esse tecido da biópsia é corado pelo método de May–Grünwald–Giemsa para identificação dos tipos celulares, mas também é possível tratar o tecido medular com colorações especiais, como o ácido periódico de Schiff (PAS, identificação de eritroblastos, megacariócitos e magacarioblastos) e Sudan Black (identificação dos bastões de Auer) (BAIN, 2016; HOFFBRAND; MOSS, 2018).

Após o diagnóstico, é necessário estabelecer se o transplante a ser realizado envolverá células-tronco coletadas da medula óssea, células-tronco do sangue periférico ou de células-tronco do cordão umbilical. Além disso, é preciso também escolher se ele vai ser alogênico, singênico ou autólogo, para a escolha do doador ideal (Quadro 2). (HOFFBRAND; MOSS, 2018).

Quadro 2. Classificação do tipo celular do transplante, o doador potencial e amostra que dele pode ser coletada e as doenças em que é indicado o TCT

Classificação do tipo celular do transplante	Potencial doador e origem das CT	Doenças em que o transplante é indicado
Alogênico	Irmão HLA idêntico: medula óssea e sangue periférico Doador HLA idêntico: medula óssea e sangue periférico Sangue de cordão umbilical	**Distúrbios malignos da medula óssea:** leucemias, linfomas, mielodisplasia, mieloma múltiplo, anemia aplástica grave **Distúrbios hereditários:** talassemia, anemia falciforme, erros inatos do metabolismo no sistema hematopoiético e mesenquimal **Doenças graves adquiridas da medula:** hemoglobinúria paroxística noturna, mielofibrose, aplasia eritroide pura
Singênico	Gêmeo idêntico: medula óssea e sangue periférico	
Autólogo	Próprio paciente: medula óssea e sangue periférico	Linfoma de Hodgkin e não Hodgkin, mieloma múltiplo, amiloidose primária, geneterapia de doença genética

Fonte: Adaptado de Hoffbrand e Moss (2018).

Para a escolha do doador, é necessário que faça um teste de tipagem de antígenos leucocitários humanos (HLA) no doador e no paciente, a fim de avaliar a histocompatibilidade entre ambos. Esse teste é importante para diminuir as chances de rejeição do transplante e de desenvolvimento da doença do enxerto-contra-hospedeiro.

Para esse teste, é realizada a análise dos genes do braço curto do cromossomo 6, onde está localizada a região HLA, que é responsável por codificar os antígenos HLA e outras moléculas associadas (Figura 5) (HOFFBRAND; MOSS, 2018).

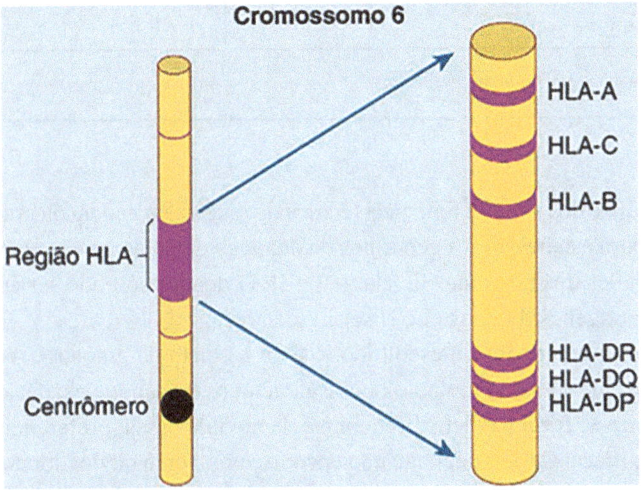

Figura 5. Localização das regiões HLA no cromossomo 6.

Fonte: Hoffbrand e Moss (2018, p. 255).

As moléculas HLA são divididas em classe I e classe II, e tem a função de apresentar o antígeno aos linfócitos T, a fim do sistema imunológico reconhecer corpos estranhos que entrem em contato com o nosso organismo (Quadro 3) (HOFFBRAND; MOSS, 2018).

Quadro 3. Classificação das moléculas HLA e suas características

Classe	Antígeno de Classe I	Antígeno de Classe II
Antígeno	HLA–A, HLA–B, HLA–C	HLA–DR, HLA–DP, HLA–DQ
Células em que estão presentes	Maioria das células nucleadas, plaquetas e superfície celular	Linfócitos B, células T ativadas, monócitos e macrófagos
Estrutura	Grande cadeia polipeptídica associada a β2–microglobulina	Compreendem duas cadeias polipeptídicas, uma α e outra β
Apresentam antígenos a	Linfócitos T CD8	Linfócitos T CD4

Fonte: Adaptado de Hoffbrand e Moss (2018).

A análise dos genes é feita pela técnica de reação em cadeia da polimerase (PCR), para estabelecer os genótipos do doador e do paciente e avaliar a compatibilidades dos antígenos de classe I e II. O doador só pode ser escolhido caso os antígenos de classe I e II sejam idênticos.

Assim que o doador é escolhido, é feita a coleta da amostra. A escolha preferida para transplantes autólogos e alogênicos é o sangue periférico. Ademais, pode-se fazer a coleta diretamente da medula óssea, preferencialmente da crista ilíaca. Caso o paciente não encontre um irmão ou doador com HLA compatível, pode-se usar material do cordão umbilical, para o qual as chances de incompatibilidade são extremamente pequenas.

Após a coleta, as amostras são processadas para a remoção de eritrócitos e concentração de células mononucleares. Também são removidas ao máximo as células T do material do doador, e, no caso de transplantes autólogos, são removidas também as células tumorais.

Preparada a amostra, inicia-se a etapa de condicionamento do paciente, quando este recebe altas doses de quimioterápicos e radiação no corpo todo, para erradicar o sistema hematopoiético, células malignas e células imunológicas. Transcorridas algumas horas, para a eliminação do quimioterápico, as CT que foram separadas da amostra são transfundidas no paciente por um acesso venoso (MAIO *et al.*, 2010; INCA, 2012; HOFFBRAND; MOSS, 2018).

Link

Na página do Instituto Nacional do Câncer, vinculado ao Ministério da Saúde, disponível no *link* a seguir, você pode conferir mais detalhes sobre o transplante de medula óssea.

https://qrgo.page.link/YXmNK

Como saber se o transplante deu certo?

Chamamos de "pega medular" quando as células do doador conseguem se proliferar no organismo do paciente. O sucesso do transplante depende de alguns fatores, como a idade, índice de remissão e gravidade da doença (HOFFBRAND; MOSS, 2018). Existem algumas maneiras de estimular a pega medular, como a administração de leucócitos do próprio doador para estimular o efeito enxerto *versus* leucemia ou linfoma. Além disso, pode-se administrar um fator estimulador de células granulocíticas (G–CSF) para evitar a neutropenia e, consequentemente, diminuir as chances de infecções, que são comuns após transplantes.

O dia da infusão de CT no paciente é conhecido como "dia zero". Durante o processo, ou logo após a infusão, podem ocorrer algumas reações adversas, especialmente gastrointestinais, relacionadas com o número de células infundidas, volume residual de eritrócitos com incompatibilidade ABO, contaminação da amostra e ainda reação tóxica ao dimetilsulfóxido (DMSO), utilizado como meio conservante das células (MAIA *et al.*, 2010; INCA, 2012; HOFFBRAND; MOSS, 2018).

Após o transplante de CT, há um período de pancitopenia intensa, que dura cerca de três semanas, quando são feitos hemogramas periódicos nesse paciente, para avaliar a resposta do organismo ao enxerto. Cerca de 24–48h antes da pega medular, ocorre a "síndrome da pega", que se caracteriza pelo aparecimento de alguns sinais e sintomas em decorrência de reações imunológicas dos monócitos e dos linfócitos T com liberação de citocinas. Dentre eles, está o aparecimento de *rash* cutâneo, febre, infiltrado, edema e embolia pulmonar, aumento de peso, alterações no funcionamento do fígado e rins e encefalopatia. Essas manifestações podem ser controladas com a administração de diuréticos e corticoides. A "pega" em si é considerada quando a taxa de neutrófilos circulantes fica acima de $500/mm^3$ e a taxa de plaquetas fica acima de $20.000/mm^3$ por mais de dois dias consecutivos, sem a necessidade de uma nova transfusão. O surgimento de neutrófilos, monócitos, reticulócitos e plaquetas na circulação sanguínea é um forte indício do sucesso do transplante (MAIA *et al.*, 2010; INCA, 2012; HOFFBRAND; MOSS, 2018).

Geralmente, por um período de três a 12 meses, o paciente se mantém imunodeficiente, mas a celularidade da medula vai se normalizando aos poucos. Por até dois anos, as reservas medulares ficam escassas (HOFFBRAND; MOSS, 2018).

Complicações do transplante de CT

Não é sempre que o transplante de CT ocorre com sucesso. Em alguns casos, a pega medular não acontece. Nesse casos, costuma aparecer alguns tipos de complicações associadas ao transplante de CT, que colocam em grande risco a vida do paciente. Essas complicações estão resumidas no Quadro 4 (HOFFBRAND; MOSS, 2018).

Quadro 4. Complicações pós-transplante de fase aguda (menos de 100 dias após) e de fase crônica (mais de 100 dias após)

Iniciais (geralmente < 100 dias)	Tardias (geralmente > 100 dias)
Infecções, principalmente bacterianas, fúngicas, herpes-simples, CMV	Infecções, principalmente herpes-zóster, bactérias encapsuladas
Hemorragia	GVHD cônica (artrite, má absorção, hepatite, esclerodemia, síndrome *sicca*, líquen plano, doença pulmonar, derrames nas serosas)
GVHD aguda (pele, fígado, intestino)	Doença pulmonar crônica
Falha no enxerto	Doenças autoimunes
Cistite hemorrágica	Catarata
Pneumonite intersticial	Infertilidade
Outras: doença venoclusiva, insuficiência cardíaca	Tumores malignos
CMV, citomegalovírus; GVHD, doença do enxerto *versus* hospedeiro	

Fonte: Adaptado de Hoffbrand e Moss (2018).

Uma das complicações mais comuns e também bastante perigosa é a doença do enxerto-contra-hospedeiro (DECH). Em sua maioria, os receptores de CT alogênicas, incluindo os que possuem HLA idêntico, mesmo fazendo terapia imunossupressora (com, por exemplo, metotrexato, ciclosporina ou tacrolimus) desenvolvem essa doença em algum grau. Ela se caracteriza pela reação das células do sistema imune do doador (especialmente células T) aos órgãos e tecidos do receptor. Esse "ataque" ao organismo do paciente é dividido em vários graus e apresenta sintomatologias específicas, resumidos no Quadro 5 (INCA, 2012; HOFFBRAND; MOSS, 2018).

Quadro 5. Estadiamento dos sintomas da DECH

Estágio	Pele	Fígado	TGI
0	Nada	Bilirrubina < 2 mg/dL	Nada
I	*Rash* macropapular < 25% da superfície corporal sem outros sintomas associados	Bilirrubina de 2 mg/dL a 3 mg/dL	Diarreia > 500–1000 mL/dia, náusea e emese
II	*Rash* macropapular ou eritema com prurido ou outro sintoma associado cobrindo de > 25% a < 50% da superfície corporal	Bilirrubina de 3 mg/dL a 6 mg/dL	Diarreia > 1000–1500 mL/dia, náusea e emese
III	Eritema generalizado ou erupção vesicular com formação de bolhas cobrindo > 50% da superfície corporal	Bilirrubina de 6 mg/dL a 15 mg/dL	Diarreia > 1500 mL/dia, náusea e emese
IV	Dermatite esfoliativa generalizada ou dermatite ulcerativa ou formação de bolhas	Bilirrubina > 15 mg/dL	Dor abdominal severa e paralização do íleo

Fonte: Adaptado de INCA (2012).

A terapia primária é feita com esteroides (como a metilprednisolona), que auxiliam na redução da ação das citocinas inflamatórias. O tratamento é eficaz, e cerca de 50% dos pacientes tratados conseguem atingir uma boa resposta à terapia. Caso a terapia primária não funcione, pode-se recorrer à terapia secundária, feita com globulina antitimocítica, um imunossupressor que se liga aos linfócitos T circulantes, reduzindo sua reação imunológica, gerando também uma linfopenia. Cerca de 20–50% dos pacientes conseguem alcançar uma melhora da doença (INCA, 2012).

Exercícios

1. As células-tronco podem ser classificadas com relação ao seu nível de plasticidade. Nesse sentido, pode-se afirmar que uma célula-tronco hematopoiética é:

a) totipotente.
b) pluripotente.
c) multipotente.
d) pluripotente e multipotente.
e) totipotente e pluripotente.

2. Após o transplante de medula, são observados alguns sinais no paciente, presentes antes e depois da pega medular. Diante disso, considere as seguintes afirmações:

I. Logo após o transplante, há uma leucopenia intensa, sem alteração nos demais componentes sanguíneos, que dura cerca de três semanas.
II. A "síndrome da pega medular" ocorre devido à liberação de citocinas por causa de uma reação imunológica que ocorre cerca de 24–48h antes da pega.
III. Alguns sintomas da "síndrome da pega medular" incluem febre, edema pulmonar e encefalopatia.
IV. A pega medular se caracteriza por aumento no número de neutrófilos e plaquetas circulantes que perduram por dois dias seguidos sem nova transfusão.
V. Mesmo com todos os cuidados tomados, pode haver falha na pega medular.

Quais estão corretas?

a) Somente I e II.
b) Somente I, II e IV.
c) Somente IV e V.
d) Somente III, IV e V.
e) Somente II, III, IV e V.

3. Leucemias e doenças mieloproliferativas apresentam um padrão de composição medular que pode ser observado por meio de um exame histopatológico da medula que foi coletada por biópsia. Nessas duas doenças, que tipo de padrão é encontrado?

a) Normocelular.
b) Hipercelular.
c) Hipercelular com aumento da proporção de tecido adiposo.
d) Hipocelular.
e) Hipocelular com porções normocelulares.

4. Supondo que uma pessoa seja portadora de um mieloma múltiplo e necessite de um transplante de medula óssea; em busca de um doador ideal, leia atentamente as afirmações a seguir:

I. Esse doador pode ser um irmão gêmeo idêntico, caracterizando um transplante singênico.
II. Esse doador pode não ter nível algum de parentesco com o receptor, mas é obrigatório que ambos tenham compatibilidade HLA.
III. Esse doador pode ser seu irmão, pai ou mãe e, por ser da mesma família, não é necessário realizar o teste de tipagem de HLA.
IV. O material para o transplante pode ser obtido por meio do sangue do cordão umbilical, caracterizando um transplante alogênico.
V. Mesmo recebendo o transplante de um doador com HLA idêntico ao seu, existe a possibilidade de o receptor rejeitar o enxerto.

Quais estão corretas?

a) Somente I, II e III.
b) Somente I, II, III e V.
c) Somente I, II, IV e V.
d) Somente I, II e V.
e) Somente I, III e V.

5. Após o transplante de células-tronco, podem surgir alguns tipos de complicações, tanto na fase inicial como na fase tardia. Entre as complicações tardias (após 100 dias do transplante), pode-se citar:

a) infecções por citomegalovírus.
b) cistite hemorrágica.
c) hemorragia.
d) pneumonite intersticial.
e) doenças autoimunes.

Referências

BAIN, B. J. *Células sanguíneas:* um guia prático. 5. ed. Porto Alegre: Artmed, 2016.

FAILACE, R.; FERNANDES, F. *Hemograma:* manual de interpretação. 6. ed. Porto Alegre: Artmed, 2015.

GARCIA, S. M. L.; FERNÁNDEZ, C. G. *Embriologia*. 3. ed. Porto Alegre: Artmed, 2012.

HOFFBRAND, A. V.; MOSS, P. A. H. *Fundamentos em hematologia de Hoffbrand*. 7. ed. Porto Alegre: Artmed, 2018.

INCA. *Tópicos em transplante de células-tronco hematopoéticas*. Rio de Janeiro: INCA, 2012. *E-book*. Disponível em: https://www.inca.gov.br/sites/ufu.sti.inca.local/files//media/document//topicos-transplantes-medula.pdf. Acesso em: 23 out. 2019.

IPTC. *Células-tronco*. 2013. Disponível em: http://celulastroncors.org.br/celulas-tronco-2/. Acesso em: 23 out. 2019.

LONGO, D. L. *Hematologia e oncologia de Harrison*. 2. ed. Porto Alegre: AMGH, 2015.

MAIA, V. R. *et al. Protocolos de enfermagem:* assistência de enfermagem no transplante autólogo de células-tronco hematopoéticas do sangue periférico. 1. ed. Rio de Janeiro: HEMORIO, 2010. Disponível em: http://www.hemorio.rj.gov.br/Html/pdf/Protocolo_tmo.pdf. Acesso em: 23 out. 2019.

SILVA, P. H. *et al. Hematologia laboratorial:* teoria e procedimentos. Porto Alegre: Artmed, 2016.

Laudo hematológico e casos clínicos em onco-hematologia

Objetivos de aprendizagem

Ao final deste texto, você deve apresentar os seguintes aprendizados:

- Identificar os itens que integram o laudo hematológico.
- Relacionar os laudos hematológicos com demais parâmetros de diagnóstico de neoplasias hematológicas.
- Descrever a correlação clínico-laboratorial de neoplasias hematológicas.

Introdução

O laudo hematológico tem no hemograma seu principal componente. Apesar de ser um exame de suporte na avaliação do paciente para praticamente todas as enfermidades, este exame assume um papel crucial na identificação, diagnóstico e prognóstico de doenças hematológicas, especialmente as neoplasias que envolvem células sanguíneas.

Neste capítulo, você vai conhecer os itens que compõem o laudo hematológico. Além disso, aprenderá a relacionar seus elementos específicos com os parâmetros de diagnóstico clínico-laboratorial de neoplasias hematológicas.

O laudo hematológico

O hemograma constitui o laudo hematológico da avaliação quantitativa e morfológica/qualitativa dos constituintes celulares do sangue. É considerado o exame complementar mais requerido pelas equipes de saúde para fins de avaliação clínico-laboratorial de pacientes. A avaliação desse conjunto de análises que compõem o hemograma permite conhecer o estado geral de saúde do paciente, com informações valiosas para que se possa formular hipóteses diagnósticas (associadas à clínica) e até mesmo fechar o diagnóstico de doenças hematológicas, ou então para realizar triagem dos pacientes. O hemograma pode ser dividido em três partes:

- eritrograma: análise das células vermelhas do sangue, também chamadas de eritrócitos ou hemácias (série vermelha);
- leucograma: análise das células brancas do sangue, também chamadas de leucócitos (série branca);
- plaquetograma: análise das plaquetas, também chamadas de trombócitos (série plaquetária).

Quando inclui todas essas três partes, o exame é popularmente chamado de "hemograma completo". Tal nomenclatura deve ser abandonada, pois todo hemograma, atualmente, deve conter as partes recém-citadas, com as análises mínimas apresentadas no Quadro 1. Na verdade, esse termo era usado porque antigamente, devido a questões de recursos tecnológicos, a realização de um hemograma com todos esses itens era bastante demorada e, dependendo da urgência do caso em questão, os médicos solicitavam somente uma parte indispensável do hemograma para a avaliação daquele caso clínico em particular. Hoje em dia, com os avanços tecnológicos e a automatização do setor de hematologia nos laboratórios de análises clínicas, um "hemograma completo" não leva mais do que pouquíssimos minutos, mesmo nos equipamentos mais simples.

Quadro 1. Análises mínimas de cada parte do hemograma, com suas unidades de medida

Parâmetro	Unidade de medida
Eritrograma	
Contagem de eritrócitos	$10^6/mm^3$
Dosagem da hemoglobina (Hb)	g/dL
Hematócrito (Htc)	%
Volume corpuscular médio (VPM)	μm^3 ou fL
Concentração da hemoglobina corpuscular média (CHCM)	g/dL
RDW	%
Leucograma	
Contagem total de leucócitos	$103\ /mm^3$
Contagem diferencial de leucócitos: ■ Neutrófilos (bastonetes e segmentados) ■ Eosinófilos ■ Basófilos ■ Linfócitos ■ Monócitos	■ % e $10^3\ /mm^3$ ■ % e $10^3\ /mm^3$ ■ % e $10^3\ /mm^3$ ■ % e $10^3\ /mm^3$ ■ % e $10^3\ /mm^3$
Plaquetograma	
Contagem total de plaquetas	$10^3/mm^3$
PDW	%

Fonte: Adaptado de Failace e Fernandes (2015).

A apresentação das três partes do hemograma em um laudo hematológico não possui uma regra rígida. Entretanto, por convenção de uso, reporta-se primeiramente os resultados associados ao **eritrograma**. Os equipamentos de hemograma realizam obrigatoriamente três avaliações: a contagem de eritrócitos totais (eritrometria), a dosagem de hemoglobina (Hb) e o hematócrito (Htc). Os demais itens podem ser calculados a partir dessas dosagens. Contudo, o advento dos analisadores automatizados modificou a obtenção dos índices hematimétricos do hemograma (Figura 1).

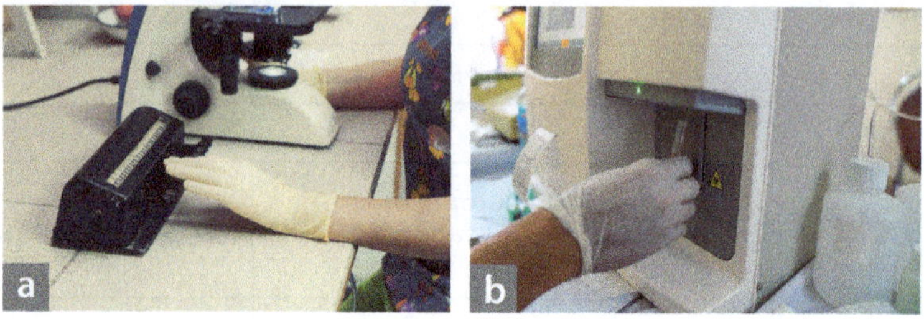

Figura 1. Demonstração de contagem de elementos do sangue: (a) técnica de contagem utilizando microscopia e um contador; (b) um analisador hematológico automatizado.
Fonte: Yuriy Bartenev/Shutterstock.com; Vietnam Stock Images/Shutterstock.com.

A contagem de eritrócitos (E) era realizada, originalmente, em câmara de contagem (hemocitômetro) lida ao microscópio. Entretanto, havia muitas discrepâncias entre avaliadores humanos para uma mesma amostra. Com o advento dos contadores automatizados, essas contagens se tornaram muito mais precisas. Essencialmente, tais aparelhos utilizam o princípio de Coulter (contagem por pulsos de impedância) em canal comum às plaquetas, ou senão podem utilizar o método óptico. Os erros pré-analíticos (isto é, erros que acontecem antes das análises propriamente ditas, como na coleta) são os mais comuns (como a presença de coágulos na amostra sanguínea), mas podem ainda haver erros devido à crioaglutinação, que levará a uma contagem falsamente diminuída dos eritrócitos; presença de plaquetas gigantes, que podem eventualmente ser contabilizadas como hemácias; microcitose extrema, com presença de fragmentos eritrocitários que geram contagens falsamente reduzidas; e, por último, a leucocitose acentuada, que gera contagem falsamente aumentada. Os valores de referência variam conforme gênero e idade do indivíduo.

A dosagem de Hb é realizada após a lise (rompimento) das hemácias e, em seguida, por uma reação que gera um reagente de cor que é dosado por espectrofotometria nos contadores hematológicos. As alterações de dosagem podem ocorrer devido à lipemia (causando resultados falsamente elevados) ou presença de sujeira na parede da câmara do contador hematológico. Assim como na contagem de eritrócitos totais, os valores de referência de Hb variam conforme gênero e idade.

O Hct constitui a medida do volume de massa eritroide presente em uma amostra de sangue. Essa dosagem, no passado, ajudava a corroborar os valores de eritrometria contados de forma manual, uma vez que, como já citado, poderiam surgir dúvidas em relação a essa contagem. A técnica era executada preferencialmente em tubo capilar centrifugado a 11.000 rotações por minuto (rpm). Atualmente, o Hct é obtido como parâmetro derivado, isto é, pelo cálculo a partir de outros parâmetros. Para se obter o Hct, multiplica-se o volume corpuscular médio (VCM) pelo E (Hct = [VCM × E]/10). Como se trata de um valor obtido por meio de cálculos, os possíveis erros que possam ocorrer estão correlacionados à obtenção dos outros parâmetros, como o VCM e o número de eritrócitos (FAILACE; FERNANDES, 2015).

O VCM surgiu como uma maneira de corroborar os achados microscópicos de correlação de anemias com volume dos eritrócitos e classificá-las como microcíticas, normocíticas ou macrocíticas. Era realizada por meio do cálculo envolvendo Hct e E (VCM = Hct ÷ E). Atualmente, os analisadores automatizados realizam a medição de VCM pela impedância dos eritrócitos ao passar através de um *transducer* (componente de um analisador hematológico usado para converter uma medição, neste caso impedância, em outra, fentolitros), sendo os eritrócitos medidos individualmente. O valor apresentado é o resultado da média do volume eritrocitário medido. A relação do VCM com E é, de forma geral, inversamente proporcional (Figura 2): em pessoas com altos valores de VCM encontram-se baixos valores de E e vice-versa.

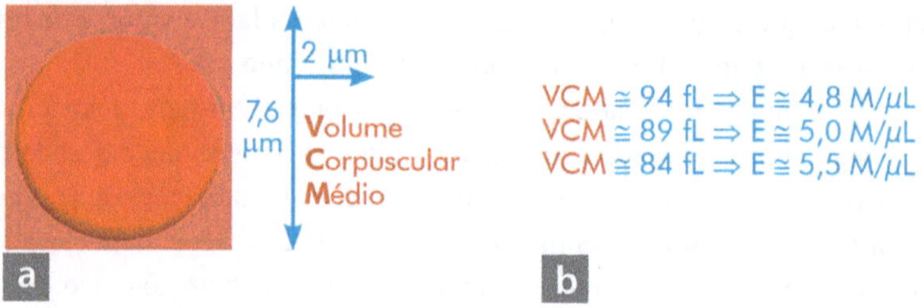

Figura 2. Relação do VCM com a quantidade E: (a) o volume de uma hemácia; (b) a relação inversamente proporcional entre os valores de VCM e E.

Fonte: Failace e Fernandes (2015, documento *on-line*).

O parâmetro de hemoglobina corpuscular média (HCM) é calculado dividindo-se a quantidade de Hb pela quantidade de E (HCM = Hb ÷ E). Trata-se, portanto, de um parâmetro derivado. O HCM indica a quantidade de hemoglobina por hemácia, tendo impacto na identificação do tipo de anemia, se hipercrômica, normocrômica ou hipocrômica. A concentração hemoglobínica corpuscular média (CHCM) é também um parâmetro derivado de análise de eritrócitos, obtida pela divisão do HCM pelo VCM. Em conjunto com o HCM, o CHCM avalia a quantidade de hemoglobina em cada hemácia (o HCM relaciona-se à quantidade de hemoglobina — estando associado ao tamanho da célula — e o CHCM refere-se à concentração média de hemoglobina no interior das hemácias — estando associado à cor da hemácia). O *red cell distribution width* (RDW, ou, traduzindo do inglês, amplitude de distribuição dos glóbulos vermelhos) visa avaliar as variações de tamanhos entre os eritrócitos. Variações muito grandes de volume entre as células geram valores de RDW altos, o que pode indicar uma alteração morfológica (anisocitose — variação no tamanho celular) na linhagem eritrocitária circulante.

No **leucograma**, realizamos a contagem dos leucócitos totais (em número/µL) e a contagem de valores absolutos (número/µL) e relativos (percentual), além de identificarmos cada tipo de leucócito circulante, com a clássica técnica de realizar a contagem de, no mínimo, 100 células, verificando a distribuição entre os tipos celulares encontrados, na técnica manual. Os contadores automatizados efetuam a contagem de um número muito superior de células, variando este número conforme o equipamento (como média, tem-se o valor de 3.000 leucócitos) (FAILACE; FERNANDES, 2015). No Quadro 2, são exibidos os valores de referência para indivíduos adultos a fim de exemplificar essas informações.

Quadro 2. Limites de referência* para adultos, a fim de exemplificar como são demonstrados os valores de leucograma no hemograma

	%	/µL
Leucócitos	–	3.600–11.000
Neutrófilos**	40–70	1.500–6.800
Linfócitos	20–50	1.000–3.800
Monócitos	2–10	100–800
Eosinófilos	1–7	50–400
Basófilos	0–3	0–200

* Em indivíduos brancos. Em negros, o valor absoluto médio de neutrófilos é de 10 a 20% mais baixo, e o de linfócitos, cerca de 8% mais alto.
** Neutrófilos totais. Neutrófilos bastonados = 0 a 6%.

Fonte: Adaptado de Failace e Fernandes (2015).

A evolução tecnológica dos analisadores hematológicos permitiu que a contagem diferencial de leucócitos se tornasse mais precisa, com contagens absolutas mais fidedignas e reprodutíveis entre os diversos modelos existentes no mercado. Atualmente, a contagem de leucócitos é desenvolvida com uso de tecnologia que se assemelha à tecnologia da citometria de fluxo. Nessa técnica, ocorre a passagem de um feixe de luz pelas células, o que gera dispersão de luz frontal (FSC) e lateral (SSC). O FSC indica o tamanho celular e o SSC indica a granulosidade celular. O cruzamento dessas duas informações pode possibilitar a classificação das células (leucócitos, monócitos, neutrófilos, eosinófilos e basófilos, por exemplo). Além desses parâmetros, também é realizada a contagem dessas células. Os aparelhos mais modernos conseguem distinguir entre as mais diversas subpopulações celulares, além de realizar marcações como entre a diferenciação de cédulas CD4+/CD8+, análise essencial para avaliação e acompanhamento do paciente HIV+, por exemplo.

O **plaquetograma** foi incorporado ao hemograma de forma efetiva após o advento dos dispositivos de contadores hematológicos, permitindo que essa contagem seja feita de maneira rápida e fidedigna. A avaliação do quantitativo de plaquetas auxilia na avaliação do perfil de coagulação do paciente, identificando rapidamente se o paciente poderá ter um distúrbio. Obviamente, o processo de coagulação não depende somente das plaquetas, mas também de inúmeras outras substâncias que se integram na cascata de coagulação sanguínea. A avaliação da quantidade de plaquetas e da variação de seus tamanhos (PDW, do inglês *platelet distribution widht*) trouxe transformações na avaliação mais rápida desses processos. Alguns laudos apresentam outros parâmetros de análises de plaquetas, com o volume plaquetário médio (VPM) e fração plaquetária imatura (IPF) (SILVA *et al.*, 2015).

As análises automatizadas não substituem a avaliação microscópica, que deve ser realizada sempre que os resultados apresentarem os chamados *flags* (alertas) de resultados ou em solicitações específicas, como no acompanhamento de uma anemia ou suspeita de infecções parasitárias (pesquisa de *Plasmodium sp.*, por exemplo). Esses *flags* são sinalizadores mostrados pelo equipamento quando os valores apresentam alguma alteração já reportada como sendo correlacionada com alterações clínicas e que merecem uma análise microscópica detalhada e confirmatória. Nessas análises, é possível identificar alterações morfológicas e/ou de liberação de formas celulares imaturas no sangue periférico. Na linhagem vermelha, é possível identificar alterações no tamanho (microcitose e macrocitose) e variação de forma, chamada de poiquilocitose (podemos encontrar diferentes formas eritrocitárias, como os drepanócitos, característicos da anemia falciforme, por exemplo). Na série leucocitária, podemos avaliar variações nas granulações ou presença de inclusões citoplasmáticas. Já na série plaquetária, podemos avaliar o tamanho das plaquetas ou o surgimento de agregados plaquetários.

De todo modo, as avaliações do hemograma podem não ser suficientes para o diagnóstico das neoplasias hematológicas. Quando há suspeita de uma neoplasia hematológica indicada pelo hemograma, pode ser solicitado um **mielograma**. Esse procedimento também pode ser chamado de "avaliação do aspirado medular", e consiste na avaliação do parênquima do órgão formador das células do sangue, que é a medula óssea. O mielograma é indicado para avaliação de anormalidades significativas observadas no hemograma, avaliação de tumores primários presentes em leucemias e doenças linfoides crônicas da medula óssea, avaliação de remissão em pacientes leucêmicos sobre o efeito da quimioterapia, estadiamento de tumores que podem sofrer metástase e invadir a medula óssea e avaliação diagnóstica de doenças infecciosas.

A amostra para a realização do mielograma deve ser obtida pela punção de medula óssea. Dessa obtenção, podem ser utilizados dois tipos de espécimes para análises:

- Análise de aspirado da medula: oferece a possibilidade de análises morfológicas com excelente caracterização da morfologia das células precursoras das células sanguíneas periféricas. Esta é a análise popularmente conhecida como "mielograma".
- Análises de tecido medular: caracterizadas como uma "biópsia da medula óssea", servem para avaliar a celularidade do tecido, possibilitando análises da série megacariocítica, do grau de fibrose medular, da aplasia de medula e de infiltrações medulares por metástases e infecções.

O mielograma realizado por meio de aspirado de medula óssea inclui diversas análises, assim como ocorre com o hemograma. A análise inicia-se pela confecção de um esfregaço do material medular, que poderá ser corado utilizando coloração tradicional pelos derivados de Romanowsky e posterior avaliação das células em microscopia óptica. Quando a suspeita clínica do paciente for de leucemia aguda, podem ainda ser solicitadas **provas citoquímicas** e realização de **imunofenotipagem** por citometria de fluxo no aspirado medular, a fim de classificar quais os tipos de células estão se proliferando e, com isso, fazer também o auxílio diagnóstico nas leucemias agudas; podem ser solicitadas ainda a **análise de cariótipo**, que é uma análise citogenética, ou técnicas de citogenética molecular, como a **hibridização *in situ*** com sonda marcada com fluorescência (FISH); ou ainda, **análise molecular** pela reação em cadeia da polimerase (PCR).

Atualmente, a obtenção do aspirado de medula é realizada preferencialmente por aspiração da crista ilíaca posterior, por ser um procedimento relativamente seguro e menos doloroso ao paciente do que a coleta no esterno, muito utilizada no passado. Os dois espécimes para análise — aspirado e biópsia — podem ser obtidos de uma mesma punção. A diferenciação entre eles será dada pela agulha de obtenção. Primeiramente, é obtida a amostra para biópsia por meio de uma agulha tipo Jamshid. A obtenção de amostra de aspirado de medula é feita em seguida, utilizando-se a mesma punção.

O laudo de um mielograma é composto de: avaliação da celularidade total da medula, relação granulocítica eritrocítica, determinação da celularidade relativa e absoluta, descrição morfológica qualitativa de cada série específica (granulocítica, eritroide, linfomonoplasmocitária, megacariocítica), caracterização de células anômalas, quando presentes, e conclusão final do laudo. Essa conclusão final é facilitada pela presença de dados relativos ao hemograma, realizado anteriormente ao mielograma (FAILACE; FERNANDES, 2015; SILVA *et al.*, 2015).

Parâmetros de diagnóstico de neoplasias hematológicas

As neoplasias hematológicas são definidas como um grupo heterogêneo de doenças que, em comum, podem alterar os precursores das células sanguíneas, seja de forma quantitativa ou qualitativa (morfologia celular). As neoplasias podem ser agrupadas em leucemias, mieloma múltiplo, linfomas e síndromes mielodisplásicas.

As avaliações clínico-laboratoriais derivadas dos exames laboratoriais, como análise do hemograma e do mielograma, possuem grande impacto sobre o diagnóstico, prognóstico e estadiamento, e na própria avaliação da resposta ao tratamento, proporcionando uma possibilidade de alterações dos protocolos, de acordo com a resposta do paciente. Como as neoplasias hematológicas estão correlacionas à alteração na série branca do sangue e a alterações medulares, a análise do leucograma possui importância na avaliação deste paciente. A presença de um hemograma com grandes alterações na série branca, associada a sintomas relatados pelo paciente, pode levantar a suspeita diagnóstica de uma neoplasia hematológica (MEHRANFAR *et al.*, 2017).

Nas leucemias do tipo aguda, o diagnóstico e a classificação são realizados a partir da avaliação morfológica e citoquímica das células neoplásicas em sangue periférico e medula óssea. A associação com outras técnicas, como de citogenética, citometria de fluxo e, mais recentemente, biologia molecular, permitiu que grupos de leucemias agudas morfologicamente semelhantes e de difícil distinção pudessem ser identificadas. O diagnóstico dessas leucemias ocorre a partir da visualização de células imaturas no sangue periférico (blastos), mas a confirmação é feita de acordo com os critérios medulares (percentual de blastos na medula). O uso de citometria de fluxo para a classificação das células encontradas permite então classificá-las de acordo com parâmetros pré-estabelecidos para cada subgrupo de leucemias.

Pesquisas envolvendo análises cromossômicas em pacientes com essas neoplasias hematológicas revelaram que tais análises podem ser uteis na diferenciação de subgrupos de leucemias, uma vez que anomalias como a translocação t(8,21) é identificada como comum na leucemia mieloide aguda (LMA), por exemplo. A união desses dados diagnósticos (análise do hemograma e da celularidade da medula óssea por meio de mielograma, morfologia, citometria de fluxo e citogenética) permite classificação e estadiamento mais precisos, possibilitando tratamentos mais eficazes (DÖHNER; WEISDORF; BLOOMFIELD, 2015; BULLINGER; DÖHNER; DÖHNER, 2017).

Já nas leucemias linfoides agudas (LLA), a utilização de métodos citoquímicos de marcação celular, como mieloperoxidase e Sudan Black, auxilia no correto diagnóstico. As marcações são utilizadas para demonstrar a origem mieloide nos blastos leucêmicos identificados. Outra técnica utilizada é a imunofenotipagem, que permite a identificação antigênica dos clones celulares malignos em pacientes com LLA, uma vez que possibilita a marcação de inúmeros antígenos de superfície e, com isso, sua classificação por origem na linhagem de maturação dessas células (Quadro 3).

Quadro 3. Perfil imunofenotípico das leucemias linfoides agudas, apresentando os marcadores que podem ser utilizados na técnica de imunofenotipagem por citometria de fluxo

	Linhagem B				Linhagem T		
Marcador	**Pró-B**	**Comum**	**Pré-B**	**B**	**Pré-T**	**Intermediário**	**T**
HLA-DR	+	+	+	+	+/–	–	–
TdT	+	+	+	+/–	+	+	+
CD19	+	+	+	+	–	–	–
CD22(c)	–/+	+	+	+	–	–	–
CD10	–	+	+	–/+	–/+	–/+	+/–
CD20	–	–/+	+	+	–	–	–
cμ	–	–	+	–	–	–	–
SmIg	–	–	–	+	–	–	–
CD7	–	–	–	–	+	+	+
CD2	–	–	–	–	–	+	+
CD3(c)	–	–	–	–	+/–	+	+
CD1a	–	–	–	–	–	+/–	–
CD3	–	–	–	–	–	–	+
CD4/CD8	–	–	–	–	–	+/–	+

Legenda: TdT = terminal desoxinucleotidil transferase; CD22(c) = CD22 intracitoplasmático; cμ = cadeia μ citoplasmática; SmIg = imunoglobulina de superfície; + = expressão do antígeno; +/– = expressão variável, frequentemente positiva; – = ausência de expressão do antígeno; –/+ expressão variável, frequentemente negativa.

Fonte: Adaptado de Farias e Castro (2004).

Dentre as alterações apresentadas por leucemias crônicas, a leucemia mieloide crônica (LMC) apresenta como fator de suspeita diagnóstica a presença de um hemograma com leucocitose variável, predominantemente neutrofílica, apresentando todas as fases de maturação celular neutrofílica representada, desde mieloblastos até neutrófilos segmentados. O mielograma pode ser executado, apresentando características de hipercelularidade e aumento de precursores granulocíticos. Na leucemia linfoide crônica (LLC), o diagnóstico imunofenotípico é crucial para identificação do aumento do número de células B com marcadores específicos, uma vez que no hemograma identificamos uma linfocitose, mas não é possível a identificação das células B nesse exame. Os marcadores normalmente expressos nesses casos são CD19, CD5 e CD23. A expressão de CD20, CD79b e CD22 é fraca, mas sugestiva de LLC; FMC7 sempre é negativo. Esses achados permitem fazer o diagnóstico diferencial com outros linfomas B leucemizados (JABBOUR; KANTARJIAN, 2018; TRIPATHI; ZAIDI; MEHDI, 2019).

Os linfomas não costumam apresentar alterações no hemograma, mas pode haver uma anemia e/ou uma elevação do número total de leucócitos. Portanto, para o diagnóstico correto, a equipe de saúde que estiver avaliando o paciente deve levar em consideração a avaliação clínica e os resultados de outros exames, como a velocidade de hemossedimentação (VHS), taxas bioquímicas de avaliação hepática, entre outras. A imunofenotipagem por citometria de fluxo do sangue periférico também tem um importante valor diagnóstico, permitindo a marcação de células de origem linfoide que, no caso do linfoma, estarão presentes em grandes quantidades no sangue periférico.

No mieloma, é comum o hemograma apresentar um quadro de anemia normocítica-normocrômica com formação de *rouleaux*, que são agregados de três a 12 eritrócitos que ocorrem em pilhas. As contagens de leucócitos e plaquetas quase sempre são normais, embora sejam encontrados na literatura alguns casos de plaquetopenia em pacientes com mieloma. Em geral, a medula óssea apresenta-se nesses casos com menos de 10% das células como sendo plasmócitos (RAJKUMAR; KUMAR, 2016).

Correlação clínico-laboratorial de neoplasias hematológicas

No diagnóstico laboratorial das LMAs, encontramos um hemograma com contagem de plaquetas e hemoglobinas baixas e contagem de leucócitos variando entre < 1.000/μL a 200.00/μL; na contagem diferencial, observa-se uma neutropenia com presença de blastos. A trombocitopenia pode ser severa e a anemia em geral é normocítica e normocrômica. Exames de citoquímica ainda são muito empregados, podendo ser aplicados tanto no sangue periférico quanto em amostras de aspirado medular. A positividade das colorações citoquímicas mieloperoxidase e Sudan Black confirmam a natureza mieloide da leucemia. A imunofenotipagem por citometria de fluxo vem sendo cada vez mais aplicada no diagnóstico da LMA, permitindo a marcação de inúmeros antígenos e facilitando a classificação entre os diferentes tipos dessa leucemia. As análises citogenéticas de cariótipo evidenciam a presença predominante de translocações, sendo também reportada a trissomia do 8 e/ou do 11 (DÖHNER; WEISDORF; BLOOMFIELD, 2015; BULLINGER; DÖHNER; DÖHNER, 2017).

A utilização de marcação citoquímica também é realizada para o diagnóstico da LLA para diferenciação da origem mieloide dos blastos leucêmicos. Na LLA, a classificação entre os tipos L1, L2 e L3 se dá por avaliação morfológica dos blastos da medula óssea. No hemograma, são encontrados geralmente anemia, neutropenia e trombocitopenia, sendo o grau dessas citopenias variável conforme o grau de comprometimento da medula óssea (SILVA *et al.*, 2015).

Na LMC, há um distúrbio proliferativo clonal de uma célula-tronco pluripotente. O hemograma apresenta-se com leucocitose variável e neutrofilia, com visualização de todas as fases da maturação da linhagem neutrofílica. Em vários casos, é possível observar um aumento no número de basófilos e eosinófilos, antes mesmo do aumento do número de leucócitos totais. A anemia apresenta-se como um achado da evolução da doença, apresentando-se normocítica e normocrômica. Há uma trombocitose em cerca de 50% dos casos, com valores que podem superar 1.000.000 plaquetas/µL. A análise do aspirado de medula óssea é obrigatória em pacientes com suspeita de LMC. A medula apresenta-se hipercelular, com aumento dos precursores granulocíticos. Há um aumento relativo de mielócitos, e os mieloblastos não ultrapassam 5%. As análises citogenéticas (tanto no sangue periférico quanto na medula) apresentam o cromossomo Filadélfia, formado pela translocação t(9,22), que acaba por formar o gene aberrante BCR–ABL (JABBOUR; KANTARJIAN, 2018; TRIPATHI; ZAIDI; MEHDI, 2019).

Já a LLLC é caracterizada por ausência de sintomatologia clínica na maioria dos pacientes. Seu diagnóstico ocorre devido à visualização de alterações do hemograma, que incluem linfocitose. O diagnóstico requer a presença de pelo menos 5×10^9 linfócitos B no sangue periférico e de uma população clonal de células B, detectada por citometria de fluxo, positiva para restrição da cadeia leve (ou k ou λ), CD5, CD23, CD79b e expressão de imunoglobulina de superfície e baixos níveis de CD20. Sob exame microscópico simples, as células LLC apresentam uma aparência típica de células manchadas, que são artefatos de linfócitos danificados durante a preparação da lâmina (SHAHJAHANI *et al.*, 2015).

O mieloma, por sua vez, caracteriza-se pela presença de dor óssea persistente (especialmente tórax e costas). O hemograma, como reportado, apresenta-se com manifestação de anemia, mas na maioria dos pacientes não há alterações na série leucocitária ou no plaquetograma. Nas análises de medula óssea, observa-se aumento no número de plasmócitos presentes, podendo ser superiores a 10% das células da medula (RAJKUMAR; KUMAR, 2016).

Os linfomas são um grupo muito heterogêneo de doenças neoplásicas que afetam o sistema linfático, sendo os seus principais tipos o linfoma de Hodgkin e o linfoma não Hodgkin. No caso do linfoma de Hodgkin a suspeita diagnóstica inicia-se devido à uma adenopatia cervical ou axilar indolor. Ocasionalmente, podem aparecer alterações no hemograma, indicando anemia e/ou um aumento no número total de leucócitos, não sendo, portanto, indicações confirmatórias. O mesmo ocorre com o linfoma não Hodgkin, não apresentando alterações significativas no hemograma ou no mielograma. Com o avançar da doença, o surgimento de leucocitose (> 15.000/mm^3) e linfopenia (< 600/mm^3) são marcadores de pior prognóstico.

Exercícios

1. No diagnóstico das leucemias, as análises citogenéticas assumem um papel de destaque, pois muitas apresentam alterações do cariótipo que são características, auxiliando no diagnóstico. Caso seja achado uma translocação entre o cromossomo 22 e o cromossomo 9 em um paciente com suspeita de leucemia, isso pode nos levar a crer que se trata de:

a) leucemia mieloide crônica.
b) leucemia mieloide aguda.
c) leucemia linfoide crônica.
d) leucemia linfoide aguda.
e) leucemia linfocítica crônica.

2. A imunofenotipagem por citometria de fluxo é atualmente uma ferramenta indispensável para o diagnóstico hematopatológico. É possível utilizar um conjunto de marcações que permite distinguir entre os diferentes tipos de leucemias linfoides, por exemplo. Dessa maneira, na imunofenotipagem por citometria de fluxo para caracterização da LLC encontramos uma marcação positiva para:

a) CD79b, CD5 e CD20 altamente expresso.
b) Expressão positiva de CD20 e CD5 somente.
c) CD79a e CD23 somente.
d) CD20 altamente expresso e baixas expressões de CD23.
e) Expressão positiva de CD5, CD23, CD79b.

3. Observe a frase abaixo:
"Paciente com hemograma apresentando leucograma com ___________de 80.000/ mm^3 de

leucócitos totais e com 40% de blastos na análise de aspirado medular. Com base nesses exames, podemos supor que se trata de ________."

Marque a alternativa que corretamente completa os espaços, respectivamente.

a) leucócitos; leucemia aguda
b) plaquetas; leucemia crônica
c) leucócitos; leucemia crônica
d) VCM; leucemia aguda
e) hematócrito; leucemia crônica

4. Paciente de 65 anos, com queixa de dor lombar há cerca de 6 meses, procura atendimento médico. São solicitados vários exames, entre eles o hemograma, que apresentou resultados condizentes com anemia normocítica-normocrômica com formação de *rouleaux*, e resultados de leucócitos e plaquetas normais. Há, então, a solicitação de um mielograma. Nele, é evidenciada a presença de >10% de plasmócitos. O quadro apresentado é condizente com:

a) leucemia linfoide crônica.
b) leucemia linfoide aguda.
c) leucemia mieloide aguda.
d) mieloma múltiplo.
e) linfoma de Hodgkin.

5. Leia as frases abaixo.

I. Leucemias são neoplasias malignas das células primitivas hematopoiéticas (*stem cells*) que surgem na medula óssea e que se distribuem pelo sangue circulante e por outros órgãos.

II. Na LLC, as células hematopoiéticas imaturas (blastos) se proliferam sem sofrer diferenciação em células maduras normais.

III. Os linfomas tanto de Hodgkin quanto não Hodgkin apresentam grande comprometimento da medula óssea, com alterações da celularidade, tornando-se hipercelular com aumento de precursores granulocíticos.

Quais delas são verdadeiras:

a) Somente a I.
b) Todas.
c) Somente a II.
d) A I e a III.
e) A II e a III.

Referências

BULLINGER, L.; DÖHNER, K.; DÖHNER, H. Genomics of acute myeloid leukemia diagnosis and pathways. *Journal of Clinical Oncology*, v. 35, n. 9, p. 934–946, 2017. Disponível em: https://ascopubs.org/doi/10.1200/JCO.2016.71.2208. Acesso em: 12 nov. 2019.

DÖHNER, H.; WEISDORF, D. J.; BLOOMFIELD, C. D. Acute myeloid leukemia. *New England Journal of Medicine*, v. 373, n. 2, p. 1.136–1.152, 2015. Disponível em: https://www.nejm.org/doi/full/10.1056/NEJMra1406184?url_ver=Z39.88-2003&rfr_id=ori%3Arid%3Acrossref.org&rfr_dat=cr_pub%3Dpubmed. Acesso em: 12 nov. 2019.

FAILACE, R.; FERNANDES, F. *Hemograma:* manual de interpretação. 6. ed. Porto Alegre: Artmed, 2015.

FARIAS, M. G.; CASTRO, S. M. Diagnóstico laboratorial das leucemias linfóides agudas. *Jornal Brasileiro de Patologia e Medicina Laboratorial*, v. 40, n. 2, p. 91–98, 2004. Disponível em: http://www.scielo.br/scielo.php?pid=S1676-24442004000200008&script=sci_abstract&tlng=pt. Acesso em: 12 nov. 2019.

JABBOUR, E.; KANTARJIAN, H. Chronic myeloid leukemia: 2018 update on diagnosis, therapy and monitoring. *American Journal of Hematology*, v. 93, n. 3, p. 442–459, 2018. Disponível em: https://www.ncbi.nlm.nih.gov/pubmed/29411417. Acesso em: 12 nov. 2019.

MEHRANFAR, S. *et al.* History of leukemia: diagnosis and treatment from beginning to now. *Galen Medical Journal*, v. 6, n. 1, p. 12–22, 2017. Disponível em: https://www.gmj.ir/index.php/gmj/article/view/702/html. Acesso em: 12 nov. 2019.

RAJKUMAR, S. V.; KUMAR, S. Multiple myeloma: diagnosis and treatment. *Mayo Clinic Proceedings*, v. 91, n. 1, p. 101–119, 2016. Disponível em: https://www.sciencedirect.com/science/article/abs/pii/S0025619615008952?via%3Dihub. Acesso em: 12 nov. 2019.

SHAHJAHANI, M. *et al.* Molecular basis of chronic lymphocytic leukemia diagnosis and prognosis. *Cellular Oncology*, v. 38, n. 2, p. 93–109, 2015. Disponível em: https://www.ncbi.nlm.nih.gov/pubmed/25563586. Acesso em: 12 nov. 2019.

SILVA, P. H. *et al. Hematologia laboratorial:* teoria e procedimentos. Porto Alegre: Artmed, 2015.

TRIPATHI, T.; ZAIDI, N.; MEHDI, S. R. Chronic myeloid leukemia: review of pathogenesis and diagnosis. *Global Journal for Research Analysis*, v. 8, n. 4, 2019.

Fique atento

Os *links* para *sites* da Web fornecidos neste capítulo foram todos testados, e seu funcionamento foi comprovado no momento da publicação do material. No entanto, a rede é extremamente dinâmica; suas páginas estão constantemente mudando de local e conteúdo. Assim, os editores declaram não ter qualquer responsabilidade sobre qualidade, precisão ou integralidade das informações referidas em tais *links*.